日本における トキソプラズマ症

編 著
矢野　明彦

共同執筆
青才　文江
野呂瀬一美

九州大学出版会

まえがき

　トキソプラズマ Toxoplasma gondii が発見されてから1世紀，筆者らがトキソプラズマ症の研究を始めてから，四半世紀が経った。寄生虫の中でも，比較的新しく発見された原虫であること，フランスを始め欧米・日本にも今なお分布することから，寄生虫学領域における研究論文数はトップクラスを誇っている。特に，トキソプラズマ症は典型的な日和見感染症であることから，日欧米の医療状況の変化に伴い，また，以下に述べる社会的・環境変化に伴い，トキソプラズマ・トキソプラズマ症それ自体もその進歩にあった病態像や，新たな生活史の変化が認められ，研究はとどまるところを知らない。トキソプラズマ症の歴史と社会的意義の変遷，および今後の展望を表示した。

トキソプラズマ症の歴史と今後の展望

1908年	トキソプラズマ発見
1940年代	先天性トキソプラズマ症時代
1970年代	免疫抑制剤による医原病時代
1980年代	エイズにおける日和見感染
1990年代	感染臓器移植による医原病
	ペット流行・国際社会化による再興感染症
2000年代	高度・先進医療化に伴う先進国型トキソプラズマ症
	再興感染症としてのトキソプラズマ症
	診断法（PCR，画像診断）の向上
	以下，開発・確立が期待される項目
	先天性トキソプラズマ症の妊婦検診体制と治療法の確立
	トキソプラズマ感染臓器移植対策の確立
	悪性腫瘍との鑑別診断
	ワクチン開発（開発途上国への医療技術移転貢献）
	根治的化学療法の開発

日本においては以下のような要因から，トキソプラズマ症研究の新たな展開が期待されている。
1. **高度先進医療化**：高度先進医療化による，より高度化した免疫不全患者の増加
2. **日本社会の国際化**：日本社会の労働力不足，少子化問題に伴う開発途上国からの労働力流入による国際化の進展
3. **日本におけるペット（特にネコ）のコンパニオンアニマル化**：ペットに対する考えの変化，ペットと飼い主の高老齢化（ペットの加療傾向と終生飼うことによるペット自身のトキソプラズマ症の多様化・重症化）
4. **医原病**：臓器移植，輸血，院内・施設内感染などによる医原病としてのトキソプラズマ症

これらの要因によって，ヒト社会の変化と共に，トキソプラズマ・トキソプラズマ症が変化・進化し，とどまることはない日和見感染症として進化し続ける．

　トキソプラズマ症は典型的な日和見感染症とはいいながら，臨床医にとってはなかなか理解しにくく，診断・治療方針に悩まされることが多く，実際に筆者らが臨床医から相談を受けても，その対応に悩まされるケースも少なくない．その理由の大きな要因の一つが，診断法に関する問題であり，トキソプラズマ・トキソプラズマ症に対する理解不足から来るものである．診断法の問題に関しては，他の感染症と同様に病原体そのものの動態を反映したものでなければならないが，その施行が簡易であり経済的なことから，旧態然とした血清診断だけに頼ろうとするところがあり，PCRや画像診断，臨床診断など基礎的見解と臨床的見解を加えた病態像を反映した総括的な診断法・治療法・予防法を確立する必要がある．典型的な日和見感染症であり，また日本ではトキソプラズマ症の典型例の数が少ないことから，少ない症例を基にした独善的論議がなされる傾向があり，他の感染症からトキソプラズマ症学を遅らせる弊害が見られる．トキソプラズマあるいはトキソプラズマ由来遺伝子や蛋白の同定によるより臨床的に意義のある診断法を確立し，さらには，トキソプラズマの毒性・病態学的理解を深めていく必要がある．

　筆者らは，典型的な日和見感染症でありながら，トキソプラズマ症ならではの病原性や宿主免疫応答の修飾作用の存在を明らかにした．そのひとつが，トキソプラズマ感染による自己免疫応答誘導作用であり，また，自己免疫疾患の発症抑制作用の存在である．筆者らはこれらの作用を示すトキソプラズマ由来分子（*Toxoplasma gondii*-derived heat shock protein70: *T.g.*HSP70）のクローニングに成功し，その遺伝子・分子の解析を進めているが，これらの遺伝子・分子を含めて，さらなるトキソプラズマの研究を展開し，トキソプラズマ症に関する臨床へのフィードバックが必要であることは言をまたない．

　今までに筆者らが経験したトキソプラズマ症や日本における症例を主に取り上げ，また筆者らの基礎的研究を基に，日本におけるトキソプラズマ学の発展を祈念し本書を発刊することにした．最後にこの場をお借りし，我々と一緒に，真摯にトキソプラズマ・トキソプラズマ症の研究を行ってきた共同研究者，貴重な症例を紹介頂いた臨床医，また，支援してくれた友人・先輩・家族へ深謝の意を表したい．

2005 年 11 月

矢 野 明 彦

目　　次

まえがき ……………………………………………………………………………………… i

第1章　トキソプラズマ症理解のための基礎編 …………………………………… 1

I.　一般的考察 …………………………………………………………………… 1
II.　分類学・形態学 ……………………………………………………………… 3
III.　疫　　学 ……………………………………………………………………… 4
IV.　生活史と感染経路，体内移行経路と予防 ………………………………… 6
　　（1）　古典的生活史 ……………………………………………………………… 6
　　（2）　免疫不全患者・免疫不全動物における新規生活史 …………………… 7
V.　診　断　方　法 ……………………………………………………………… 8
　　（1）　トキソプラズマ特異的抗体測定による補助診断法 …………………… 8
　　（2）　トキソプラズマの分離・同定による確定診断法 ……………………… 10
　　　　A.　トキソプラズマの形態学的同定 ……………………………………… 10
　　　　B.　トキソプラズマ特異的遺伝子の同定 ………………………………… 11
　　　　C.　トキソプラズマ特異的蛋白の同定 …………………………………… 11
　　（3）　画像診断を含めた各領域の臨床診断 …………………………………… 12
　　（4）　自己抗体測定による（補助）診断法 …………………………………… 12
VI.　病　原　性 …………………………………………………………………… 12
　　（1）　中間宿主・終宿主におけるトキソプラズマのステージ ……………… 12
　　（2）　トキソプラズマの病原性と病因，病態生理 …………………………… 13
VII.　トキソプラズマ同定の臨床的意義について ……………………………… 14
VIII.　生理・生化学と化学療法 …………………………………………………… 14
　　（1）　トキソプラズマのヌクレオチド生合成 ………………………………… 14
　　　　A.　プリン生合成経路 ……………………………………………………… 14
　　　　B.　ピリミジン生合成経路 ………………………………………………… 16
　　（2）　トキソプラズマのエネルギー代謝 ……………………………………… 17

	A. 糖 質 代 謝	17
	B. 脂 質 代 謝	18
(3)	葉 酸 代 謝	18
	A. 葉酸代謝阻害剤	18
	B. 蛋白合成阻害剤	20
	C. そ の 他	20

第 2 章　臨床編：先天性トキソプラズマ症　　25

はじめに　25
I. トキソプラズマの胎児への感染ルート　26
II. 胎盤の防御機序について　27
III. 先天性トキソプラズマ症の成立機序　28
IV. 先天性トキソプラズマ症の病理　29
V. 新たな先天性トキソプラズマ症の病型分類　30
　　——非感染性先天性トキソプラズマ症の提案——
VI. 先天性トキソプラズマ症の病型分類　31
VII. 先天性トキソプラズマ症の検査項目と診断法　32
　(1)　トキソプラズマ同定による確定診断　33
　　　　A. 形態学的同定法　33
　　　　B. トキソプラズマ特異的抗原(遺伝子)同定法　34
　(2)　トキソプラズマ特異的抗体の検出による補助診断(血清診断)　34
　(3)　臨床診断・画像診断　37
　(4)　鑑 別 診 断　38
VIII. 妊婦検診の有効性と必要性　39
IX. 先天性トキソプラズマ症の治療　40
　(1)　妊婦化学療法　41
　(2)　新生児化学療法　41
X. 予 防 法　42
XI. 症　　　例　43
　(1)　典型的臨床症状(水頭症，脳内石灰化，網脈絡膜炎，小眼球症)を呈し脊髄液よりトキソプラズマが分離・同定され，確定診断できた先天性トキソプラズマ症の症例　43

(2) 妊娠8週の抗体検査は陰性であったが，妊娠27週より胎児水頭症を指摘され，胎盤と新生児の血液・髄液からPCR法にてトキソプラズマDNAが検出され確定診断に至った先天性トキソプラズマ症の症例 …………………………………… 45
　　(3) 仮死で出産し，髄液のPCR法により先天性トキソプラズマ症と確定診断した症例 ……………………………………………………………………………………… 48
　　(4) 定量的競合的PCR法により髄液中の治療評価ができた先天性トキソプラズマ症の症例 …………………………………………………………………………………… 51
　　(5) 胎盤より確定診断し得た先天性トキソプラズマ症の症例 …………………… 52
　　(6) 先天性トキソプラズマ性網脈絡膜炎の症例 …………………………………… 56
　　(7) 痙攣発作を繰り返し，母乳からトキソプラズマ特異的遺伝子が同定された症例 … 58
　　(8) 尿崩症を伴い先天性トキソプラズマ症と確定診断されたダウン症候群の症例 … 59
　　(9) 非感染性先天性トキソプラズマ症の症例 ……………………………………… 61

第3章　臨床編：後天性トキソプラズマ症 …………………………………… 69

　は じ め に ………………………………………………………………………… 69
　I.　臨床症状と徴候 ……………………………………………………………… 69
　　(1) 免疫能のある宿主への初感染 …………………………………………………… 69
　　(2) 免疫不全患者における感染 ……………………………………………………… 70
　　　　──免疫不全患者への初感染および感染患者の免疫能低下による再燃──
　　(3) 網脈絡膜炎 ………………………………………………………………………… 70
　　(4) 難治性およびその他のトキソプラズマ症 ……………………………………… 71
　II.　病型と検査項目 ……………………………………………………………… 71
　　(1) 免疫能のある人への急性感染 …………………………………………………… 72
　　(2) 免疫不全患者の再燃性感染 ……………………………………………………… 72
　　(3) トキソプラズマ性網脈絡膜炎 …………………………………………………… 73
　　(4) その他の検査所見 ………………………………………………………………… 73
　III.　鑑 別 診 断 ………………………………………………………………… 73
　IV.　治　療　法 ………………………………………………………………… 73
　　(1) 抗トキソプラズマ薬 ……………………………………………………………… 73
　　(2) 後天性トキソプラズマ症に対する化学療法 …………………………………… 73
　　　A. 免疫能正常者におけるトキソプラズマ症 …………………………………… 73
　　　B. 免疫不全患者におけるトキソプラズマ症 …………………………………… 74
　　　C. 難治性トキソプラズマ症 ……………………………………………………… 74

V.	予防およびペットを含む動物のトキソプラズマ感染	75
VI.	症　　　　例	75
	（1）網脈絡膜炎	75
	A. 硝子体液からトキソプラズマ DNA を定量的競合的 PCR（QC–PCR）法で同定した症例	75
	B. 動脈周囲炎，網膜静脈分枝閉塞症，視神経炎を伴った後天性眼トキソプラズマ症	77
	（2）リンパ節炎	78
	A. 秋田市およびその近郊におけるトキソプラズマ症 7 例の報告——5 例の外注検査での抗トキソプラズマ抗体陰性例，定量的競合的 PCR（QC–PCR）法で確定診断した症例を含む——	78
	B. 急激なリンパ節腫脹を呈し，病理像と血清抗体価より本症を疑い，QC–PCR 法により確定診断に至った後天性トキソプラズマ症の 1 例	81
	（3）髄膜脳炎	82
	麻疹ウイルス持続感染とトキソプラズマ感染を伴った脳炎の 1 例	
	（4）肺　　炎	83
	肝移植後にトキソプラズマ性肺炎を起こした症例	
	（5）心筋炎・心膜炎	84
	心膜液 PCR 法によって診断された基礎疾患のないトキソプラズマ心膜炎の 1 例	
	（6）皮膚科領域症例	88
	抗トキソプラズマ抗体高値を示した皮膚筋炎の 1 例	
	（7）耳鼻科領域症例	91
	診断困難な頸部腫瘤で病理所見よりトキソプラズマ症が疑われ，抗トキソプラズマ抗体価が高くトキソプラズマ症による頸部リンパ節腫脹と診断された症例	
	（8）精神・神経科領域症例	92
	A. 失語，異常行動などを呈した AIDS に伴うトキソプラズマ脳炎と思われる 1 例	92
	B. 急性横断性ミエロパチーを伴ったトキソプラズマ症の 1 例	92
	（9）HIV 感染に関連した症例	97
	トキソプラズマ性脳炎を発症した AIDS 患者 4 症例	

第 4 章　トキソプラズマ症の将来に向けた基礎研究 　105

I.	日和見感染性寄生虫病と防御反応修飾因子	105
II.	生体防御反応とその統御遺伝子・分子	106

III. トキソプラズマ感染細胞による抗原提示機構 …………………………… 108
　　（1） 原虫感染における抗原提示 ………………………………………… 108
　　（2） トキソプラズマのエスケープ機構と感染宿主細胞の防御反応 …… 111
　　（3） トキソプラズマ感染細胞による抗原提示機構 …………………… 112
　　（4） トキソプラズマ感染宿主細胞の病因論的意義 …………………… 113
　　（5） Th1, Th2 T 細胞分化における抗原提示細胞の役割 …………… 113
　IV. トキソプラズマ感染症の制御機構 …………………………………… 114
　　（1） トキソプラズマ感染防御統御遺伝子群の解析 …………………… 114
　　（2） 抗トキソプラズマ エフェクター機序 …………………………… 116
　　　A. 古典的防御機構 …………………………………………………… 116
　　　B. 新たなトキソプラズマ-宿主相互関係解明への展開 …………… 116
　　　　──エフェクター B-1 細胞と抑制性 B-2 細胞の発見──
　V. トキソプラズマ毒性分子 *T.g.*HSP70 の TLR を介した病態像 …… 118
　VI. *T.g.*HSP70 によるトレランス誘導 ………………………………… 119
　VII. 樹状細胞活性化とワクチン開発 ……………………………………… 119
　　　　──レコンビナントワクチンと遺伝子ワクチン──
　VIII. トキソプラズマ感染による自己免疫誘導機序
　　　　──トキソプラズマ感染による自己免疫疾患発症予防── ………… 120
　IX. 臨床応用への展望 ……………………………………………………… 120
　X. お わ り に ……………………………………………………………… 121

あ と が き ………………………………………………………………………… 127

索　　　引 ………………………………………………………………………… 129

第1章　トキソプラズマ症理解のための基礎編

I.　一般的考察

　トキソプラズマ（*Toxoplasma gondii*）は胞子虫類に属する細胞内偏性寄生性原虫で，ネコ科動物を終宿主とし，ヒトを含む哺乳動物，鳥類など恒温動物を中間宿主とする代表的な人畜共通寄生虫の一つで，トキソプラズマ症の病原体である（トキソプラズマ症の歴史と社会的意義の変遷についてはまえがきを参照）[1-8]。トキソプラズマに一度感染すると，休眠型の囊子を形成することにより宿主（患者）の防御免疫能から逃れるため，根治されることはなく，日和見感染病原体として終生感染が継続する。トキソプラズマは株により病原性が異なり強毒性のものからほとんど症状を起こさない弱毒性のものまで多様である。一方，宿主（患者）の病態像には宿主側の防御能力・遺伝的因子が大きく関与しており，宿主（患者）の免疫能が正常な状態ではほとんど症状を呈さず不顕性感染として経過するが，AIDSや臓器移植，妊娠などにより宿主が免疫抑制状態に陥ると発症する典型的な日和見感染症である。また遺伝的に抵抗性の宿主は強毒性トキソプラズマ株に対してもほとんど症状を呈さず，感受性の宿主と比べ体内のトキソプラズマ数も少ない。言いかえれば同じトキソプラズマに感染しても臨床症状を呈さない場合から重篤な症状を呈し死に至る場合まで宿主（患者）により症状は多様である。病原性に関しても，感染細胞・組織の直接的破壊によるもの，毒素産生やアポトーシス誘導によるものなど複数の病原性発現機序が考えられる。さらにトキソプラズマは細胞内寄生原虫であり骨組織や赤血球などを除きほぼ全ての細胞・組織に寄生し炎症は多臓器にわたることから，臨床像は多様でありその病態像を把握することは必ずしも容易ではない[9-12]。

　最も悲惨なトキソプラズマ症として先天性トキソプラズマ症がある。妊婦を介した胎児への感染（先天性トキソプラズマ症）の病態像は流産や死産あるいは先天異常を起こすものから，胎児感染するものの臨床症状を呈さない不顕性症例までその病型は複雑であり，診断，治療は困難を極め臨床医を悩ませることになる[13-15]。

　最近，母体のトキソプラズマ感染により胎盤までは感染し，胎児・新生児への感染は認められないにもかかわらず，胎盤機能の低下によりIUGR（胎内発育遅延）が起きる症例の存在が明らかになった。さらにトキソプラズマ感染により妊婦に自己抗体産生が誘導されることが分かった。そしてこの自己抗体が胎盤を通り胎児に移行し，胎児・新生児の免疫・発育不全を引き起こす症例の存在が明らかになった。このように，胎児・新生児へのトキソプラズマの直接的な感染は起こらないものの母体が感染したことにより，胎児や新生児にIUGRや免疫不全などの臨床症状を呈する症候群を筆者らは「非感染性先天性トキソプラズマ症」と名付けた[16-18]。高度先進医療における先天性トキソプラズマ症は大きくその概念を変えつつある。

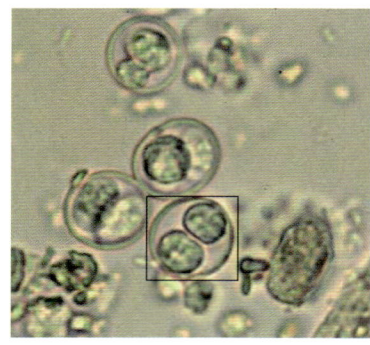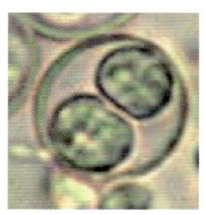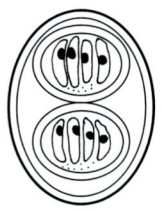

図 1-1 ネコ糞便中から得たオーシスト(中に2個のスポロシストがあり,その中に各4個のスポロゾイトを内包する。長径12μm 短径10μm。右は強拡大とその模式図)

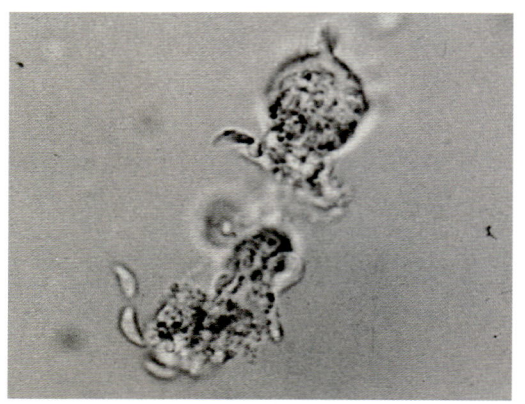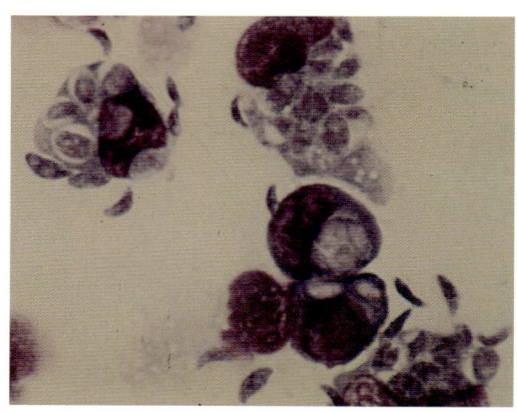

図 1-2 先天性トキソプラズマ症患児の髄液中にみられた急増虫体(宿主細胞を破壊して髄液中に出ている。半月状で長径4–7μm 短径2–3μm)

図 1-3 腹腔内マクロファージの細胞内でさかんに増殖するトキソプラズマ急増虫体

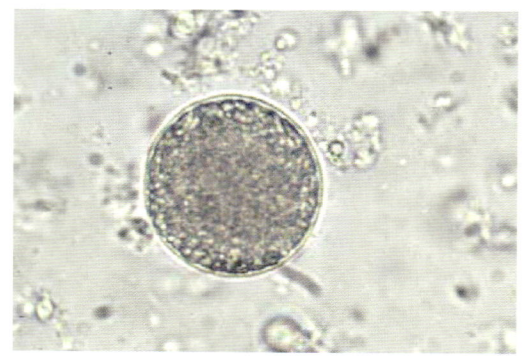

図 1-4 トキソプラズマ囊子(シスト内に多数の緩増虫体が存在する。直径40–50μm, 大きいものは直径100μm)。トキソプラズマ深谷株を経口感染させたマウスの脳から得た。

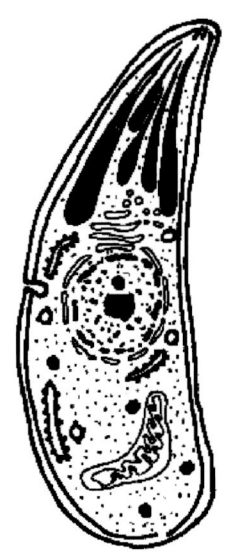

図1-5 トキソプラズマ急増虫体（タキゾイト）電顕像
（文献3より，一部改変）

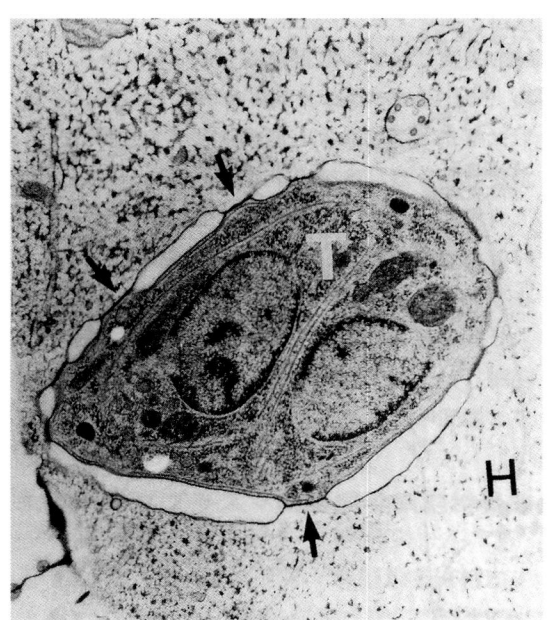

図1-6 トキソプラズマ外膜と宿主細胞膜の融合（急速凍結法）
H: 宿主細胞，T: トキソプラズマ，矢印: 膜融合部

細胞内に感染した急増虫体は，宿主の細胞質内で特殊な膜構造（parasitophorous vacuole membrane）に包まれている。トキソプラズマの外膜と宿主細胞膜の融合部のチャンネル様構造によりトキソプラズマ抗原が宿主細胞質内に移動し，細胞内生成抗原として感染細胞により抗原提示される（第4章，III-(3) 参照）。

II. 分類学・形態学

トキソプラズマ属は Apicomplexa 亜門，Sporozoasida 綱，Eucoccodiorida 目，Eimeriorina 亜目，Eimeridae 科のコクシディア Coccidia に属す。コクシディアはオーシストの形態から，エイメリア *Eimeria*（4個のスポロシストに各2個のスポロゾイトを内包），イソスポーラ *Isospora*（2個のスポロシストに各4個のスポロゾイトを内包），クリプトスポリジウム *Cryptosporidium*（スポロシストがなく4個のスポロゾイトを内包），カリオスポーラ *Caryospora*（スポロシストがなく8個のスポロゾイトを内包）に分類される[3]。ネコを終宿主とし，その糞便中に排泄されるトキソプラズマのオーシストはイソスポーラ型オーシストである（図1-1）[3]。イソスポーラ型オーシストを形成する関連コクシディアとの鑑別では，特に，トキソプラズマと形態学的には区別できないイヌを終宿主とするネオスポラ *Neospora caninum* が最近同定され，トキソプラズマの形態学的同定は厳密な意味では困難となった[19]。

トキソプラズマ属の中で warm-blooded animals に感染するトキソプラズマはトキソプラズマ ゴンディ *T. gondii* の種のみであると言われる。従って，通常記載されているトキソプラズマは *T.*

表 1-1　トキソプラズマの分類

		緩増虫体(ブラディゾイト)	急増虫体(タキゾイト)	
		冬眠型	増殖破壊型	強毒型
増殖能力		緩慢性	増殖性	増殖性
病原性		弱毒性	毒性	強毒性, 致死性
経口感染力		有	無	無
ステージ特異的発現遺伝子・分子	SAG1	(−)	(+)	(+)
	T.g.HSP30	(+)	(−)	(−)
	T.g.HSP70	(−)	(−)	(+)

gondii を意味する[3]。低温動物では5種類ほどが報告されているが詳細な解析はされていない[20]。

　トキソプラズマは，ヒトなどの中間宿主では，細胞内に寄生し激しく増殖する急増虫体（tachyzoite タキゾイト）と病原性が低い冬眠型（囊子型）である緩増虫体（bradyzoite ブラディゾイト）の2ステージに分類される（図1–2～6）。急増虫体はさらに，その毒性・病原性から細胞内で増殖分裂して宿主の細胞や組織を破壊する増殖破壊型急増虫体と，毒性分子を産生・分泌する強毒型急増虫体に分けられる[15, 21]（表1-1）。急増虫体の強毒型が産生放出する毒性因子としては T.g.HSP70 がクローニングされている[10]。急増虫体が発現する代表的分子には他に SAG1, B1, B6, GRA などがある[22-24]。緩増虫体は T.g.HSP30 を特異的に発現する[25, 26]。これらのステージ特異的分子の発現は病原性を反映し病態を表す指標となる（本章 V. 診断方法および VI. 病原性を参照）。

III. 疫　　学

　トキソプラズマ症は発展途上国のみならず欧米や日本にも分布する重要な先進国型原虫症の一つで，感染者数は世界で5億人にのぼると推計されている。トキソプラズマ感染率は，地域，年齢によって異なるが，トキソプラズマは終生にわたり感染するので年齢とともに感染率は上昇する。日本においても年齢×(0.1–1)%（例えば30歳では3–30%）の感染率を示す重要な原虫感染疾患である。近年，経済先進国のみならず発展途上国を含めたグローバリゼーション（地球全体の国際社会化現象）やグルメ志向による汚染肉の摂取，海外旅行先での感染，来日外国人の妊婦の増加，ペット（ネコ）ブームとペットのコンパニオンアニマル化，高度先進医療における医原病としての可能性の増加などの要因で，マラリアやコレラなど他の国際感染症と同様にトキソプラズマ症は今後増加する可能性は大きく，新興再興感染症としても注目されている。

　抗体陽性率は，同じ国においても地域によって大きく異なり，日本の都市部のように5%未満から，妊娠すると生肉を食する習慣や特定の飼い主がないいわゆるストリートネコがいる地域では50–60%の高率が見られる。また国によっても大きく異なり，フランスでは地域によってパリで60–80%，リヨンで40%の感染率を示す。米国，英国では日本とほぼ同様の15–30%，ドイツのハンブルグで60%，アジアではインドネシア ジャカルタで60%，マレーシアでは20%，などの感染率が報告されている。

　宗教・慣習上，肉食しないか草食動物のみを食する地域における高抗体陽性率は終宿主のネコが

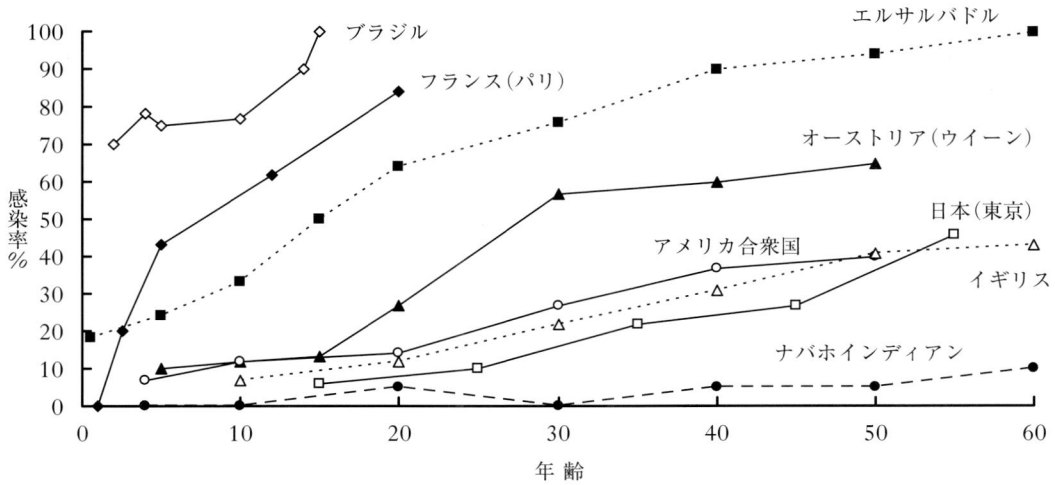

図 1-7　国別トキソプラズマ感染率(文献 3, 27, 28 より，改変)

排出するオーシストが原因であることを意味しており，事実，最近では 2002 年にブラジルで妊婦 3 名を含む 290 名の疑い患者が集団発症し，約半数がトキソプラズマ症と診断された．この集団発症の原因は，地域住民の約半分に飲料水を供給している貯水池のトキソプラズマ オーシストの汚染によるものと考えられている．このように，ガーデニングや生野菜の摂取とオーシストによる汚染土や川池の汚染水との関係が明らかになっており，予防上，ネコの管理が重要であることを喚起している．

我が国では先天性トキソプラズマ症の発症頻度は欧米に比較し極めて低いと言われてきたが，画像診断や PCR 法による診断法などの進歩に伴い日本における先天性トキソプラズマ症の症例報告は増加しており，欧米と同様の新生児感染率(年間 100–1,000 症例 / 100 万分娩)が考えられるが，水頭症，脳内石灰化，運動・神経・精神機能障害，網脈絡膜炎を示す典型的重症先天性トキソプラズマ症の症例数は年間 5–10 例程度と考えられる．今後の詳細な疫学調査が待たれている．

動物における抗体陽性率も地域によって様々である[3, 29]．雑食性かつオーシストを排出する終宿主として重要な意味を持つネコでは世界的に 20–70% が抗体陽性であり，ヒトが高率な感染率を示すフランスでは 30–64% が抗体陽性である．雑食性で中間宿主として重要なイヌの抗体陽性率は，0–90% と地域・検査方法により差があり，フランスでは 12–72% である．ブタ，トリは雑食性で食肉(中間宿主でもある)として重要であり，ブタの陽性率は 0–97% とやはり報告者により大きく異なり，フランスでは 10–38% が抗体陽性である．

ヒトにおける感染率が高いブラジルやインドネシアでは 50–80% のブタが陽性であり，ヒトにおける感染率と相関性が認められる．しかしフランスでは，ヒトでは 60–80% という高い感染率が見られるのに対し，ブタは 40% と低い．トリは 0.3–90% が陽性と報告されている．

ウシやヤギ，ヒツジは草食性動物であるが中間宿主でもあり感染食肉源として重要で，国により多少の違いがあるが，ウシ 20–40%，ヤギ 50% 前後，ヒツジ 30–60% が抗体陽性である．

IV. 生活史と感染経路，体内移行経路と予防

（1）古典的生活史

　トキソプラズマの生活環（史）を図 1-8 に示した。トキソプラズマの生活環における終宿主はネコであり，ネコの小腸粘膜上皮細胞内で有性生殖によってオーシストを生じ，糞便中に排出された成熟オーシスト（10 μm：8 個のスポロゾイトを内包）がヒトを含めた中間宿主に経口的に感染する（本章 VI. 病原性参照）。この他に，ハムなどの生食や加熱処理不十分の感染肉を食することによりトキソプラズマ感染家畜の筋肉などに形成された嚢子（シスト 40–50 μm：多数の緩増虫体を内包している）から経口的に感染する（VI. 病原性参照）。古くから雑食性の豚からの感染は知られており，いまも主な食肉感染源は豚肉であるが，宗教上から豚肉を食さないイスラム教社会においてもトキソプラズマ感染がみられることから牛・羊などの草食性動物の感染肉からヒトへの感染もみられ，これら草食性動物はネコの糞便中に排出されたオーシストから感染すると考えられる。ベジタリアンへの感染はオーシストに汚染した土や河川水から，ガーデニングや生野菜摂取を介して感染すると考

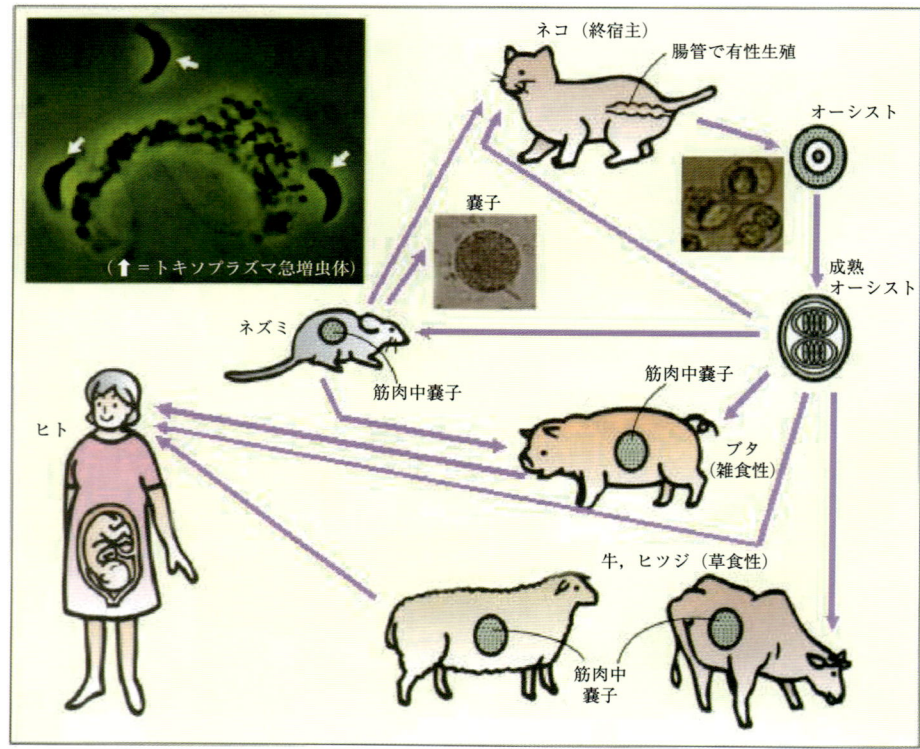

図 1-8　トキソプラズマの生活環
　トキソプラズマはヒトに経口感染する。主な感染源は感染動物の食肉であるが，ネコ（終宿主）の糞便中のオーシストも感染源である。ネコ以外の動物（中間宿主）の糞便には通常は嚢子（シスト）は排泄されないが，免疫不全状態に陥ると下痢便を呈することがあり排泄の可能性も否定できない。

えられる。オーシストとシストはヒトの胃酸に抵抗性であることから経口感染が成立する。（註; 急増虫体は酸抵抗性がなく経口感染力はない。急増虫体の例外的感染経路としてトキソプラズマを扱う研究者が実験中に誤って注射し感染することがある。）

腸管に侵入したトキソプラズマはリンパ行性あるいは血行性に体内を移行する（VI. 病原性を参照）。トキソプラズマ感染には臓器親和性がみられ，肺，肝，心，脳，骨格筋に好んで感染する。妊婦の感染ではトキソプラズマは胎盤に好んで感染し，胎児へ経胎盤伝播により感染するが，胎盤には後に述べる独自の免疫機構が働き，通常はトキソプラズマの胎児への感染を防御する（第 2 章 臨床編: 先天性トキソプラズマ症参照）。

予防には，手洗いの励行，食肉の十分な加熱，野菜・飲料水・ネコ糞便への注意を喚起することが必要である。

（2） 免疫不全患者・免疫不全動物における新規生活史

免疫能が正常なヒトでは殆ど発症することのない日和見感染体として位置づけられてきたトキソプラズマが免疫不全患者に感染して重症化する機会や，不顕性感染者が AIDS や臓器移植，妊娠，免疫抑制治療などで免疫不全状態に陥ることにより重症化する症例が増え，臨床現場で問題となっている（第 3 章 臨床編: 後天性トキソプラズマ症参照）。AIDS の定義として HIV 感染者の指定疾患があげられているがトキソプラズマ症はその指定疾患に入っており[30]，AIDS 患者のトキソプラズマ脳炎の併発率は米国で 3–10%，欧州で 25–50%，日本では 8% 前後と言われている。

トキソプラズマ感染に対する防御免疫にはインターフェロンガンマが必須であることから，我々は免疫不全実験モデルマウスとしてインターフェロンガンマ欠損マウスを用い，免疫不全状態におけるトキソプラズマ症の解析を進めてきた。その結果，免疫不全状態ではトキソプラズマ感染が全身に汎播種性に拡がり，かつ感受性臓器（肺，肝，心，脳，骨格筋）ではトキソプラズマ数の著しい増加がみられた[31, 32]。正常マウスはトキソプラズマ感染によって下痢になることはなく便にトキソプラズマが排泄されることはないが，免疫不全マウスでは下痢便になり易く，かつ，便に経口感染力を持つ緩増虫体が出現することが明らかとなった。その原因として，多数のトキソプラズマが感染した肝臓から，① 肝臓 → 胆汁 → 十二指腸への新たな体内移行経路を介してトキソプラズマが腸管に戻り便に排泄されることが明らかになり，かつ，② 胆汁により急増虫体から経口感染力を持つ緩増虫体にトキソプラズマがステージ変換することが解析された[33]。正常マウスではトキソプラズマが肝臓から胆汁を介して便に排泄される移行経路は働かない。このように，免疫不全状態においては（1）肝臓 → 胆汁 → 腸管への新規体内移行経路による感染宿主の腸管内自家感染，および，（2）便に感染力を持つ緩増虫体が出現するための家畜動物舎の同室動物への感染拡大について，新規の生活環（史）として注意を喚起することが必要である。

また，高度先進医療に伴う臓器移植により，移植臓器と共に感染臓器に含まれるトキソプラズマ嚢子が臓器移植をうける患者（レシピエント）に移植され，臓器移植後の免疫抑制剤療法により患者にトキソプラズマ症を引き起こす医原病としての新たな感染経路が問題となってきている[34–36]。白血球輸血や骨髄移植による細胞内急増虫体の感染報告もある。欧米では，移植治療予定患者への予防投薬が行われており[37]，日本においても推奨される。

V. 診断方法

トキソプラズマ症の診断方法としては，①補助診断としてトキソプラズマ特異的抗体の検出，②確定診断としてトキソプラズマ（あるいはトキソプラズマ特異的遺伝子，トキソプラズマ特異的分子）の同定，③画像診断を含めた各臨床領域における臨床診断，に大別される。

これらの検査項目はそれぞれ臨床的，および医療経済的に特徴や意義があり，それらを使い分け，総合的に判断した診断が必要である（表 1–2）。以下，各診断法について述べる。

（1） トキソプラズマ特異的抗体測定による補助診断法

トキソプラズマ症の診断には，他の感染症と同様に，その方法の簡便性と経済性から抗体による診断（血清診断）が多用されている。血液，脳脊髄液，眼房水をはじめとする体液を用いて実施することができる。抗体測定法のスタンダードとしてセービン フェルドマン色素試験[38]が用いられていた。色素試験はきわめて感度が高く特異的であるが，生きた急増虫体と accessory factor（特定のヒト血清を補体として使用）を使うため検査の安全上の理由で実施されるのは稀で，また，IgG 抗体と IgM 抗体のアイソタイプ識別はできない。実際には，ELISA 法や凝集反応（間接赤血球凝集反

表 1–2 トキソプラズマ症の診断法

1. 抗体測定法による診断
    1) トキソプラズマ特異的アイソタイプ別測定（ELISA 法）による病態診断（IgM, IgG, IgE, IgA など）
    2) トキソプラズマ特異的 IgG 抗体親和性測定
    3) 非感染性先天性トキソプラズマ症例では，上記の検査に加え，自己抗体測定（抗 HSP70 自己抗体測定，抗 DNA 自己抗体測定など）
2. トキソプラズマ同定による診断
    1) トキソプラズマの形態学的（病理学的）同定
    2) トキソプラズマ遺伝子同定（PCR 法，定量的競合的 PCR 法）
    3) トキソプラズマ抗原同定（Sandwich 法など）SAG1, *T.g.*HSP30, *T.g.*HSP70 など
    4) 非感染マウスへの継代接種（サブイノキュレーション法）や *in vitro* 培養法
3. 臨床診断
    1) 胎児診断: 画像診断（水頭症，IUGR，胎盤など）
    2) 母体診断: 肺炎（風邪様症状），皮膚炎，リンパ節炎などの理学的診断および超音波診断（深部リンパ節腫張）
    3) 胎盤診断: 病理，PCR 診断
    4) 新生児診断: 理学所見，抗体測定，末梢血・髄液の PCR，眼科的・神経学的診断，自己免疫疾患診断（DNA 抗体，腎炎，肝炎，肺炎など）
    5) 免疫能正常者診断: 理学所見（リンパ節炎など），抗体測定，眼科的・神経学的診断
    6) 免疫不全者診断: 理学所見，抗体測定，末梢血・髄液の PCR，眼科的・神経学的診断

検査試料の採取
    1) 炎症部位からの分離・同定: 炎症組織のバイオプシー試料，滲出液，髄液，繊毛，胎盤，肝，胸水，心嚢液，皮膚，リンパ節，喀痰，母乳，硝子体液など
    2) 非炎症部位からの分離・同定: 末梢血，臍帯血，羊水など

応・ラテックス凝集反応）などによる抗トキソプラズマ抗体の測定診断が多用されている。

　抗原刺激に対して惹起される抗体産生にはいくつかの特徴があり，その第1は抗体のアイソタイプスイッチ（IgM抗体からIgG抗体産生への変化 immunoglobulin isotype class switch）であり，第2は抗体親和性の上昇（affinity maturation），第3は抗原決定基の特定化（immunodominance）である。最初の抗原刺激に対してはIgM抗体を主体にした一次抗体産生が惹起され，続いて持続刺激や反復刺激に対してIgG抗体産生を主体にした二次抗体産生が惹起されることから，一般に，初期感染ではIgM抗体が，慢性期にはIgG抗体が産生され，また抗体アイソタイプのクラススイッチ現象を基にしたアイソタイプ別の抗体価の測定は感染時期を示す可能性があり診断に利用される[13, 39]。

　通常IgM抗体は感染開始後1–2週間で出現し，6–8週でピークに達した後，18ヵ月かけて徐々に減少する。IgM抗体は2–5年以上持続することもあるため，陽性所見は必ずしも最近の感染を示すものではないが，陰性所見であればここ数ヵ月間に罹患した急性感染ではない。母体IgMは通常，正常な無傷の胎盤を通過できない。胎盤裂孔を通過する抗体の半減期はわずか3–5日である。IgG抗体は1–2週間以内に現れ，1–2ヵ月でピークに達し，長年にわたり高力価を維持することがあり，その後は終生，低値で存在し続ける。陽性の場合は，現在の感染または過去の感染を示し，陰性であれば，現在にも過去にも感染がないことがわかる（ただし，下記の血清診断の問題点に対して留意が必要である）。また重症例ではIgE抗体産生が認められるときがある。ただし多くの場合，抗体価そのものやアイソタイプだけで病態を知ることは困難である。

　抗体産生にみられる一般的現象に抗体の affinity maturation がある。これは慢性感染などで抗原刺激が続くことによって親和性の高い抗体が産生されるようになることであり，その理由は免疫グロブリンの結合部位（Fab）をコードするV, D, J遺伝子の somatic mutation によるものと，初期免疫反応から存在していた高親和性の抗体を持つB細胞が優位に増殖するためと思われる。いずれにしろ，この現象は先に述べたアイソタイプのクラススイッチとは根本的に異なる現象である。HedmanらはこのIgG抗体親和性の変化を応用して感染時期を決定しようとする測定系を検討しその有用性を唱えている[40]。我々もトキソプラズマ感染急性期の症例で臨床経過とともに抗トキソプラズマIgG抗体の親和性が高くなることをみとめ（図1-9），急性期と慢性期のIgG抗体を見分ける指標としての有用性を報告した[41, 42]（IgG抗体親和性測定キットはフランス bio-Merieux 社（商品名 Vidas Toxo Avidity）が販売しているが，日本では販売されていないため測定は限られた研究機関でのみ可能であったが，最近は日本でも commercial base による検査が開始されている）。

　もう1つの抗体産生の特徴に抗原決定基（B細胞エピトープ）の特定化がある。これは初期の抗原刺激に対しては多くの抗原決定基に対する抗体が産生されるが，持続的な抗原刺激が加わる中で限られた抗原決定基に対する抗体が優位に産生されるようにクローンが集約されてくる現象である。我々はこの immunodominance を利用した診断法の開発を進めている。

　血清診断の最大の利点はその方法の簡易性であるが，血清診断には落とし穴があることも理解しておく必要がある。欠点は，①抗体の抗原特異性で，抗体と抗原の結合性は酵素と基質反応に比較して低く，また，測定キットに患者がつくっている抗体と結合する抗原が含まれていないと「陰性」に出てしまう。逆に抗体の交叉反応や非特異性による擬陽性もある。②胎児や新生児には抗原刺激により免疫寛容，免疫不応答と呼ばれる免疫現象が起こり得る。③患者の抗体産生能力は遺伝的要因で統御され（トキソプラズマ感染に対する抵抗性と感受性を統御している遺伝子は少なくとも

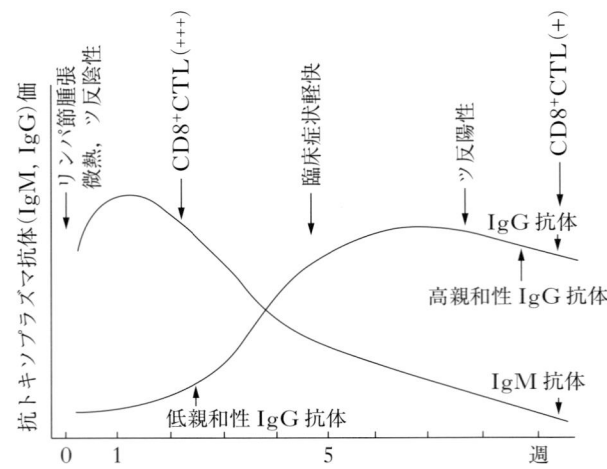

図 1–9 トキソプラズマ感染による抗トキソプラズマ抗体産生パターン
急性期から慢性期にかけて典型的な IgM 抗体から IgG 抗体へのクラススイッチがみられ，IgG 抗体の低親和性から高親和性への変化がみられた．全身リンパ節腫脹を起こした顕性感染例である（文献 42 より）．
CTL：細胞傷害性 T 細胞

5 個以上ある），同じ条件で感染しても抗体を大量に産生する high responder と抗体を殆どつくらない low responder のヒトがいる．さらにまた，④ ストレスやホルモンなどの環境要因や免疫状況により抗体産生能が変化することである．これらの問題点を理解せずに，トキソプラズマ症の診断基準に血清診断法だけを用いて，その病態解析や診断法，予後について議論することはトキソプラズマ症に関する将来展望に障害となることはあっても，発展に寄与するところは少ないことを肝に銘じておかねばならないであろう．

（2） トキソプラズマそのものの分離・同定による確定診断法

　トキソプラズマ症における確定診断は炎症現場（組織や滲出液など）から，A. トキソプラズマ虫体，B. トキソプラズマ特異的遺伝子，C. トキソプラズマ特異的蛋白，いずれかを同定することによる．

A. トキソプラズマの形態学的同定

　実際には炎症現場の組織や滲出液，髄液，血液中に，トキソプラズマ嚢子（シスト）または急増虫体を直接同定できる症例は極めて限られている．嚢子は急性感染と慢性感染のどちらでも検出されるため，組織に嚢子が証明されても臨床症状との病因的関係は言えない．しかし，急増虫体が検出されれば活動性の感染であることが確定する．急増虫体が検出された場合，感受性マウスへの継代接種（sub-inoculation 法），或いは *in vitro* 培養により感染力を確認する．胎盤，胎児，あるいは新生児に，嚢子が存在すれば先天性感染を示す．細胞内および細胞外のトキソプラズマそのものを同定できる症例は極めて限られていること，またその形態学的同定には厳密には電顕の検索が要求されること，またさらには最近トキソプラズマと形態的には分別困難なイヌを終宿主とするネオスポーラが発見されるに至り，形態学的同定方法による厳密な意味での確定診断は困難な状況である

と考えられる[19]。

B. トキソプラズマ特異的遺伝子の同定

現在最も信頼できる確定診断法はトキソプラズマ特異的遺伝子を標的にしたPCR診断である[43]。トキソプラズマに特異的な標的遺伝子としては，SAG1，B6，B1をはじめ筆者らがクローニングしたトキソプラズマ由来ストレス蛋白 $T.g.$HSP70，$T.g.$HSP30などがある。筆者らはまた，トキソプラズマ特異的SAG1遺伝子の一部を削除した競合遺伝子を作製し，トキソプラズマ数を定量的に測定できる定量的競合的PCR（QC-PCR）法を確立することにより，トキソプラズマ症に対する化学療法の治療効果判定および経過観察への応用を可能にした[44, 45]。PCRによる診断法の長所は，増幅する標的遺伝子がトキソプラズマ特異的遺伝子であれば確定診断になりうることである。短所はコストが高いこと，高度の技術が必要であること，1回で測定できる試料が限られていること（1回で1μgDNA）である。さらに，ウイルスや細菌などの感染症におけるPCRの有用性と比較し，トキソプラズマが細胞内寄生原虫であることから，炎症組織や末梢血から採取されたサンプルでの陽性率が低いことがトキソプラズマ症におけるPCR診断法の最大の弱点である。AIDS患者のトキソプラズマ性脳脊髄膜炎の患者脊髄液によるPCR陽性率は約30%と言われている。

筆者は，先天性トキソプラズマ感染児の診断には，トキソプラズマが胎盤に易感染性を示すことから，**分娩時胎盤のトキソプラズマ感染をPCRによって判定することを重視している**。先天性トキソプラズマ症および先天性トキソプラズマ感染児の診断における，PCR法による抗原（遺伝子）診断の重要性は確実に増えてきており，この遺伝子検査法の開発により，従来から日本では稀と言われていた先天性トキソプラズマ症が診断され，その発症率は欧米並みである可能性が言われている。

末梢血（遠心分離したEDTA添加血のバフィーコート；ヘパリンはPCR阻害作用があるのでEDTA添加採血を行う）にトキソプラズマ特異遺伝子を同定できることがあるが，このことはトキソプラズマが活性期にあることを示すものであり治療効果判定など臨床的には重要な情報となる。

トキソプラズマは，ヒトなどの中間宿主では，病原性が低く冬眠型である緩増虫体（ブラディゾイト，嚢子型）と，激しく増殖する急増虫体（タキゾイト）に分類される。急増虫体はさらに，宿主細胞を破壊する増殖破壊型急増虫体と，毒性分子であるトキソプラズマのストレス蛋白の一種である$T.g.$HSP70を産生・分泌する強毒型急増虫体の2種類がある（表1-1参照）。トキソプラズマ由来の$T.g.$HSP70は毒性因子として，抗トキソプラズマ作用を示す nitric oxide（NO）の産生を抑制し宿主の感染抵抗性を低下させる。また自己抗体産生を誘導し，産生された自己抗体は宿主の免疫反応を低下させ感染抵抗性を弱める[21, 46, 47]。緩増虫体，増殖破壊型急増虫体，強毒型急増虫体はそれぞれ特異抗原（遺伝子）を発現することから，単にトキソプラズマの存在を同定するのみならず，RT-PCRやWestern blottingを用いてこのステージ型を解析することはさらに厳格な意味での病態像を示す指標となる。

C. トキソプラズマ特異的蛋白の同定

末梢血，あるいは，脳脊髄液，眼房水をはじめとする体液中にトキソプラズマが生成・分泌する可溶性抗原を検出する方法を開発することは，特に，抗体産生能が十分でない先天性トキソプラズマ症や免疫抑制状態の症例や遺伝的に抗体産生能が低応答性である症例の診断に有用である。検出

抗原の種類によって病原性が違うことから，筆者らはサンドウィッチ法による *T.g.*HSP70 抗原などの簡易検出法開発を進めている．

（3） 画像診断を含めた各領域の臨床診断

画像診断が水頭症，小頭症などの臨床診断に有用である．先天性トキソプラズマ症新生児の診断には CT や MRI，X 線による画像診断，眼底所見や斜視など眼科領域診断，痙攣の有無など各種神経系診断を行う[14, 48]．妊婦検診では妊娠 20–24 週ころからの IUGR に注意する．

（4） 自己抗体測定による（補助）診断法

従来の ELISA 法によるアイソタイプ別抗トキソプラズマ抗体価測定の他に，「非感染性先天性トキソプラズマ症」が疑われる症例においては，抗核抗体，抗 HSP70 自己抗体測定など自己免疫疾患診断基準に基づいた診断が必要である．

VI. 病 原 性

トキソプラズマはステージ変化することによって宿主（患者）の防御免疫から逃れようとし，宿主はトキソプラズマが産生するステージ特異的病原分子に対して生体防御反応を呈し病態を形成する．

（1） 中間宿主・終宿主におけるトキソプラズマのステージ

トキソプラズマの生活環（史）における終宿主はネコであり，ヒトは中間宿主となる（本章 IV．生活史と感染経路参照）．トキソプラズマは終宿主であるネコの小腸上皮細胞内で無性分裂し，多数のメロゾイトが形成され，その成熟により感染した上皮細胞を次々に破壊する．その間一部が生殖母体を形成し，成熟した雌性生殖体と雄性生殖体の有性生殖による融合体がオーシストに成熟分化し，糞便中に排泄される．オーシストは 2 個のスポロシストを含み，各スポロシストに 4 個のスポロゾイトができるため，成熟オーシストは 8 個のスポロゾイトを内包する．多くの場合は未成熟で糞便中に排泄され，外界で 3–4 日かけ感染力をもつ成熟オーシストとなり，湿った土壌では数週から数ヵ月および感染性を保つ．

ヒトは成熟オーシスト，あるいは，感染した食用家畜（豚などの家畜も中間宿主である）の筋肉内シスト（嚢子型；多数の緩増虫体を内包する）を経口的に摂取することにより感染する．オーシストやシストは胃酸や消化酵素に抵抗性である[49, 50]．前者は子供の砂場遊びや汚染したネコ用トイレ砂の不用意な取り扱いなどから手や服に付着した成熟オーシストによる感染が多く，また汚染土や河川水からガーデニングや生野菜摂取を介して感染する（IV．生活史と感染経路参照）．後者は加熱不十分な調理のまま食肉・ハムなどを食べることにより感染する．実際に最も多い感染ルートは後者である．中間宿主のヒト体内において，トキソプラズマは，無性分裂によって急速に分裂増殖して感染細胞を破壊する栄養型の急増虫体（タキゾイト）と，シストを形成してシスト内でゆっくり増える休眠型の緩増虫体（ブラディゾイト）の 2 つのステージをとる．ヒトなどの中間宿主が経口感染すると，腸管内で成熟オーシストからスポロゾイトが，シストから緩増虫体が遊離して腸管壁から侵入する．腸管壁内に侵入したトキソプラズマは緩増虫体から急増虫体にステージ変換し，腸管静脈経由でリンパ行性あるいは血行性に体内を移行する．我々はシストをマウスに経口感染させてトキソ

プラズマの体内移行ルートを詳細に解析した。トキソプラズマは小腸上皮パイエル板に最初に現れ，次に腸間膜リンパ節に現れ，その後全身臓器に出現し，かつ，パイエル板・腸間膜リンパ節のトキソプラズマが既に急増虫体へステージ変換していることを明らかにした[51]。移行経路としては下大静脈 → 肝臓 → 心臓 → 肺さらに心臓へ戻った後，大動脈を経て脳，眼など全身の組織・臓器へ播種される。経口感染後約 3–7 日で大動脈へ移行するが，トキソプラズマがマクロファージなどの白血球細胞内に感染すると急増虫体は細胞内で増殖しながら全身組織・臓器へ播種される。トキソプラズマ感染には臓器親和性がみられ，肺，肝臓，心臓，脳および骨格筋に好んで寄生し増殖して炎症を起こすが，宿主免疫反応が惹起されると臓器特異的生体防御系と対応して冬眠型の緩増虫体へステージ変換し，シストを形成することにより種を維持し，宿主（患者）免疫能が低下する機会を待つ。このように一度感染すると根治されることなく日和見感染寄生虫症として終生にわたり感染が継続する。そして，宿主が免疫抑制状況（CD4$^+$ 細胞数が 200/mm^3 未満）になると急増虫体に変わり細胞や組織を破壊し炎症を起こす。

(2) トキソプラズマの病原性と病因，病態生理

すでに述べたように，中間宿主であるヒトに感染したトキソプラズマは，急速に分裂増殖し感染細胞を破壊する急増虫体（タキゾイト）と，嚢子（シスト）を形成する休眠型の緩増虫体（ブラディゾイト）の 2 つのステージをとる。ところが，トキソプラズマが好んで寄生する感受性臓器においてもトキソプラズマ症による炎症現場や壊死巣にトキソプラズマがみられない場合が多い。逆に，トキソプラズマ（特に嚢子型）が認められてもその周りに炎症反応がみられない場合が多い。急増虫体が細胞内に寄生し増殖することによる宿主細胞の直接破壊，および，宿主にトキソプラズマ感染細胞を特異的に殺す細胞傷害性 T 細胞が誘導されることは解明されているものの[52-54]，前述のように，トキソプラズマが同定されない炎症もあり（特に先天性トキソプラズマ症），トキソプラズマ感染による毒性分子の産生や細胞・組織のアポトーシス誘導など他の複数の障害機序も考えられ，その病態形成機序の詳細は未だ解明されていない。

我々はトキソプラズマの急増虫体に特異的に発現されるストレス蛋白 HSP70（$T.g.$HSP70）のクローニングに成功し，宿主の防御免疫能を低下させ死に導くことからその発現は危険シグナルであることを明らかにした[10, 21]。$T.g.$HSP70 はマクロファージの NO 産生抑制など，種々のかたちで宿主の防御免疫を抑制する極めて重要な分子であることが判り（第 4 章 トキソプラズマ症の将来に向けた基礎研究参照），我々はトキソプラズマの病態論的意味から，急増虫体の中で $T.g.$HSP70 を産生する急増虫体を特に強毒性急増虫体と名付け新たに分類した（表 1–1）。さらに最近，$T.g.$HSP70 が宿主にアナフィラキシー反応を引き起こして感染死に導くことを明らかにし，その機序を解析した[55]。このように，宿主細胞の直接的破壊のみならず病原分子 $T.g.$HSP70 を産生することによる病原性が明らかになった（第 4 章参照）。

トキソプラズマ感染の病態像はトキソプラズマ側要因および宿主（患者）側要因によって決定されている。トキソプラズマ側要因としては，病原性，毒性がトキソプラズマ株によって異なり弱毒性のものから強毒性のものまで存在する。また，宿主（患者）側要因としては，トキソプラズマ感染に対する感受性（感染成立の感受性，臨床症状の程度やトキソプラズマの毒性発現）が個人によって遺伝的に異なり，宿主感受性決定遺伝子の 1 つとして HLA 遺伝子（主要組織適合遺伝子）がある。

VII. トキソプラズマ同定の臨床的意義について

　トキソプラズマは常在菌ではないので，トキソプラズマが体内で同定されれば臨床症状がなくとも不顕性感染を意味する。診断方法の項で述べたように，トキソプラズマ症の確定診断はトキソプラズマ（あるいはトキソプラズマ特異的遺伝子や特異的分子）の同定によってなされる。
　トキソプラズマ虫体そのものを同定できる症例は限られているが，筆者らは，先天性トキソプラズマ症症例の脊髄液中に顕微鏡下で虫体をみつけ，宿主細胞となる Feeder 細胞と共に in vitro 培養することにより急増虫体（タキゾイト）の増加を確認し，また，感受性マウスの腹腔内に継代接種する sub-inoculation 法によりマウス脳内のシスト形成を確認し，確定診断を行った。急増虫体を検出すれば，活動性感染であることが確定する。ただし，診断方法の項で述べたように，トキソプラズマ虫体そのものの形態学的同定は厳密な意味では困難となっている。
　実際には，トキソプラズマ特異的遺伝子の同定によって確定診断を下すことが多いが，PCR による遺伝子診断の弱点は，炎症組織や末梢血から採取されたサンプル採取での陽性率が低いことである。診断方法の項でも述べたが，先天性トキソプラズマ感染児の診断には，トキソプラズマが胎盤に易感染性を示すことから，筆者らは，**分娩時胎盤のトキソプラズマ感染を PCR によって判定することを重視**している。先天性トキソプラズマ症および先天性トキソプラズマ感染児の診断におけるPCR法による遺伝子診断法の重要性は確実に増えてきており，この遺伝子検査法の開発により，従来から日本では稀と言われていた先天性トキソプラズマ症が診断され，その発症率は欧米並みの可能性が言われてきている。また，末梢血にトキソプラズマを同定できることがあるが，このことはトキソプラズマが活性期にあることを示し，治療効果判定など臨床的には重要な情報となる。
　血清および体液中の循環抗原（トキソプラズマ由来特異分子）を同定・検出する簡便な方法は現在未だ確立されていない。抗体が陽性であるということは感染していることを意味するが病態を反映するものではなく，また特に，抗体産生に関わる免疫応答が十分でない症例においては抗原診断の意味は大きく（本章 V. 診断方法参照），病態を反映することのできる抗原診断法の確立が待たれる。

VIII. 生理・生化学と化学療法

(1) トキソプラズマのヌクレオチド生合成

　トキソプラズマをはじめ原生動物に属する寄生虫についての必要不可欠なヌクレオチド生合成機構に関しては，その基本的な性質が明らかになり始めたばかりである。ヌクレオチドは DNA および RNA の活性化された前躯体で，DNA 塩基はプリン（purine）あるいはピリミジン（pyrimidine）の誘導体である。DNA におけるプリンはアデニン（adenine; A）とグアニン（guanine; G），ピリミジンはチミン（thimine; T）とシトシン（cytosine; C）である。

A. プリン生合成経路（図 1-10）

　寄生原虫はプリンヌクレオチド合成の新生合成（de novo synthesis）経路を持たない。トキソプラズマも de novo プリン環合成能を持っておらず，トキソプラズマのプリンヌクレオチド生合成は感

第1章　トキソプラズマ症理解のための基礎編

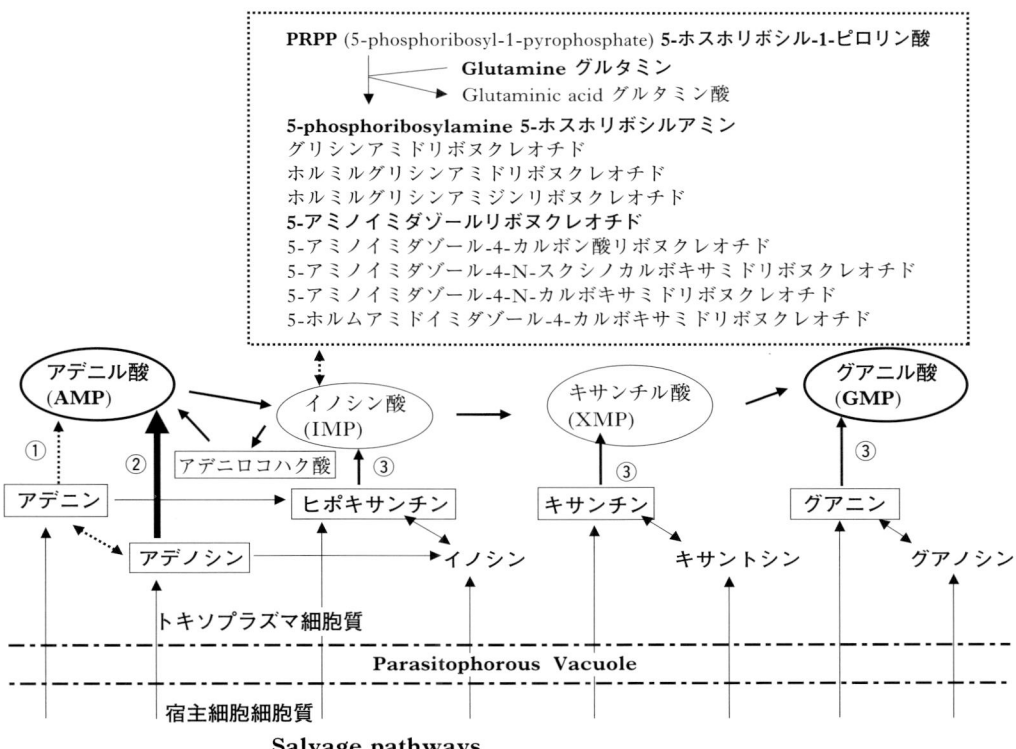

図 1-10　プリン生合成経路 (文献 58 より, 一部改変)

染宿主のプリン塩基からの回収反応（salvage reaction）に全面的に依存している（表 1-3）[56-58]。核酸およびヌクレオチドの加水分解によって遊離したプリン塩基が宿主細胞質から parasitophorous vacuole（図 1-6 参照）を通ってトキソプラズマ細胞質内に移動し，トキソプラズマの salvage 経路によりアデニル酸（AMP）とグアニル酸（GMP）のプリンヌクレオチドが合成される。AMP，GMP の合成に関わるトキソプラズマの salvage 酵素の中で，最も活性の高い酵素はアデノシンキナーゼ（AK）であることが解析されている。AK はアデノシンのリン酸化を触媒し AMP をつくる。最近，アデニンからの AMP 合成を触媒するアデニルホスホリボシルトランスフェラーゼ（APRT）活性がトキソプラズマには欠損することが報告され，salvage の AMP 合成は AK に依存すると考えられる。一方，GMP はグアニンからヒポキサンチンキサンチングアニンホスホリボシルトランスフェラーゼ（HXGPRT）の触媒により合成される。HXGPRT はヒポキサンチンからイノシン酸（IMP）の合成反応，およびキサンチンからキサンチル酸（XMP）の合成反応も触媒する。IMP と AMP は相互に変換し，IMP および XMP から GMP が合成される。このように，トキソプラズマのプ

表 1-3

	Purine		Pyrimidine	
	de novo	Salvage	*de novo*	Salvage
Mammal	○	○	○	○
Protozoa	×	○	○	○
Toxoplasma	×	require AK or HXGPRT	○	fragmented

○: exist, ×: lack

　リンヌクレオチド合成が2種類の salvage 経路酵素，AK および HXGPRT 活性に依存することが判明してきており，Chaudhary ら[58]は AK 或いは HXGPRT のどちらかの salvage 酵素が存在すればトキソプラズマのプリンヌクレオチド合成は成就されることを報告している．これらの酵素の生化学的・構造的解析を通して酵素活性阻害薬の開発が抗トキソプラズマ化学療法の視点から考えられている[59, 60]．

B．ピリミジン生合成経路（図 1-11）

　トキソプラズマのピリミジン生合成は，トキソプラズマや宿主細胞からピリミジン塩基を回収し

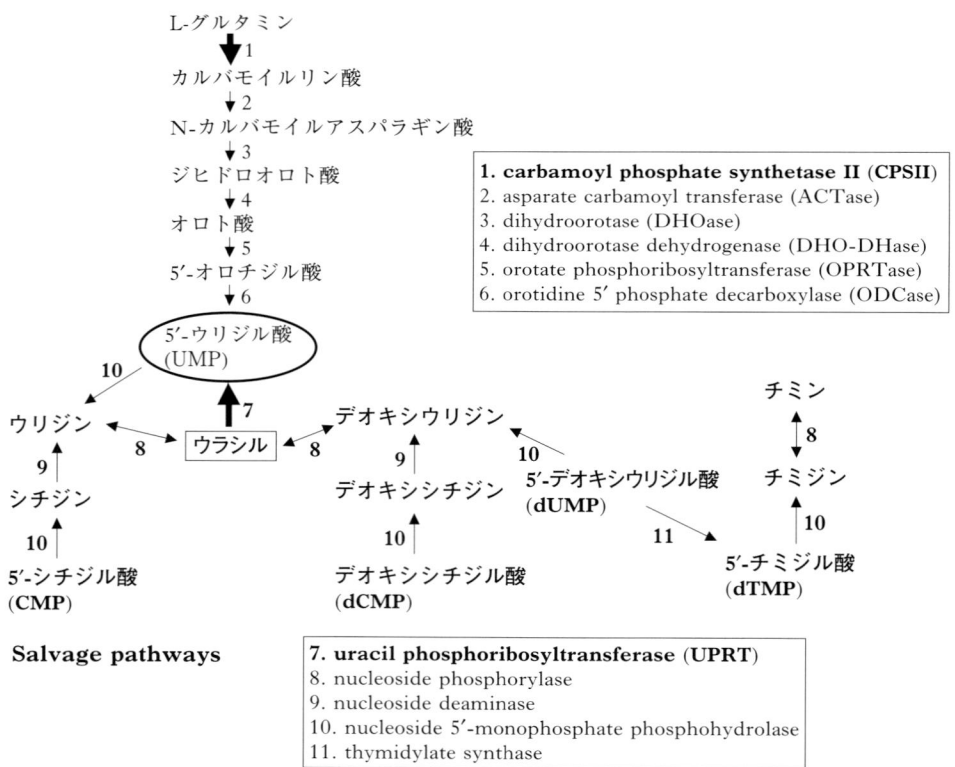

図 1-11　ピリミジン生合成経路（文献 67 より，一部改変）

再利用する salvage 経路は断片化したものがあるだけで，この限られたピリミジン再利用力はもっぱらウラシルホスホリボシルトランスフェラーゼ（UPRT）を経ている[61, 62]。UPRT はウラシルを 5′-ウリジル酸（UMP）に変換させる酵素で，UMP が salvage 経路と de novo 経路の合流点である。しかし，この UPRT 酵素の機能を破壊しても急増虫体(タキゾイト)の発育には影響しないことから[63]，トキソプラズマの発育にはピリミジン新生合成（de novo 合成）経路が必要であると考えられる。

一方，既に，トキソプラズマが完全な de novo ピリミジン合成経路を有することが明らかにされている[64-66]。ピリミジン de novo 合成経路の最初のステップはカルバモイルリン酸シンセターゼ II（carbamoyl phosphate synthetase II; CPSII）によるグルタミン加水分解反応である。最近，Fox と Bzik は CPSII コード遺伝子を欠くトキソプラズマ変異株(ウラシル要求変異株)を分離し，この変異トキソプラズマが野生 BALB/c マウスのみならずインターフェロンガンマ欠損 BALB/c マウスに対しても病原性を欠くことから，トキソプラズマに CPSII が不可欠であることを明らかにし，かつ，この変異トキソプラズマによって致死量のトキソプラズマ感染に対する防御免疫が誘導されることを報告した[67]。さらに，細菌，植物，真菌，哺乳動物等とは異なり，トキソプラズマ CPSII 遺伝子は N 末端にグルタミンアミノトランスフェラーゼ（GATase）ドメインを持ち C 末端に CPS ドメインを持つ融合遺伝子であることが解析され，GATase 阻害剤によってトキソプラズマの発育が阻害されたことから[68]，CPSII のなかでも GATase を標的としたワクチン開発・化学療法開発が考えられてきている。なお，同様の GATase 融合 CPSII は *Plasmodium, Babesia, Trypanosoma, Leishmanis* らの原虫においてもみられることが解析されている。

（2） トキソプラズマのエネルギー代謝
A. 糖質代謝

中間宿主であるヒトやマウスにおいてトキソプラズマは宿主の免疫状態により急増虫体(タキゾイト)と緩増虫体(ブラディゾイト)の 2 つのステージの間でステージ変換を行う。このステージ変換はエネルギー代謝の変換を伴い，病原性を発揮する急増虫体の主なエネルギー源は糖質であると考えられる。微生物の解糖はグルコースを分解して ATP を生産する役割と長鎖脂肪酸など細胞成分合成のために合成素材を提供する役割を果たすが，病原微生物の解糖系反応においてヘキソキナーゼ hexokinase（HK），ホスホフルクトキナーゼ phosphofructokinase（PFK），ピルビン酸キナーゼ pyrivate kinase（PK）の 3 種類の酵素により触媒される反応はほぼ不可逆で，これらの酵素は触媒機能とともに制御機能部位も担い調節酵素として機能することが知られている。

斉藤らによりトキソプラズマ急増虫体の HK がクローニングされ，急増虫体の HK はブドウ糖に対する親和性が著しく高く，その解糖反応は宿主細胞内の低濃度のグルコースの環境に適応していることが明らかにされている[69]。PFK は哺乳類では最も重要な制御部位であるが，トキソプラズマ急増虫体・緩増虫体ともに ATP-PFK ではなく無機ピロリン酸 inorganic pyrophosphate-依存性 PFK（PPi-PFK）が高い酵素活性をもち[70, 71]，嫌気生活への順応が示される。一方，トキソプラズマ緩増虫体は PK と乳酸脱水素酵素（LDH）が高く，緩増虫体では乳酸産生が重要でシスト内で TCA サイクル機能と呼吸系を欠いた休眠状態で存在することにマッチする代謝をとっていることが明らかにされている[72]。

B. 脂質代謝

脂質はエネルギー代謝にも関わるが生体膜の構成成分として特に重要である。トキソプラズマは宿主細胞内で parasitophorous vacuole（PV）を形成してその中で分裂増殖し，トキソプラズマの分裂増殖は PV 膜やミトコンドリアなどの虫体内小器官を含めたトキソプラズマの虫体生体膜の生合成を必要とする。近年，トキソプラズマが生体膜の主要構成成分であるリン脂質を自らも合成し，宿主からも前駆体を取り込むこと[73]，リン脂質の中でも特にホスファチジルコリン phosphatidylcholine（PtdCho）の合成は選択的であることが明らかにされている[73,74]。他にも，トキソプラズマがグリコシルホスファチジルイノシトール glycosylphosphatidylinositol（GPI）合成を必須とすること[75]や，トキソプラズマ特異的スフィンゴリン脂質の合成が明らかにされ[76]，これらのリン脂質・糖脂質の特異的合成阻害剤の開発が進められている。また，トキソプラズマはコレステロールに富む小器官 rhoptry を使って細胞に侵入するとされるが，rhoptry の働きは宿主のコレステロールにより制御されることが明らかにされている[77]。

（3） 葉酸代謝

ほうれん草から単離された Vitamine B である葉酸およびその誘導体はヌクレオチド合成，蛋白質合成に必須の補酵素である。**哺乳類は葉酸を合成できず食物から摂取するか腸内微生物からの供給により補給する必要があるが，植物とトキソプラズマなどの微生物は自ら *de novo* 合成できる**。葉酸の生合成はグアノシン三リン酸（GTP）に始まり，ジヒドロネオプテリン三リン酸を経て，4-アミノ安息香酸（PABA），L-グルタミン酸が導入されてジヒドロ葉酸（H_2 葉酸）に，さらには還元されてテトラヒドロ葉酸（H_4 葉酸）に至る（図 1–12）[78]。補酵素型（活性型）の葉酸は H_4 葉酸である。この生合成経路は微生物に特有であるため，その生合成に関与する酵素は病原微生物に対する薬剤研究の対象とされてきた。

トキソプラズマ症に対する化学療法は，図 1–12 に示すように，（A）葉酸代謝阻害剤によるプリン合成阻害と（B）抗生物質による蛋白合成阻害を指針としている。

A. 葉酸代謝阻害剤

a） サルファ剤 Sulfonamides

スルファミン（p-aminobenzenesulfonamide）を基本骨格として PABA に類似した構造を持ち，PABA と拮抗し，dihydropteroate synthetase を阻害して葉酸代謝を阻止する。試験管内実験でサルファ剤はトキソプラズマの形態学的変化はおこさず増殖を抑制することが報告されている[79]。我々は免疫不全インターフェロンガンマ欠損マウスを用いた感染実験系で，サルファ剤投与によりトキソプラズマ感染死が予防され，サルファ剤投与中止により臓器内トキソプラズマが再燃することを明らかにした[80]。ジヒドロ葉酸還元酵素 dihydrofolate reductase（DHFR）阻害剤と併用すると相乗効果がある。代表的サルファ剤は，sulfadiazine（SDZ），sulfamethoxazole（SMZ），sulfisoxazole（SSX）である。

副作用：高ビリルビン血症。血漿アルブミンと結合してビリルビンを遊離させ高ビリルビン血症を来たすことがあるので，妊婦や新生児には禁忌である。

b） ジヒドロ葉酸還元酵素（DHFR）阻害剤

ジヒドロ葉酸還元酵素（DHFR）を阻害し，活性型であるテトラヒドロ葉酸 tetrahydrofolate（H_4

第1章　トキソプラズマ症理解のための基礎編　　　　　　　　　　　　　　19

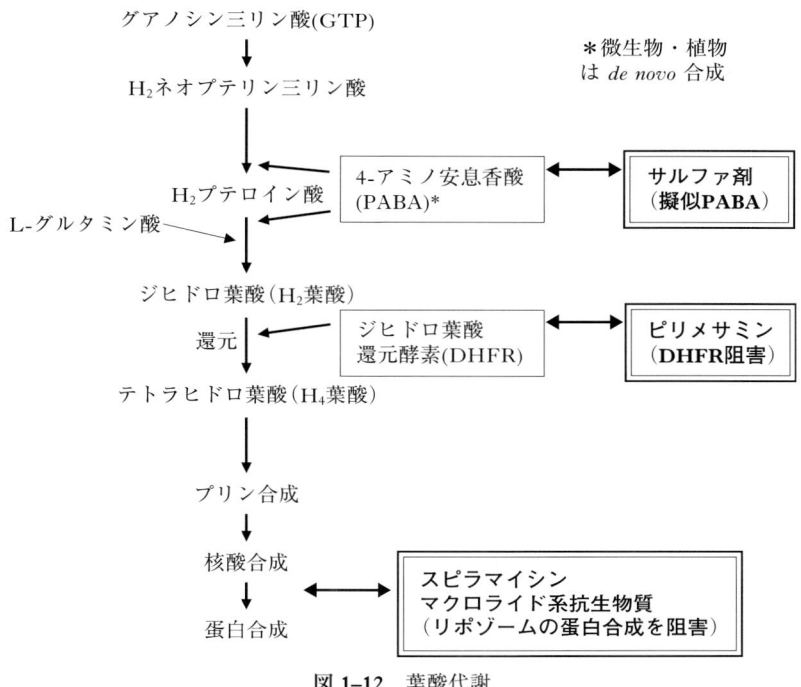

図 1–12　葉酸代謝

葉酸）の生成を抑制する．この結果，プリン合成が阻害される．効力はサルファ剤の数十倍以上（40–3,500 倍）に及ぶ[81]．DHFR 阻害剤は試験管内実験でトキソプラズマに形態学的変化をもたらし，parasitophorus vacuole が拡大しトキソプラズマは丸く変形して核が断片化し死滅する[79]．代表的 DHFR 阻害剤は，pyrimethamine（PYR），trimethoprim（TMP），piritrexim（PIRI），trimetrexate（TMTX）である．Pyrimethamine（PYR）は強い抗トキソプラズマ活性を示し，trimethoprim（TMP）の活性はその 20–50 分の 1 である[81]．DHFR は哺乳類にも存在するが，pyrimethamine（PYR）はトキソプラズマの DHFR に対しより強い親和性をもつ[81]．

　副作用：ヒトも DHFR を持つため葉酸合成が阻害され，葉酸欠乏性巨赤芽球性貧血，白血球減少症，血小板減少症をきたし得るので，必ず葉酸 leucovorin（folinic acid）を併用する．Pyrimethamine は催奇形作用を発現する可能性があるので妊娠 14 週以内の妊婦に投与すべきではない[82]．

c）サルファ剤とジヒドロ葉酸還元酵素（DHFR）阻害剤の合剤

　サルファ剤＋DHFR 阻害剤の合剤は葉酸代謝系を 2 ヵ所で阻止する（図1–12）．Sulfadiazine（SDZ）と pyrimethamine（PYR），piritrexim（PIRI），trimetrexate（TMTX）の併用，sulfamethoxazole（SMZ）と trimethoprim（TMP）の併用，sulfisoxazole（SSX）と pyrimethamine（PYR）の併用による相乗効果が in vitro study で明らかにされている[78]．また sulfamethoxazole（SMZ）と pyrimethamine（PYR）の併用で pyrimethamine（PYR）量を 10 倍に増やすと sulfamethoxazole（SMZ）を 1/1,000 量に減量できることはサルファ剤過敏症の予防上，有用である[81]．Sulfamethoxazole（SMZ）と trimethoprim（TMP）の併用では sulfamethoxazole（SMZ）を減量できない[81]．従って，抗トキソプラズマ剤として **sulfadiazine（SDZ）と pyrimethamine（PYR）の合剤である Fansidar®（pyrimethamine 25 mg + sulfadoxine 500 mg/錠）**が最も有用である．他に ST 合剤（trimethoprim

80 mg + sulfamethoxazole 400 mg) がある。
副作用：上記 a, b に同じ。
d) leucovorin (folinic acid)
葉酸代謝阻害剤による骨髄抑制に対して leucovorin (folinic acid) を必ず投与する。

B. 蛋白合成阻害剤
マクロライド系抗生物質が用いられる。アセチルスピラマイシン acetylspiramycin は妊婦トキソプラズマ症に応用され，使用実績も多く，妊娠中でも比較的安全と考えられている(註；スピラマイシンは確実には胎盤を通過しないため，胎児感染が明らかな場合には上述の sulfadiazine (SDZ) と pyrimethamine (PYR) の治療が必要である)。脈絡膜に集中するためクリンダマイシン clindamycin，アジスロマイシン azithromycin は難治性網脈絡膜炎の治療に用いられる[82]。他のマクロライド系抗生物質は評価段階にある。

C. その他
DHFR 阻害剤やサルファ剤投与に耐えられない患者や難治性トキソプラズマ症に対して試みられるアトバコン atovaquone，ダプソン dapsone，および免疫療法は評価段階にある。

文　献

1. Nicolle C, Manceaux L. Sur une infection a corps de Leishman (ou organisme voisins) du gondii. C. R. Acad. Sci. (Paris) 1908; 147: 763–766.
2. Nicolle C, Manceaux L. Sur un protozoaire nouveau de *Gondi*, *Toxoplasma*. Arch Inst Pasteur (Tunis) 1909; 2: 97–103.
3. Dubey JP, Beattie CP. Toxoplasmosis of animals and man. CRC Press Inc. Florida, USA. 1988.
4. Janku J. Pathogensa a pathologica anatomie T. Zv. Vrozaneho kolobou zlute skurney oku normal ne velikem a mikrophtalmickem s nalezem parisitu v stinici. Cas Lek Cesk. 1923; 62: 1021–1027.
5. Wolf A, Cowen D. Granulomatous encephalomyelitis due to an encephalitozoon (encephalitozoic encephalomyelitis). A new protozoan disease of man. Bull Neurol Inst. N. Y. 1937; 6: 306–371.
6. Frenkel JK, Dubey JP, Miller NL. *Toxoplasma gondii* in cats: fecal stages identified as coccidian oocysts. Science. 1970; 167: 893–896.
7. Hutchison WM, Dunachie JF, Work K, Siim JC. The life cycle of the coccidian parasite, *Toxoplasma gondii*, in the domestic cat. Trans R Soc Trop Med Hyg. 1971; 65: 380–399.
8. 矢野明彦，直井幸二，野呂瀬一美，青才文江：シリーズ・目で見る感染症　トキソプラズマ症，化学療法の領域．2002; 18: 481–486.
9. 矢野明彦：トキソプラズマ症の最近の話題　感染・炎症・免疫．1993; 23: 1–29.
10. Yano A, Mun HS, Yang TH, Hata H, Kobayashi M, Norose K, Hayakawa S, Tagawa Y, Iwakura Y, Nakazaki S, Nakazaki Y, Sekiya S, Yamaura A, Kurosawa H, Yumoto N, Aosai F. The roles of IFN-γ in effector mechanisms and pathogenicity of HSPs in mice and human infected with *Toxoplasma gondii*. ICOPA IX 9th International Congress of Parasitology. Tada I, Kojima S, Tsuji M. (eds), Monduzzi Editore, Blogna, Italy. 1998; 457–466.
11. 矢野明彦，関谷宗英：周産期の感染症―最近の動向と対策　トキソプラズマ　産科と婦人科．1999; 3: 327–334.
12. 矢野明彦：日和見感染性寄生虫病，多田功編　医学のあゆみ．1999; 191: 43–49.
13. 矢野明彦：先天性トキソプラズマ症の診断法　産婦人科の実際．1995; 44: 1901–1908.
14. 矢野明彦：新女性医学大系 10　女性と感染症　母子感染　トキソプラズマ症の診断，胎児診断　中山書

店. 1999; 424–431.
15 矢野明彦, 青才文江: 先天性トキソプラズマ症の検査について　微研ジャーナル 友. 2004; 27: 3–9.
16 Yano A, Kubota N, Kasai T, Nakayashiro M, Norose K, Hata H, Kobayashi M, Aosai F. Congenital *Toxoplasma* infection at placenta resulting in intrauterine growth retardation. Jpn J Tro Med Hyg. 2001; 29: 52.
17 矢野明彦: 先天性トキソプラズマ症　その診断・治療・予防の現状と展望—高度先進医療における新たな先天性トキソプラズマ症の確立へ向けて— 化学療法の領域. 2003; 19: 33–42.
18 矢野明彦: 非感染性先天性トキソプラズマ症—高度先進医療における新たな先天性トキソプラズマ症の確立へ向けて— 感染・炎症・免疫. 2004; 34: 2–13.
19 Dubey JP, Carpenter JL, Speer CA, Topper MJ, Uggla A. Newly recognized fatal protozoan disease of dogs. J Am Vet Med Assoc 1988; 192: 1269–1285.
20 Levine ND. Taxonomy of Toxoplasma. J Protozool. 1977; 24: 36–41.
21 Mun HS, Aosai F, Norose K, Chen M, Hata H, Tagawa Y, Iwakura Y, Byun DS, Yano A. *Toxoplasma gondii* HSP70 as a danger signal in *T. gondii*-infected mice. Cell Stress Chaperones. 2000; 5: 328–335.
22 Burg JL, Perelman D, Kasper LH, Ware PL, Boothroyd JC. Molecular analysis of the gene encoding the major surface antigen of *Toxoplasma gondii*. J Immunol. 1988; 141: 3584–3591.
23 Burg JL, Grover CM, Pouletty P, Boothroyd JC. Direct and sensitive detection of a pathogenic protozoan, *Toxoplasma gondii*, by polymerase chain reaction. J Clin Microbiol. 1989: 1787–1792.
24 Matsuura T, Tegoshi T, Furuta-Matsuura M, Sugane K. Epitope-selected monospecific antibodies to recombinant antigens from *Toxoplasma gondii* reacted with dense granules of tachyzoites. J Histochem Cytochem. 1992; 40: 1725–1730.
25 Bohne W, Gross U, Ferguson DJ, Heesemann J. Cloning and characterization of a bradyzoite-specifically expressed gene (hsp30/bag1) of *Toxoplasma gondii*, related to genes encoding small heat-shock proteins of plants. Mol Microbiol. 1995; 6: 1221–1230.
26 Mun HS, Aosai F, Yano A. Role of *Toxoplasma gondii* HSP 70 and *Toxoplasma gondii* HSP30/bag1 in antibody formation and prophylactic immunity in mice experimentally infected with *Toxoplasma gondii*. Microbiol Immunol. 1999; 43: 471–479.
27 Naoi K, Yano A. A theoretical analysis of the relations between the risk of congenital toxoplasmosis and the annual infection rates with a convincing argument for better public intervention. Parasitol Int. 2002; 51: 187–194.
28 Kobayashi M, Malagueño E, Santana JV, Perez EP, Yano A. Prevalence of toxoplasmosis in children in northeastern Brazil. Jpn J Trop Med Hyg. 2002; 30: 305–310.
29 小林昭夫: トキソプラズマ症　日本における寄生虫学の研究 6　VI 原虫類　大鶴正満, 亀谷了, 林滋生 (監修) 目黒寄生虫館. 1999; 587–609.
30 矢野明彦, 青才文江: AIDSではびこる寄生虫病　現代寄生虫病事情　多田功編　別冊・医学のあゆみ. 医歯薬出版株式会社. 2006; 84–88.
31 Norose K, Mun HS, Aosai F, Chen M, Hata H, Tagawa Y, Iwakura Y, Yano A. Organ infectivity of *Toxoplasma gondii* in IFN-γ knockout mice. J Parasitol. 2001; 87: 447–452.
32 Kobayashi M, Aosai F, Hata H, Mun HS, Tagawa Y, Iwakura Y, Yano A. *Toxoplasma gondii*: Difference of invasion into tissue of digestive organs between susceptible and resistant strain and influence of IFN-γ in mice inoculated with the cysts perorally. J Parasitol. 1999; 85: 973–975.
33 Piao LX, Aosai F, Mun HS, Yano A. Peroral infectivity of *Toxoplasma gondii* in bile and feces of Interferon-γ knockout mice. Microbiol Immunol. 2005; 49: 239–243.
34 Israelski DM, Remington JS. Toxoplasmosis in the non-AIDS immunocompromised host. Curr Clin Top Infect Dis. 1993; 13: 322–56.
35 Singer MA, Hagler WS, Grossniklaus HE *Toxoplasma gondii* retinochoroiditis after liver transplantation. Retina. 1993; 13: 40–45.
36 Hakim M, Wreghitt TG, English TA, Stovin PG, Cory-Pearce R, Wallwork J. Significance of donor transmitted disease in cardiac transplantation. J Heart Transplant. 1985; 4: 302–306.

37 Wreghitt TG, Hakim M, Gray JJ, Balfour AH, Stovin PG, Stewart S, Scott J, English TA, Wallwork J. Toxoplasmosis in heart and heart and lung transplant recipients. J Clin Pathol. 1989; 42: 194–199.

38 Sabin AB, Feldman HA. Dyes as microchemical indicators of a new immunity phenomenon affecting a protozoan parasite (*Toxoplasma*). Science. 1948; 108: 660–663.

39 矢野明彦：トキソプラズマ症の診断　産婦人科の実際．1994; 43: 63–71.

40 Lappalainen M, Koskela P, Koskiniemi M, Ammala P, Hiilesmaa V, Teramo K, Raivio KO, Remington JS, Hedman K. Toxoplasmosis acquired during pregnancy: improved serodiagnosis based on avidity of IgG. J Infect Dis. 1993; 167: 691–697.

41 矢野明彦，竹尾愛理，楊天慧，上田正勝，青才文江：トキソプラズマ原虫抗原特異的 IgG 抗体の親和性測定による臨床診断における有用性の検討．寄生虫学雑誌．1993; 42; 85.

42 矢野明彦：特集 I　感染症と免疫応答―T 細胞の役割　トキソプラズマ感染　炎症と免疫．1993; 1: 24–30.

43 矢野明彦：誰でもわかる遺伝子検査　II 各論―遺伝子検査はどういうときに必要なのか　3. 応用編―遺伝子検査を利用する　1）感染症　（14）トキソプラズマ．検査と技術．2002; 30: 1060–1063.

44 Luo WT, Seki T, Yamashita K, Aosai F, Ueda M, Yano A. Quantitative detection of *Toxoplasma gondii* by competitive polymerase chain reaction of the surface specific antigen gene-1. Jpn J Parasitol. 1995; 44: 183–190.

45 Luo WT, Aosai F, Ueda M, Yamashita K, Shimizu K, Sekiya S, Yano A. Kinetics in parasite abundance in susceptible and resistant mice infected with an avirulent strain of *Toxoplasma gondii* by using quantitative competitive PCR. J Parasitol. 1997; 83: 1070–1074.

46 Chen M, Aosai F, Norose K, Mun HS, Hata H, Yano A. Anti-HSP70 autoantibody formation by B-1 cells in *Toxoplasma gondii*-infected mice. Infect Immun. 2000; 68: 4893–4899.

47 Chen M, Aosai F, Norose K, Mun HS, Yano A. The role of anti-HSP70 autoantibody-forming V_H1-J_H1 B-1 cells in *Toxoplasma gondii*-infected mice. Int Immunol. 2003; 15: 39–47.

48 矢野明彦：II 原虫・寄生虫感染症の検査診断　各論　1. 原虫性疾患　f. トキソプラズマ症　臨床病理．1998; 108: 204–209.

49 Hata H, Aosai F, Mun HS, Chen M, Kobayashi M, Anuar KA, Kubosawa H, Yano A. Identification of *Toxoplasma gondii* tachyzoites and bradyzoites by a quantitative competitive polymerase chain reaction method after the acid treatment. Jpn J Trop Med Hyg. 2000; 28: 189–192.

50 Yano A, Mun HS, Chen M, Norose K, Hata H, Kobayashi M, Aosai F, Iwakura Y. Roles of IFN-γ on stage conversion of an obligate intracellular protozoan parasite, *Toxoplasma gondii*. Intern Rev Immunol. 2002; 21: 405–421.

51 Mitsunaga T, Norose K, Mun HS, Aosai F, Ohmuma N, Yano A. *Toxoplasma gondii* invades the host through Peyer's patches. 2006 In submission.

52 Aosai F, Yang TH, Ueda M, Yano A. Isolation of naturally processed peptides from a *Toxoplasma gondii*-infected human B lymphoma cell line that are recognized by cytotoxic T lymphocytes. J Parasitol. 1994; 80, 260–266.

53 Yang TH, Aosai F, Norose K, Ueda M, Yano A. Enhanced cytotoxicity of IFN-γ-producing CD4[+] cytotoxic T lymphocytes specific for *T. gondii*-infected human melanoma cells. J Immunol. 1995; 154: 290–298.

54 Aosai F, Yang TH, Norose K, He N, Ueda M, Yano A. Comparative study of interferon-γ production by *Toxoplasma gondii*-infected B lymphoma cell-specific CD8[+] CTL and *Toxoplasma gondii*-infected melanoma cell-specific CD4[+] CTL. Jpn J Parasitol. 1995; 44: 210–217.

55 Fang H, Aosai F, Mun HS, Norose K, Ahmed AK, Furuya M, Yano A. Anaphylactic reaction induced by *Toxoplasma gondii*-derived heat shock protein 70. Int Immunol. 2006; 18: 1487–1497.

56 Krug EC, Marr JJ, Berens RL. Purine metabolism in *Toxoplasma gondii*. J Biol Chem. 1989; 264: 10601–10607.

57 Gherardi A, Sarciron ME, Petavy AF, Peyron F. Purine pathway enzymes in a cyst forming strain of *Toxoplasma gondii*. Life Science. 1999; 65: 1733–1738.

58 Chaudhary K, Darling JA, Fohl LM, Sullivan WJ, Donald RGK, Pfefferkorn ER, Ullman B, Roos DS. Purine salvaga pathways in the apicomplexan parasite *Toxoplasma gondii*. J Biol Chem., 2004; 279: 31221–31227.

59 Recacha R, Talalaev A, DeLucas J, Chattopadhyay. *Toxoplasma gondii* adenosine kinase: expression, purification, characterization, crystallization and preliminary cryatallographic analysis. Acta Crystallogr D Biol Crystallogr. 2000; 56: 76–78.

60 Cook WJ, DeLucas LJ, Chattopadhyay. Crystal stracture of adenosine kinase from *Toxoplasma gondii* at 1.8 A resolution. Protein Sci. 2000; 9: 704–712.

61 Pfefferkorn ER *Toxoplasma gondii*: the enzymic defect of a mutant resistant to 5-fluorodexy-uridine. Exp. Parasitol. 1978; 44: 26–35.

62 Iltzsch MH Pyrimidine salvage pathways in *Toxoplasma gondii*. J Euk Micro. 1993; 40: 24–28.

63 Donald RG, Roots DS. Insertional mutagenesis and marker rescue in a protozoan parasite: Cloning of the uracil phosphoribosyltransferase locus from *Toxoplasma gondii*. Proc Natl Acad Sci USA. 1995; 92: 5749–5753.

64 O'Sullivan WJ, Johnson AM, Finney KG, Gero AM, Hagon E, Holland JW, Smithers GW. Pyrimidine and purine enzymes of *Toxoplasma gondii*. Aus J Exp Biol Med Sci. 1981; 59: 763–767.

65 Schwartzman JD, Pfefferkorn ER. Pyrimidine synthesis by intracellular *Toxoplasma gondii*. J Parasitol. 1981; 67: 150–158.

66 Asai T, O'Sullivan WJ, Kobayashi M, Gero AM, Yokogawa M, Tachibana M. Enzymes of the de novo pyrimidine biosynthetic pathway in *Toxoplasma gondii*. Mol Biochem Parasitol. 1983; 7: 89–100.

67 Fox BA, Bzik DJ. De novo pyrimidine biosynthesis is required for virulenve of *Toxoplasma gondii*. Nature. 2002; 415: 926–929.

68 Fox BA, Bzik DJ. Organisation and sequence determination of glutamine-dependent carbamoyl phosphate synthetase II in *Toxoplasma gondii*. Int J Parasitol. 2003; 33: 89–96.

69 Saito T, Maeda T, Nakazawa M, Takeuchi T, Nozaki T, Asai T. Characterization of hexokinase in *Toxoplasma gondii* tachyzoites. Int J Parasitol. 2002; 32: 961–967.

70 Peng ZY, Mansour TE. Purification and properties of a pyrophosphate-dependent phosphofructokinase from *Toxoplasma gondii*. Mol Biochem Parasitol. 1992; 54: 223–230.

71 Denton H, Brown SM, Roberts CW, Alexander J, McDonald V, Thong KW, Coombs GH. Comparison of the phosphofructokinase and pyruvate kinase activities of Cryptosporidium parvum, Eimeria tenella and *Toxoplasma gondii*. Mol Biochem Parasitol. 1996; 76: 23–29.

72 Denton H, Roberts CW, Alexander J, Thong KW, Coombs GH. Enzymes of energy metabolism in the bradyzoites and tachyzoites of *Toxoplasma gondii*. FEMS Microbiology Letter. 1996; 137: 103–108.

73 Charron AJ, Sibley LD. Host cells: mobilizable lipid resources for the intracellular parasite *Toxoplasma gondii*. J Cell Sci. 2002; 115: 3049–3059.

74 Gupta N, Zahn MM, Coppens I, Joiner KA, Voelker DR. Selective disruption of phosphatidylcholine metabolism of the intracellular parasite *Toxoplasma gondii* arrests its growth. J Biol Chem. 2005; 280: 16345–16353.

75 Wichroski MJ, Ward GE. Biosynthesis of Glycosylphosphatidylinositol is essential to the survival of the protozoan parasite *Toxoplasma gondii*. Eukaryot cell. 2003; 2: 1132–1136.

76 Azzouz N, Rauscher B, Gerold P, Cesbron-Delauw MF, Dubremetz JF, Schwarz RT. Evidence for de novo sphingolipid biosynthesis in *Toxoplasma gondii*. Int J Parasitol. 2002; 32: 677–684.

77 Coppens I, Joiner KA. Host but not parasite cholesterol controls *Toxoplasma* cell entry by modulating organelle discharge. Mol Biol cell. 2003; 14: 3804–3820.

78 日本生化学会編：細胞機能と代謝マップ I. 細胞の代謝・物質の動態. pp. 225–227 東京化学同人. 1997.

79 Derouin F, Chastang C. In vitro effects of folate inhibitors on *Toxoplasma gondii*. Antimicrob Agents Chemother. 1989; 33: 1753–1759.

80 Belal US, Norose K, Aosai F, Mun HS, Ahmed AK, Chen M, Mohamed RM, Piao LX, Iwakura Y, Yano A. Evaluation of the effects of sulfamethoxazole on *Toxoplasma gondii* loads and stage conversion in

IFN-γ knockout mice using QC-PCR. Microbiol Immunol. 2004; 48: 185–193.
81 van der Ven AJ, Schoondermark-van de Ven EM, Camps W, Melchers WJ, Koopmans PP, van der Meer JW, Galama JM Anti-toxoplasma effect of pyrimethamine, trimethoprim and sulphonamides alone and in combination: implications for therapy. J Antimicrob Chemother. 1996; 38: 75–80.
82 Goldsmith RS. Toxoplasmosis In Current medical diagnosis and treatment. Tierney LM, McPhee SJ, Papadakis MA（Eds）. 2004; 43: 1434–1437.

（矢野明彦・青才文江）

第2章　臨床編：先天性トキソプラズマ症

はじめに

　先天性感染症は HIV など新興感染症も含めその種類は少なくないが，先天性トキソプラズマ症はその代表的疾患で，妊婦の感染（とくに初感染）によって増殖型トキソプラズマが胎児に経胎盤感染することによって起こるもっとも悲惨なトキソプラズマ症である[1-3]。欧米では先天性トキソプラズマ症検診は妊婦感染症検診（TORCH）の一つとして臨床医学的立場から，また，医療経済学的見地からその意義が認められており，先進国型重要寄生虫症の一つとして位置付けて研究が進められている[4-8]。一方，日本における先天性トキソプラズマ症の歴史は多難なものであった。日本では，先天性トキソプラズマ症の発症頻度は欧米に比較して低く妊婦を心配させるマイナス要因の方が大きいと言われていたために[9]，先天性トキソプラズマ症の妊婦検診施行率は激減し，現在も成人におけるトキソプラズマ感染率が数十％あるにもかかわらず，先天性トキソプラズマ症の妊婦検診・新生児診断法の確立に遅れをとった。また，先天性トキソプラズマ症は日和見感染症であることに加え，先天性原虫感染症としての複雑性が加わり，その病態像や疫学的実態の把握がされておらず，日本の臨床医学，特に産科学領域において必ずしも市民権を得ているわけではなかった。しかし，ELISA 法や PCR 法，画像診断法の進歩に伴って先天性トキソプラズマ症の高精度診断による症例報告[10-15]がされてきたことや，AIDS や移植における日和見感染症としてのトキソプラズマ症に対する意識の変化などにより，先天性トキソプラズマ症に対する従来の考えが見直されはじめた。さらに，現代日本社会の国際化によるヒトと（食）物の交流拡大や，ペット（ネコ）の流行や少子化などライフスタイルの変化で，欧米諸国でとらえられている先進国型寄生虫症としての先天性トキソプラズマ症が日本でも認識されてきた。

　典型的な先天性トキソプラズマ症は，水頭症，脳内石灰化，網脈絡膜炎，精神・運動機能障害などの臨床症状を呈し[2,3]，重症例は重症心身障害児となり，本人や家族は極めて重い負担を背負うことになる。典型的な症状を呈する症例は日本では年間 5–10 例前後（年間分娩数が約 100–120 万）と考えられるが，近年増加傾向が見られる（図 2–1）。また，日本の先天性トキソプラズマ症の発症率を妊婦の初感染と出生数から推定すると，年間 1,000–10,000 人の妊婦が妊娠中に初感染し，年間 130–1,300 症例の顕性（思春期や成人までの発症例を含めて）先天性トキソプラズマ症新生児の出生が推定され，欧米と同様の新生児感染率が考えられてきている[1,16,17]。今後の詳細な疫学的調査が待たれる。

　先天性トキソプラズマ症の診断を目的とした妊婦や胎児，新生児検診は，フランス，ドイツ，英国，米国など経済先進国を含めた多くの国や地域で施行されており[4-8,18-27]，日本においても妊婦に対して先天性トキソプラズマ症に関する十分なインフォームドコンセントを行い，早期発見・早期治療によって胎児や新生児の発症が阻止できる先天性トキソプラズマ症を含めた妊婦感染症検診体制

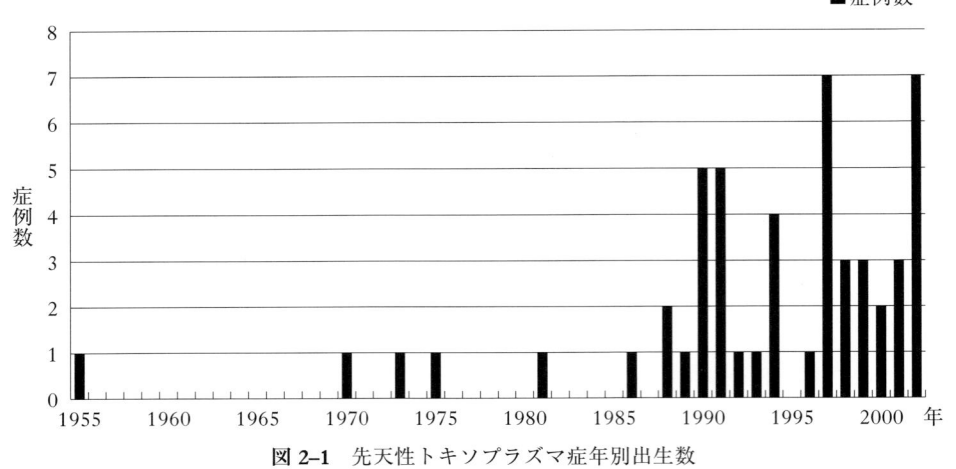

図2–1 先天性トキソプラズマ症年別出生数
診断法の進歩や医療界や患者の認識の向上により先天性トキソプラズマ症の症例報告が増えてきた。現在登録制度がないので正確な数は不明であるが、実際には、この症例数を大きく上回る可能性が言われている。今後の統計学的に正確な把握が期待される。

の確立が必要である。

妊婦がトキソプラズマに感染した場合、トキソプラズマは胎児側および母体側組織で形成される妊娠特異臓器である胎盤に好んで感染するものの、胎盤の防御機構により多くの場合その先の胎児への感染が阻止される。しかし胎盤の防御能の低下により胎児への感染が起きる。また胎児への直接的な感染が起きない場合においても、トキソプラズマ感染による胎盤機能低下によって子宮内発育遅延（IUGR: intrauterine growth retardation）が起こることがわかった。さらには、妊婦がトキソプラズマに感染したことにより自己抗体が誘導され、胎児・新生児には感染が認められないにもかかわらず、免疫能の低下や自己免疫疾患を起こしたり、精神・運動障害など様々な影響がでる可能性が臨床例やマウス感染実験による解析により示されてきた。このように胎盤までの感染は起きながら非感染である胎児・新生児に臨床症状を起こす疾患を、筆者らは「非感染性先天性トキソプラズマ症」と名づけ、新たな先天性トキソプラズマ症の概念を提起するに至った[28-31]。ここでは臨床症例およびマウス感染実験研究を基にした高度先進医療体制における新しい先天性トキソプラズマ症の概念を提起し、その対策の確立の必要性について述べてみたい。

臨床医と基礎研究者が真摯な姿勢で、ある疾患、特に症例数が少ない、難治性、そして、患者と精神的に母親が一番苦しむ本症のような先天性疾患に取り組み、一緒になって解決することこそが、我々の任務であり夢である。

I. トキソプラズマの胎児への感染ルート

トキソプラズマはネコを終宿主とした生活史をもち、ネコの小腸粘膜上皮細胞内で有性生殖によってオーシストが生じ糞便内に排出される。外界に出たオーシストはやがて8個のスポロゾイトをもつ感染力のある成熟オーシストとなり、ネコへの接触や、ガーデニングにおける汚染土や川池の汚染水を介してヒトに経口感染する。また同様に、オーシストにより感染した草食動物の食肉や、

感染動物を食した雑食性動物の食肉を加熱不充分で食することにより，汚染食肉に含まれるトキソプラズマ嚢子(多数の緩増虫体を含むシスト)によって経口感染が成立する(第1章IV参照)。

妊婦の経口感染により，腸管内でオーシストからスポロゾイトが，嚢子から緩増虫体が遊離して腸管壁から侵入し，腸管静脈経由によりリンパ行性あるいは血行性に体内を移行する(第1章IVおよびVI参照)。経口感染してから約3-7日で大動脈系へ移行するが，この間にトキソプラズマがマクロファージなどの白血球細胞内に感染すると，急増虫体へステージ変換・増殖しながら全身の組織・臓器へ播種され，各臓器の細胞へ感染し増殖する。母体腸管膜リンパ節経由で循環系へ侵入する経路もある。トキソプラズマ感染には臓器親和性がみられ(第1章IVおよびVI参照)，トキソプラズマは胎盤に好んで寄生・増殖し[32,33]，宿主の生体防御系活性化に伴って冬眠型の緩増虫体へ変換して嚢子を形成して宿主・胎盤の免疫能が低下する機会を待つ。

胎盤への感染は下大動脈→子宮動脈→胎盤への経路をとり，母体の経口感染から数日後には胎盤へ血行性に到達している。胎盤には後に述べる独自の生体防御系があり，トキソプラズマは主に胎盤膜でトラップされる。トキソプラズマはここで冬眠型の緩増虫体へステージ変化を遂げて嚢子形成し胎盤膜や脱落膜，絨毛膜に分娩終了まで継続感染し，分娩後に胎盤を食する動物への感染源となる。ストレスや他の感染症などで胎盤の感染防御能が低下すると，冬眠型から急増虫体へ変換し臍帯静脈へ侵入→胎児肝臓→胎児心臓→胎児大動脈系→胎児腎臓→尿→羊水→胎児の羊水の飲み込み→胎児消化管→胎児循環系へ戻るダイナミックな体内移行経路をもつ。いろいろな条件により異なるが，胎盤バリアーを突き抜けて臍帯循環系に入り胎児に移行するには数週から数ヵ月かかると考えられる。

II. 胎盤の防御機序について

妊娠特異的に存在する胎盤は，胎児側成分としての絨毛膜絨毛および栄養細胞と，母体側成分である子宮内膜とで構築された血管と血液を豊富に内蔵した胎児母体器官である。胎児の外界とのやり取り，すなわち母体血を介して行う必要な全ての機能，例えばガス交換(肺機能)，栄養摂取(消化管)，代謝老廃物の体外排出(消化管や腎臓)，などの他にホルモン産生や病原体や有害物資などの移行関門として機能している。トキソプラズマやパルボウイルスなどのさまざまな病原体のみならず，有毒化学物質や母体の血液成分の選択的バリアーとして機能している。また胎盤は胎児―母体間の細胞や血管，血液成分の相互侵入阻止機序を担うと共に，一方で母体・胎児間に拒絶反応が起こらないように統御されている。

このように，妊娠および胎盤は，免疫学の命題である自己―非自己の認識能力とその機能発現の現場といえる。胎盤特異的免疫細胞としてHofbauer細胞(胎盤の樹状細胞とも考えられている)の他に，T・Bリンパ球，NK細胞，NKT細胞，マスト細胞，マクロファージ，単球などが存在し，さらに絨毛間腔には全ての血液循環系細胞や成分が存在する[34]。しかしながら胎盤は，病原体や有毒物質に対する防御反応を担うと共に，非自己関係にあたる母体に対して拒絶反応を起こさない。胎盤の防御系が，同種移植抗原が存在しながらも互いに拒絶反応を起こさない理由として，胎盤構成細胞の古典的HLAの発現抑制による拒絶反応阻止機序，さらに胎盤に特異的に発現されるHLA-G分子による積極的なNK細胞活性抑制機序，絨毛性性腺刺激ホルモン(hCG)分泌による免疫抑制などが言われているが，その詳細は依然として不明である。

III. 先天性トキソプラズマ症の成立機序

　先天性トキソプラズマ症発症機序とその病態形成機序は表2–1に示されるように極めて複雑である。その理由の第1として，母体と胎児，および妊娠特異的臓器である胎盤という3つの個体・臓器に感染症が起こり，かつ，その3者の有機的複合体としての感染症であること。第2には，この3者がそれぞれ妊娠から分娩までの期間にダイナミックな分化・発育・増殖を遂げることにある。特に感染症の病態を考える上で必要不可欠の生体防御能（免疫能）が，3者それぞれに妊娠現象経過に伴い分化・発育・発達・変化をすることにある（図2–2）。そして第3の理由として，病原体であるトキソプラズマも，病態形成機序を複雑にする要因を持つ[35]（第1章VI参照）。トキソプラズマはその株によって弱毒性のものから強毒性のものまで存在し，さらに，強く病原性（組織破壊性や$T.g.$HSP70の産生・分泌）を発現する急増虫体のステージと，冬眠型とも言える病原性が弱い緩増虫

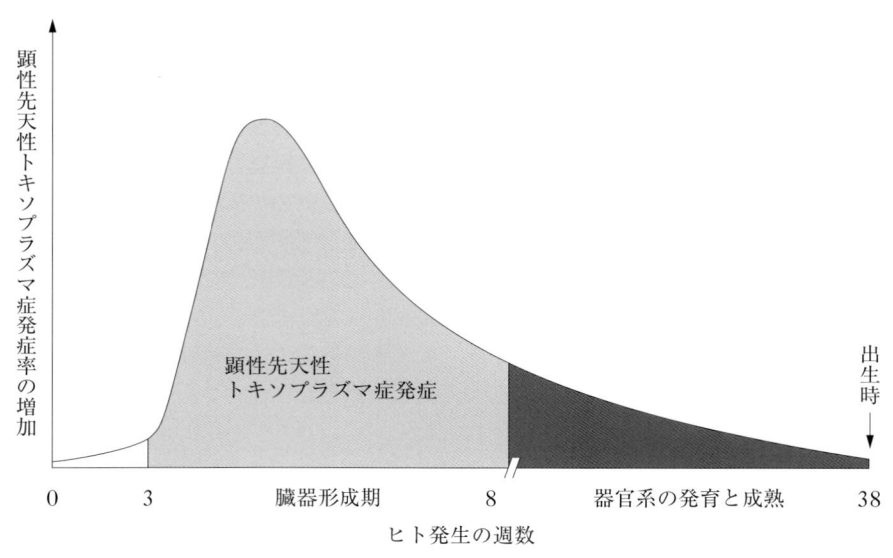

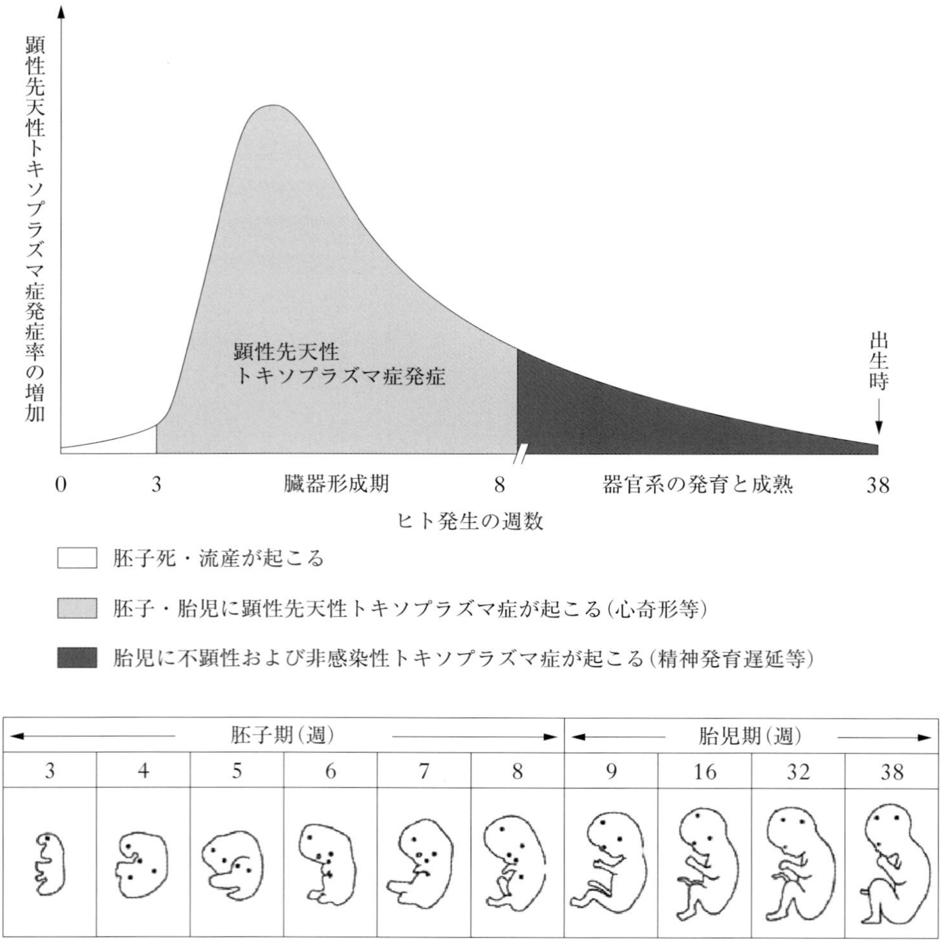

図2–2　妊娠と生体防御グラフ

表 2-1 先天性トキソプラズマ症における複雑な病態像形成要図

1) 母体の免疫反応（遺伝的，ストレス，有害物質など外的要因）
2) 胎盤の生体防御機序
3) 胎児の生体防御機序
4) トキソプラズマの逃避機序（病毒型と冬眠型など）
5) 以上の全ての要因の妊婦経過に伴う分化，発育

体のステージの，2つの分化変換（ステージ変換）を，母体・胎児・胎盤の免疫防御能の状況によって起こすことにある。これらの要因が妊娠現象という経時的流れの中で複雑に絡み合いながら病態像を作っていくことから，極言すれば，どの症例一つとっても同じ病態像を呈する先天性トキソプラズマ症はないとも言える。このため筆者はこの学問領域を「超複雑系分化感染症学」と呼んでいる[36]。

IV. 先天性トキソプラズマ症の病理

経口感染により妊婦の腸管から侵入したトキソプラズマは血行性，リンパ行性に全身に播種され，中枢神経系や胎盤，心臓，筋肉などに親和性を示すが，機能再生しない脳，網脈絡膜などの障害が強調されやすい。細胞内寄生原虫であるトキソプラズマの毒性発現機序の1つは宿主細胞・組織の破壊による壊死，炎症であるが，炎症部位や壊死巣にトキソプラズマが認められない場合があり，他の障害機序も考えられる（第1章VI参照）。日和見感染症としてのトキソプラズマ症では細菌などによる2次感染がみられる。

(1) 脳・神経系

急性炎症期には，トキソプラズマの播種が血行性，リンパ行性であることから，循環量に関係して脳実質細胞，特に皮質と大脳基底部，傍脳室周辺組織に壊死が起こり，鬱血，リンパ球や形質細胞やマクロファージや好酸球の浸潤がみられる。感染数週間で嚢子（シスト）形成が起こり，炎症部位やトキソプラズマを核にしたカルシウム沈着により石灰化（皮質領域に多い）が起こる。サイトメガロウイルスでも同様のカルシウム沈着が起こるので鑑別診断が大事である。

トキソプラズマ感染に特徴的所見としては，壊死巣を伴った傍水道血管炎，傍脳室血管炎がある。トキソプラズマは壊死巣の中や近接部位に認められる。嚢子は血管近傍領域や炎症像が認められない脳実質部分にみられる場合が多い。脊髄では炎症や感染障害度は多様であるが，リンパ球浸潤，形質細胞浸潤，肉芽腫形成や壊死巣がみられ，嚢子は通常炎症部位とは異なった部位にみられる。先天性トキソプラズマ症死亡例では広範な壊死巣，肉芽腫形成，単核細胞浸潤がみられる。また，水頭症はSylvius水道の炎症性閉鎖によるものと同時に脳室上衣炎による髄液循環不全が主因になるものがある。

(2) 眼

網脈絡膜炎を起こし特徴的な組織破壊が起こる。炎症後は瘢痕萎縮および色素沈着をきたす。慢性トキソプラズマ症患者に再発はよくみられ，娘病巣がみられる。先天性トキソプラズマ症における小眼球症は発育不全によるものと考えられている。トキソプラズマ感染による網脈絡膜炎発症機

序の詳細は不明であるが，我々はトキソプラズマが感染したメラノサイトが CD4+ T 細胞を誘導活性化し，IL-6 や IFN-γ を産生させることにより網脈絡膜炎発症に重要な役割を演じている可能性を明らかにしている[37,38]。

(3) 肺
浮腫，単核細胞の浸潤がみられるが，好酸球の浸潤は稀である。

(4) 心臓
心筋炎や心膜炎を起こし，心筋細胞のヒアリン壊死や心筋断裂がみられる。慢性化に伴い，左室や心室中隔への石灰化が起こり，通常，心筋内に囊子形成がみられ，囊子周囲には炎症反応がみられない。小循環血管壁へリンパ球，単核細胞の浸潤，トキソプラズマの血管内皮細胞内感染がみられる。

V. 新たな先天性トキソプラズマ症の病型分類
──非感染性先天性トキソプラズマ症の提案──

筆者らは，母体および胎盤のトキソプラズマ感染が起きたものの，胎児・新生児にはトキソプラズマ感染が認められない症例の中で，感染による胎盤機能低下によって子宮内発育不全・IUGR を認め胎動低下が起きた新しいタイプの非感染型の先天性トキソプラズマ症を経験した[39,40]（本章 XI. の (9) 参照）。このように，胎盤までの感染は起き，そこから先への胎児への感染は起きていないにもかかわらず胎児・新生児に IUGR を起こす疾患を筆者らは「非感染性先天性トキソプラズマ症」と名付け，新たな先天性トキソプラズマ症の概念を提案するに至った[28-31]。また，感染実験で解明されつつある病型として，トキソプラズマ感染により誘導された母体由来自己抗体が経胎盤的に胎児へ移行することにより，あるいは胎児・新生児自身が産生した自己抗体によって，非感染胎児・新生児に免疫能低下や自己免疫疾患を起こす病型の存在が明らかになりつつある。筆者らはトキソプラズマ感染により抗 HSP70 自己抗体が産生されること，かつこの抗 HSP70 自己抗体が免疫抑制を起こすことを明らかにした[41,42]。既に，血液型不適合による抗赤血球抗体によって貧血，胎児水腫を起こす症例が知られており[43]，また，自己免疫疾患の妊婦から生まれた新生児が一過性の自己免疫疾患を起こすことが知られているが，母体にトキソプラズマ感染による自己抗体産生や自己免疫疾患が誘導され，胎児が影響を受けて胎児・新生児に免疫能低下や自己免疫疾患を発症する可能性が考えられてきた。トキソプラズマ感染により起こる可能性のある先天性自己免疫疾患として，新生児ループス，新生児一過性重症筋無力症などがある。

胎児期新生児期に抗原に曝露（微量，大量共に）すると免疫寛容（免疫不応答）が起こることはよく知られているところであり，今後，非感染性先天性トキソプラズマ症は，感染性先天性トキソプラズマ症と同様に生育経過での免疫学的観点からの観察が必要である。さらには，IUGR が成人発症の疾患（2 型糖尿病，高血圧，冠動脈疾患）の発症リスクを増大させることが知られてきており，新規の病型である「非感染性先天性トキソプラズマ症」の概念の確立と診断・治療・フォローアップ体制の確立が待たれている。

VI. 先天性トキソプラズマ症の病型分類

　ここでは，最新の所見による先天性トキソプラズマ症の病型分類とその発症機序について述べ，次項でそれらの病型を考慮した検査法について述べてみたい。

　先天性の伝播は，その殆どは妊婦が妊娠中に初感染（一般に無症候性）することにより生じる。これまでに妊娠中の女性の 1% 以下に感染が検出され，そのような感染の 15–60% が胎児に伝播する。伝播率は妊娠中の時期によって様々で，妊娠第 1 期（初期），第 2 期（中期），第 3 期（後期）の感染の胎児伝播率は約 15%，30%，60% と漸増することが報告されている[3]。胎児感染はどの時期でも発生するが，先天性トキソプラズマ症は妊婦のトキソプラズマ感染時期により臨床症状が異なることが知られており，表 2–2 に示すような病型に区分できる。胎盤・胎児における免疫防御系の成熟度がトキソプラズマ症の病態に重要な要因として係わり，妊娠初期の感染では胎児伝播率は低いが，感染胎児の胎内死亡，流産を起こし易く，胎内死亡，流産を免れた場合も重症である。妊娠中後期の感染では胎児感染を起こして胎内死亡や死産を起こすか，あるいは先天性トキソプラズマ症や先天性トキソプラズマ感染を起こすと考えられる。これまでの欧米報告のまとめから，重症の先天性トキソプラズマ症児の出生リスクが最も高いのは妊娠 10–24 週の母体感染であると言われている[3]（多くは spiramycin 服用例であるので未加療群では，ずれる可能性もある）。従来から先天性トキソプラズマ症の徴候として網脈絡膜炎，水頭症，脳内石灰化，精神運動障害が言われているが，全ての症状を呈する症例は少なく，出生時に重度の脳障害または眼障害が認められるのは全先天性感染のうち 10% 未満である。他の症状としては，小眼球症，斜視，小脳症，肝脾腫，黄疸，リンパ節腫脹，発疹，発熱などである[2,3]。母体感染が妊娠後期であった場合，胎児伝播率は増えるが，胎児の臓器・個体発生が進んでいることや，胎盤や胎児自身の生体防御機能が充実しトキソプラズマに対する抵抗性が強くなることにより，顕性先天性トキソプラズマ症が起きにくくなるものと考えられる。不顕性先天性トキソプラズマ症の大事な点は，思春期から 20 歳頃までに網脈絡膜炎を発症する可能

表 2–2　先天性トキソプラズマ症の病型分類

1) 流産・死産型先天性トキソプラズマ症
2) 顕性型先天性トキソプラズマ症
3) 成長期発症型先天性トキソプラズマ症
4) 非感染性先天性トキソプラズマ症
   a. 発育不全
   b. 精神運動障害
   c. 免疫機能不全
   d. 自己免疫疾患

1) 妊娠初期・中期におけるトキソプラズマ感染により胎児死亡や流産機序の活性化により流産や死産をきたす症例。胎児および胎盤感染例と胎盤のみの感染によって発症するが，次の 2 型は前 2 者の生存分娩例とも言える。
2) 顕性型先天性トキソプラズマ症は胎児感染により生下時既に，水頭症，網脈絡膜炎，てんかん様痙攣，脳内石灰化像，小眼球症，などの症状を呈する症例で，古典的（典型的）先天性トキソプラズマ症や重症先天性トキソプラズマ症と同義。
3) 先天性トキソプラズマ感染はみられるが生下時には臨床症状を認めない。しかし，感染児の発育成長経過に伴い網脈絡膜炎，てんかん様痙攣，精神神経身体発育不全など臨床症状を呈する症例。
4) 胎児・新生児にはトキソプラズマ感染は認められないが，胎児・新生児に異常をきたす病型。この病型は，胎児・新生児発育不全をきたす症例，精神・運動障害をきたす症例，免疫機能低下をきたす病型，自己免疫疾患を起こす病型，に分類される。

性が大きいことであり，未治療症例の85%，治療症例の30%に網脈絡膜炎を発症すると言われている[44-46]（第3章 I-(3) 参照）。

　第1病型は，妊娠初期の感染では胎内死亡，流産を起こし，また妊娠後期の感染でも胎児感染を起こして胎内死亡や死産に至る最も重症な症例群である。また，胎盤のみの感染でも胎盤機能の低下や流産機序が働き，胎内死亡や流産・死産が起きる。トキソプラズマ感染に対し宿主の強力な防御作用を示す IFN-γ が同時に流産因子としても機能し[32,33,47,48]，重症のトキソプラズマ感染では流産によって異常妊娠を終結させるとも考えられる。

　第2病型は，胎内や生下時に既に症状が現れている顕性型先天性トキソプラズマ症で，胎児あるいは新生児に感染が認められかつ典型的な症状を呈す症例である。典型的な先天性トキソプラズマ症の新生児は網脈絡膜炎による失明，小眼球症，脳内感染による水頭症や小脳症，精神運動障害を呈し，12%が4年以内に死亡し，生存者も精神障害，運動障害など後遺症を残す場合が多い[1-3]。妊娠中の感染の約40%が経胎盤感染し，その数%が前述した典型的な先天性トキソプラズマ症症状を呈すると言われている[2,3]。

　第3病型は，生下時あるいは離乳食開始前の新生児・乳児において血清診断やPCRでトキソプラズマ感染が認められるも，生下時には臨床症状を呈さない症例群である。先天性トキソプラズマ感染例の多くがこの病型である。しかし分娩時無症状の感染児の多くが，成人になるまでに網脈絡膜炎や神経症状（てんかん様発作，痙攣など），精神発育不全，聴覚機能低下，発育不全を呈する[3,44-46]。先天性網脈絡膜炎発症例は，予後良好症例群（娘病巣形成を起こさない）と再発性・進行性網脈絡膜炎を起こす難治性の予後不良群に分けられる。

　第4病型は新規病型で，非感染性先天性トキソプラズマ症である。胎児・新生児への感染は認められないのにもかかわらず，胎児・新生児に異常をきたす症候群を指す。この病型には，胎児・新生児発育遅延をきたす症例群（IUGR），精神・運動障害をきたす症例群，免疫異常をきたす症例群がある[28-31,39,40]。トキソプラズマ感染により，胎盤機能不全が起こることにより，IUGRが起き，その結果，胎児にはトキソプラズマ感染は認められないものの，生育過程で発育不全や精神運動機能不全，免疫不全を起こす。低出生体重が成壮年期の生活習慣病発症リスクに深く関連することが知られており，胎児期の発育は出生後の一生にかかわり影響を与える可能性が言われている。高度先進医療時代におけるこの病型の先天性トキソプラズマ症は今後の領域疾患として注目されている。

VII. 先天性トキソプラズマ症の検査項目と診断法

　トキソプラズマは日和見感染病原体であることから免疫能が正常な妊婦の感染では，母親（妊婦）の多くは不顕性であるが，母体感染を早期に診断し治療することにより60%以上の胎児感染を防ぐことができる[3,49,50]（本章 IX 参照）。先天性トキソプラズマ症の診断は，妊娠中の胎児診断と出生後の新生児診断に分けられる。先天性トキソプラズマ症検査の目指すところは，先天性トキソプラズマ症を疑わせるさまざまな症状，例えば流産や炎症（肺炎，心筋炎，皮膚炎，髄膜脳炎，網脈絡膜炎など），痙攣などの神経症状，水頭症，小頭症，小眼球症，低体重児，運動・神経精神発育不全，などがトキソプラズマ感染によるものなのか，もしそうであるならば，どのような治療をすればよいのか，どのようにフォローしたらよいのか，などの臨床現場の要求に応えることであろう。先天性トキソプラズマ症の病型を考慮した検査項目を表2-3にまとめた。

表 2–3 先天性トキソプラズマ症の検査項目

病型分類	検査項目
第1病型 流産・死産型	母体：抗体価測定，末梢血 PCR，臨床診断[*1] 流産排出試料(絨毛，胎児，胎盤など)：PCR，病理検査，サブイノキュレーション検査[*2]
第2病型 顕性型	母体：抗体価測定，末梢血 PCR，臨床診断[*1] 胎児・新生児：羊水・臍帯血・末梢血・髄液・胎盤の PCR，抗体価測定[*3]，臨床診断[*1]
第3病型 成長期発症型	新生児期：移行抗体(抗トキソプラズマ抗体，自己抗体)および新生児産出抗体(抗トキソプラズマ抗体，自己抗体)の推移観察 幼児—成人期：抗体測定，神経学的診断，眼科学的診断，易感染性，発育度
第4病型 非感染型	新生児—幼児—成人期：第2病型の検査項目および自己抗体測定，免疫能検査，各種自己免疫疾患(特に腎炎)の検査 a. 発育不全　b. 精神運動障害　c. 免疫機能不全　d. 自己免疫疾患

[*1]: 眼科的診断，神経学的診断，リンパ節腫脹・肺炎・皮膚炎など，の画像診断および理学診断
[*2]: 臨床試料をマウスへ投与し，4-6 週間後に抗体産生や脳内シストの同定により感染を検査する
[*3]: 母体由来の抗トキソプラズマ IgG 抗体および自己抗体の産生推移を観察

　先天性トキソプラズマ症の診断には，1) トキソプラズマ(あるいはトキソプラズマ特異的遺伝子や抗原分子)の同定による確定診断，2) トキソプラズマ特異的抗体の検出による補助診断(血清診断)，3) 臨床診断・画像診断，を使い分け，その総合判定による診断が必要である[51-53]。
　診断におけるそれぞれの特徴や意義についての詳細は，基礎編の V. 診断方法および VII. トキソプラズマ同定の臨床的意義に述べた。

(1) トキソプラズマ同定による確定診断
　確定診断となるトキソプラズマ同定法には，A. 形態学的同定法，B. トキソプラズマ特異的抗原(遺伝子)同定法，がある。

A. 形態学的同定法
　血液や髄液などにいるトキソプラズマは急増虫体(タキゾイト)で，脳，肺，胎盤など実質臓器にいるトキソプラズマは急増虫体とトキソプラズマ嚢子(多数の緩増虫体ブラディゾイトを含むシスト)であり(第1章 II. 図1, VI. の(1)参照)，新生児の場合に一番同定しやすい場所は脳脊髄液中である。急増虫体は極めて病毒性が強く，髄液に急増虫体がいるということは臨床的に極めて重症であることを意味する。髄液などに出現した急増虫体や，胎盤などの組織内にいるトキソプラズマ嚢子(シスト)を形態学的に同定することができれば臨床的に極めて有用であるが，光顕レベルでは厳密にはネオスポラと形態学的に区別できないため，実際には，トキソプラズマ特異的抗原(遺伝子)の同定が必要となる。また，トキソプラズマが細胞内寄生体であることから，宿主細胞を破壊して脳脊髄液中に出た急増虫体などを除けば，病理組織標本によって組織・細胞内にいるトキソプラズマ虫体を形態学的に同定するのは一般的に困難である。
　リンパ節，血液，脊髄液などをマウス腹腔内に注入してトキソプラズマを増殖させて形態学的に診断する方法(sub-inoculation 法)がある。この際，マウスの抗体産生や組織の PCR 法により診断するが false negative が出やすい問題点がある。マウスの代わりに試験管内培養増殖法もある。

B. トキソプラズマ特異的抗原(遺伝子)同定法

先天性トキソプラズマ症の診断にはPCR法による抗原(遺伝子)診断は不可欠であるが，PCRによるトキソプラズマ遺伝子診断の弱点は，トキソプラズマが細胞内寄生原虫であることからウイルスや細菌などの感染症と比較して炎症組織や末梢血から採取されたサンプル採取での陽性率が低いことである。検査のコストが高いのも短所である。一方で，PCR法による診断法の長所は，増幅する標的遺伝子がトキソプラズマ特異的であれば確定診断になりうることであり，先天性トキソプラズマ症診断における PCR 法による遺伝子診断法の重要性は確実に増えてきている。炎症現場(流産排出物や胎盤，髄膜脳炎における生検試料や髄液など)におけるトキソプラズマの同定は臨床的に極めて有用である。末梢血中からのトキソプラズマの同定はトキソプラズマが活動期であることを示している。先天性トキソプラズマ感染児の診断には，トキソプラズマが胎盤に易感染性を示すことから，筆者らは**分娩時胎盤のトキソプラズマ感染をPCRによって判定することを重視している**[14, 15, 32, 33, 39]。また，トキソプラズマ数を定量的に測定できる定量的競合的PCR (QC-PCR)法は血清抗体価の評価が困難な免疫不全状態での診断には特に有用で，先天性トキソプラズマ症の早期診断と治療効果判定および経過観察への応用を可能にした[12, 14, 54-56]。

他方，トキソプラズマ症の診断にPCR法の有用性が強調されすぎている点も見逃せない。Hohlfeldら[57]，Foulonら[58]により羊水のPCR法による先天性トキソプラズマ症診断の有用性が報告された。しかしながら，羊水 PCR 検査が陰性症例で水頭症をきたした症例も報告されており[59]，羊水のPCR陰性症例においても超音波画像診断を継続して行う必要がある[60]。トキソプラズマは細胞内寄生原虫であるので，ライフサイクルから考えると，トキソプラズマが胎児にとって体外にあたる羊水中に出てくることは特殊な状況であり，寄生虫学的観点での感染程度でいうと最終段階に近い重症度を示すものであると考えられる。我々の経験した羊水のPCR陽性例も胎内死亡に近い状態であった。これまでに80以上の羊水検体を検索しているが，我々の経験では，初感染が考えられる抗トキソプラズマIgM抗体陽性妊婦の羊水中に形態学的あるいはPCR法で陽性所見が見られた症例は今までのところなく，今後の検討結果を待ちたい。羊水の生成機序や羊水の代謝を明らかにし，トキソプラズマや先天性感染症を起こす病原体が羊水に出てくるルートや機序を明らかにしなければならないと考えている。羊水穿刺によるトキソプラズマ症診断の妊婦検診におけるルーチン検査としての妥当性については，寄生虫学的にも医療経済学的にも再検討が必要と考えている。

今後，PCR法によるトキソプラズマ抗原(遺伝子)診断法の重要性はさらに増えてくるものと考えるが，細胞内寄生原虫であることからその陽性率は低く(AIDS患者のトキソプラズマ性脳脊髄膜炎の患者髄液PCR陽性率は約30%と言われている)，今後，流血中のトキソプラズマ特異的抗原の同定法の開発が必要である。特に抗体産生に関わる免疫応答が充分でない新生児症例における抗原診断の意味は大きい(第1章V参照)。

表2-4に確定診断となるトキソプラズマ同定法の要点をまとめた。

(2) トキソプラズマ特異的抗体の検出による補助診断(血清診断)

マススクリーニング，あるいは日常診療における実際的かつ有力な手法として血清診断がある。トキソプラズマの感染によって患者は感染2-3週後より抗体産生を惹起する。免疫反応が惹起されるとトキソプラズマは脳などに嚢子(シスト)形成し嚢子型虫体として持続感染し慢性期に入る。このため患者の多くは終生抗体を産生し続け，抗体が陽性であることは感染していることを意味するが

表 2-4　トキソプラズマの形態学的同定およびトキソプラズマ特異的遺伝子・分子同定法(確定診断)

① **形態学的同定法** 　　感染細胞から出てきたフリーの急増虫体では形態的同定が可能であるが，感染細胞内の急増虫体や緩増虫体では形態学的に確定診断するのは一般的に困難である．リンパ節，血液，脊髄液などをマウス腹腔内に注入してトキソプラズマを増殖させて形態学的に診断する方法(sub-inoculation 法)がある．
② **トキソプラズマ特異的遺伝子の PCR による診断法** 　　PCR 法による診断法の長所は，増幅する標的遺伝子がトキソプラズマ特異的遺伝子であれば確定診断的になりうることであり，短所はトキソプラズマが細胞内寄生原虫であることからウイルスや細菌などの感染症と比較して，炎症組織や末梢血から採取されたサンプル採取での陽性率が低いことである．AIDS 患者のトキソプラズマ性脳脊髄膜炎の患者脊髄液による PCR 陽性率は約 30% と言われている． 　　先天性トキソプラズマ感染児の診断には，トキソプラズマは胎盤に易感染性を示すことから，分娩時胎盤のトキソプラズマ感染を PCR により判定することを重視している． 　　また，羊水の PCR による陽性率は欧米諸国の報告に比較し日本においては極めて低く，寄生虫学的にも細胞内原虫としての性状から羊水の PCR 検査の妥当性については今後の詳細な検討が必要であろう．

病態を反映するものではなく，抗体価そのものやアイソタイプだけで病態を知ることは困難である．高精度の抗トキソプラズマ抗体測定法に Sabin-Feldman 色素試験[61]があるが，生きたトキソプラズマを用いることから，一般的には高感度に定量的抗体測定ができる ELISA 法が多用されている．血清診断の注意点については第 1 章 V の (1) に述べた．

抗原の持続刺激や反復刺激に対して惹起される抗体産生応答はいくつかの特徴を示す．その第 1 は抗体のアイソタイプスイッチ (IgM 抗体産生から IgG 抗体産生への immunoglobulin isotype class switch) であり，第 2 は抗体親和性の上昇 (affinity maturation)，そして第 3 は抗原決定基の特定化 (immunodominance) である (第 1 章 V 参照)[1]．

先天性トキソプラズマ症は妊婦の初感染によって起こる可能性が高いことから，トキソプラズマ感染時期の推定は重要な意義をもち，日常診療では妊婦の IgM や IgG のアイソタイプ別抗トキソプラズマ抗体価測定法が有用である．IgM 抗体陽性は必ずしも最近の感染を意味するものではないが，陰性であればここ数ヵ月間に罹患した急性感染ではない．

母体 IgM は通常，正常な無傷の胎盤を通過できず，胎盤裂孔を通過する抗体の半減期はわずか 3-5 日であるので，**新生児に抗トキソプラズマ IgM 抗体が検出されれば先天性感染を意味する**(ただし，新生児期の抗体産生能は不十分であり，また，IgM 抗体の持続性には個体差があるため，妊娠初期の胎内感染では新生児の抗トキソプラズマ IgM 抗体が陰性化している可能性もあり，IgM 抗体が陰性でも先天性感染は否定されない)．

抗トキソプラズマ IgG 抗体陽性の場合は現在または過去の感染を示し，母体が陽性であれば胎盤を通過して新生児に移行するため，新生児にも抗トキソプラズマ IgG 抗体はほとんど常に存在する．ただし，受動的に伝達された母体由来の IgG 抗体は 6-12 ヵ月で消失する．抗体価と臨床的重症度には関連性はない．

図 2-3 に妊婦検診フローチャートの試案を示した．重要な点は，妊婦の初感染の場合に胎児への感染率が高く，**抗体陰性妊婦は，最近の感染が疑われる IgM 抗体陽性者と同様に，ハイリスクグ

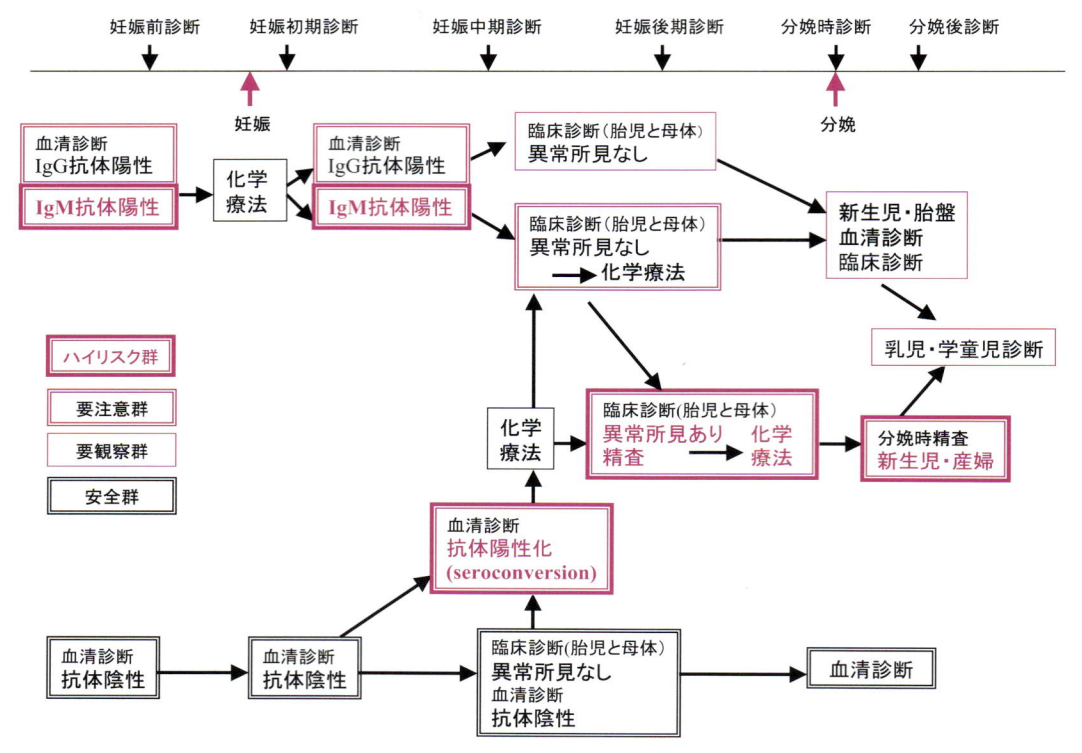

図 2–3 先天性トキソプラズマ症診断・治療フローチャート
妊娠前診断の重要性と，抗体陰性者が妊娠中に感染した場合に一気に既感染者よりもハイリスクとなることに注意。

ループに属することである。このことから，抗体陰性妊婦に対しては，妊娠初期，中期，後期にわたり定期的に頻繁に抗トキソプラズマ IgM，IgG 抗体を検査し，早期診断することが必要である（フランスは抗体陰性の妊婦は月 1 回の follow up 検査を行っている。フィンランドでも抗体陰性妊婦には月 1 回の抗体および画像検査の follow up を勧めている）。IgM 抗体陽性者や，IgG 抗体陽性者で画像所見などの臨床的所見のある症例では必要に応じて羊水検査を行う。また，出生時の新生児検診・検査を施行する。

また，アイソタイプ別抗体測定のほかに，「非感染性先天性トキソプラズマ症」が疑われる症例においては，抗核抗体，抗 HSP70 自己抗体測定などの自己免疫疾患診断基準に基づいた診断が必要である。

妊婦検診では，抗体親和性の上昇による IgG avidity 測定も急性期と慢性期の IgG 抗体を見分ける指標として有用である[1, 62–66]（IgG avidity 測定キットは日本では販売されていないため，従来はその測定は限られた研究機関でのみ可能であったが，2004 年より日本でも commercial base の検査（SRL）が可能となってきた）。

もう 1 つの抗体産生の特徴に抗原決定基（B 細胞エピトープ）の特定化がある。我々はこの immunodominance を利用した *T.g.*HSP70 抗原による診断法の開発を進めている。

（3） 臨床診断・画像診断

前述したように，免疫能が正常な妊婦のトキソプラズマ感染では，母親（妊婦）の多くは不顕性である。筆者が経験した先天性トキソプラズマ症出産症例の母親は全て不顕性感染であった。

胎児感染を裏付ける最も有用な検査は，超音波検査をはじめとする画像診断法であり，画像診断を主体にした臨床診断が，水頭症，小頭症などの胎児診断に有用かつ重要である（図 2–4, 5）。必要に応じて PCR による羊水のトキソプラズマ特異的 DNA 診断を行う。妊婦検診では妊娠 20–24 週ころからの IUGR に注意する。

新生児感染の診断は，① 臍帯血あるいは新生児末梢血中の抗トキソプラズマ IgM 抗体の同定，② トキソプラズマの胎盤感染の確認（病理学的，PCR 法，培養法，sub-inoculation 法），③ 画像診断，および臨床診断により総合的に行う。先天性トキソプラズマ症新生児および先天性トキソプラズマ感染児の診断には，CT や MRI，X 線による画像診断，眼底所見や斜視など眼科領域診断，痙

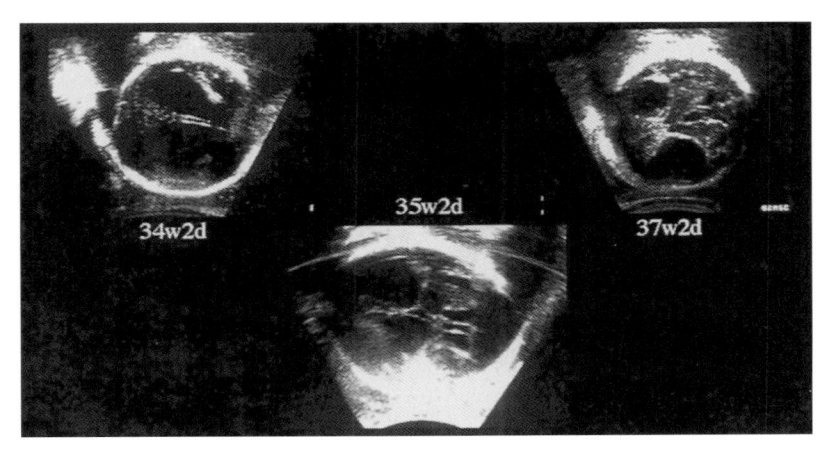

図 2–4　Fetal image of congenital toxoplasmosis
（進行性水頭症：超音波画像）

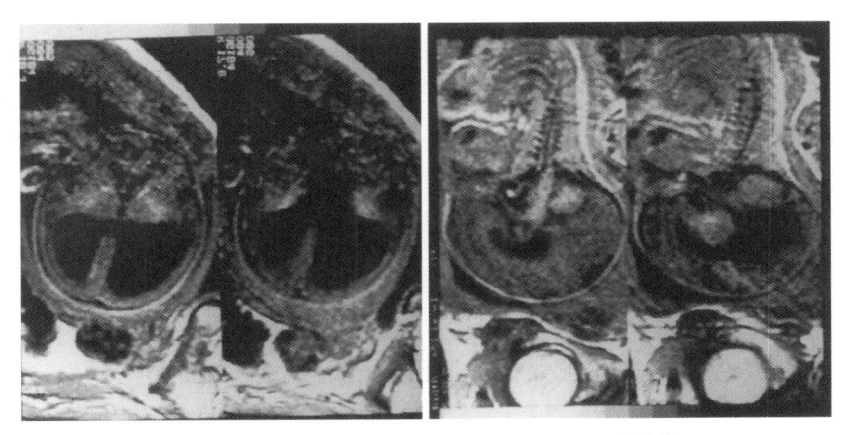

　　A. 水平断　　　　　　　B. 矢状断

図 2–5　先天性トキソプラズマ症（妊娠36週水頭症胎児）の MRI 所見

表 2-5 先天性トキソプラズマ症の診断法

1. 抗体測定法による診断
1) トキソプラズマ特異的アイソタイプ別測定（ELISA法）による病態診断（IgM, IgG, IgE, IgA など）
2) トキソプラズマ特異的 IgG 抗体親和性測定
3) 非感染性先天性トキソプラズマ症例では上記の検査に加え，自己抗体測定（抗 HSP70 自己抗体測定，抗 DNA 自己抗体測定など）
2. トキソプラズマ同定による診断
1) トキソプラズマの形態学的（病理学的）同定
2) トキソプラズマ遺伝子同定（PCR 法，定量的競合的 PCR 法）
3) トキソプラズマ抗原同定（Sandwich 法など）SAG1, *T.g.*HSP30, *T.g.*HSP70 など
4) 非感染マウスへの継代接種（サブイノキュレーション法）や *in vitro* 培養法
3. 臨床診断
1) 胎児診断：画像診断（水頭症，IUGR，胎盤など）
2) 母体診断：肺炎（風邪様症状），皮膚炎，リンパ節炎などの理学的診断，および超音波診断（深部リンパ節腫張）
3) 胎盤診断：病理，PCR 診断
4) 新生児診断：理学所見，抗体測定，末梢血・髄液の PCR，眼科的・神経学的診断，自己免疫疾患診断（DNA 抗体，腎炎，肝炎，肺炎など）
検査試料の採取
1) 炎症部位からの分離・同定：炎症組織のバイオプシー試料，滲出液，髄液，繊毛，胎盤，肝，胸水，心嚢液，皮膚，リンパ節，喀痰，母乳，硝子体液など
2) 非炎症部位からの分離・同定：末梢血，臍帯血，羊水など

攣の有無など各種神経系診断を行う。画像診断では脳室の拡大，石灰化，浮腫像がみられる。また先天性トキソプラズマ感染児に対しては，定期的な検診，特に眼科領域，および聴覚を含む神経学的検診をすすめる。

　先天性トキソプラズマ症を理解する上で大切な点は，先天性トキソプラズマ感染例のすべてが臨床症状を呈するわけではないことである。不顕性および顕性トキソプラズマ症では感染児の経時的経過観察が必要である。トキソプラズマ症患者では交通事故発生率が高いという報告などもあり[67]，長期的経過からどのような臨床症状を呈するか終生にわたって感染する先天性トキソプラズマ症の病態解析は今後の問題として残されている。

　表 2-5 に先天性トキソプラズマ症の診断法をまとめた。

(4) 鑑別診断

　トキソプラズマは全身の臓器に感染し，その障害程度もさまざまで多様な症状を呈しうることからその鑑別診断は多岐にわたるが，代表的な鑑別診断として次のような疾患がある。癲癇などの神経疾患，ネフローゼ症候群，サイトメガロウイルス感染症，造血系異常，奇形（小頭症，小眼球症），白血病，伝染性単核球症，寄生虫学的近似種ネオスポーラ症。

VIII. 妊婦検診の有効性と必要性

　妊婦が感染した場合，妊婦自身は後天性トキソプラズマ感染でその多くは不顕性であるが，胎児に対するトキソプラズマ感染は先天性トキソプラズマ感染であり，まったく異なった観点でとらえる必要がある。トキソプラズマに慢性感染している母親が妊娠した場合に胎児へ感染する可能性は否定できないが，多くの先天性トキソプラズマ症は妊娠中の初感染によって起こる。経胎盤感染率は HIV が約 20% と言われているのに比較し，トキソプラズマはほぼ同程度かやや高い感染率が言われている（本章 VI. を参照）[3]。大事な点は，母体の感染から胎児への感染そして発症に至るには，多くの場合，数ヵ月を要すると考えられることであり，早期診断・早期治療によって胎児や新生児の感染・発症が防止されうることから，妊娠前(できれば)と妊娠中の定期的血清検査は大切で臨床的に意義がある。

　妊婦検診については，世界的にも，血清診断法による先天性トキソプラズマ症のマススクリーニングによる早期診断の有用性と早期治療の重要性が認識され，医療経済学的見地からもその意義が認められている。1994 年 Guerina ら[18]により血清診断法による先天性トキソプラズマ症のマススクリーニングによる早期診断の有用性と早期治療の重要性が報告され，また，先天性トキソプラズマ症の診断を目的とした妊婦や胎児，新生児検診は，オーストリア[4]，スイス[19]，ドイツ[20,21]，イギリス[22,23]，フィンランド[5]，デンマーク[24]，アメリカ[25,26]，グアテマラ[27]など 16 の国，地域で世界的に検査報告がなされており，先天性トキソプラズマ症の症例報告もされている。先天性トキソプラズマ症に対する妊婦検診を積極的に行っている米国マサチューセッツ州においても 53 万の新生児検診の結果 40 人の先天性トキソプラズマ感染を認めている。フィンランドでは妊婦の初感染率が 4.2 / 1,000 人であったことから経胎盤感染率を 40% と算定し，年間 50 人以上の先天性トキソプラズマ症を推定している。デンマークでは 14 / 6,355 名（0.22%）の妊婦が妊娠中に抗体産生の開始（seroconversion）がみられ，出生した 1 人の新生児に抗トキソプラズマ IgM 抗体産生が認められたという。また，ノルウェー[6,7]やフランス[8]における先天性トキソプラズマ症に対する妊婦検診は経済的にもその意義を認め，また実際に妊婦の治療により先天性トキソプラズマ症の発症率の低下が認められたとしている。

　先天性トキソプラズマ症は妊婦の初感染の場合に高リスクになることから，初感染率を考慮した医療政策の方針決定が必要であり，我々は日本における先天性トキソプラズマ症の妊婦検診の確立と施行は医療経済的にも有用であることを示した[68]。また，先天性トキソプラズマ症の発症率は妊婦の初感染と出生数から推定すると，年間 1,000–10,000 人（120 万出産×［初感染率 0.1–1%］× 10 / 12）の妊婦が妊娠中に初感染することになる。経胎盤感染率を 40% と算定すると[49] 400–4,000 人の先天性トキソプラズマ感染の新生児が生まれていることになる[51,69]。分娩後死亡例や重症例から，思春期や成人までに斜視や聴力障害など軽度の臨床症状を呈する症例まで含めた顕性トキソプラズマ症の発症率を 33% とすると，年間 130–1,300 症例の顕性（思春期や成人までの発症例を含めて）先天性トキソプラズマ症新生児の出生が推定される。最近，症例が数多く報告されてきており[10-16,70-103]，少なくともこれらの症例報告および厚生省疾病統計をもとに推計してもフェニルケトン尿症や風疹，先天性ヘルペスの頻度より低いものではない。

　高度先進医療を目指す日本においても欧米なみの先天性トキソプラズマ症を含めた妊婦感染症検

診体制（TORCH）が必要なことはいうまでもなく，妊婦に対して先天性トキソプラズマ症（あるいは感染）に関する充分なインフォームドコンセントが今後ますます要求されるであろう。

我々は図2-3に示すような，妊娠前診断を含めた高度先進医療体制の観点から日本に適した妊婦検診体制の確立・施行を提案している。VII.の(2)に述べたが，トキソプラズマ抗体陰性の妊婦が，妊娠中の初感染により一気に危険群へ移行する点に留意する必要がある。

IX. 先天性トキソプラズマ症の治療

先天性トキソプラズマ症の治療は早期診断・早期治療につきる。先天性トキソプラズマ症における妊婦および新生児に対する化学療法を表2-6と表2-7に示す。母体の治療により，先天性感染率は大幅に低下する[3,49,50]。トキソプラズマの病原性は急増虫体による組織破壊や病毒性であり，急増虫体に対する化学療法はほぼ確立されている。我々は妊婦に対しては副作用の少ないacetylspiramycinを勧めている（註；spiramycinの胎盤濃度は血中濃度の5倍に達し，胎盤内で抗トキソプラズマ作用を示すことにより胎児への伝播を防ぐ。spiramycin投与により胎児発育に影響はみられていない[49]）。現在までにIgM抗体陽性妊婦に化学療法を行った症例で新生児に感染がみられたものはなく，化学療法が有効と考えている。また，IgM抗体陽性妊婦より出生した新生児でインフォームドコンセントがとれた症例ではacetylspiramycinを勧めている。

先天性トキソプラズマ症重症例が呈する急性期諸症状に対しては，抗トキソプラズマ剤の使用と共に全身状態に対する種々の対症療法が要求される。先天性トキソプラズマ症には早期診断・早期治療が重要であり，Roizenらは，先天性トキソプラズマ症36症例に，生後1ヵ月内の早期からpyrimethamineとsulfadiazineの治療を1年間続けることで，未治療或いは1ヵ月以内の短期治療の報告に比較し，神経学的および発達予後に明らかに良好な結果を得たと報告している[104]。なお，慢性期に移行すると臨床症状が固定化され，緩増虫体に対する化学療法は確立されていないことから抗トキソプラズマ療法による臨床症状の改善は望めず，現状維持療法となり，癲癇発作や痙攣に対しては，活動期症状がない場合には，トキソプラズマに対する抗生剤は使用せず一般的な抗癲癇剤や抗痙攣剤のみの使用も考慮される。慢性感染期に入った不顕性トキソプラズマ症の幼児・学童に対しては主として神経学的，眼科学的定期診断による経過観察を勧めている。

代表的な抗トキソプラズマ原虫薬としては，sulphonamides（代表的サルファ剤はsulfadiazine（SDZ），sulfamethoxazole（SMZ），sulfisoxazole（SSX）），pyrimethamine, acetylspiramycin（spiramycin），clarithromycin, roxithromycin, azithromycin，およびatovaquoneがある。ヒトは葉酸を合成できないが，微生物であるトキソプラズマは葉酸を de novo 合成できることから，葉酸代謝阻害剤であるsulphonamidesとpyrimethamineが治療薬として使用される。Sulphonamidesはジヒドロ（H_2）葉酸合成を阻害し，pyrimethamineはH_2葉酸還元酵素を阻害する。両者の合剤を用いることにより，2段階で，かつsynergisticに活性型テトラヒドロ（H_4）葉酸の合成阻害に働く（第1章VIII.の(3)参照）。骨髄抑制予防に必ずfolinic酸（ロイコボリン）を併用する。サルファ剤過敏症，Stevens-Johnson症候群に注意する。また，蛋白合成を阻害する抗生物質としてマクロライド系acetylspiramycin（spiramycin）および新マクロライド系薬剤 clarithromycin, roxithromycin, azithromycinが使用されるが，ともに薬効機序の詳細は不明である。Acetylspiramycinはspiramycinのhydroxyl基をacetyl化した誘導体でspiramycinより臓器親和性が高く毒性が少ないことが知ら

れている。これらの化学療法は急増虫体に有効であるが，緩増虫体を内包するシストに有効な化学療法は現在まだ確立されておらず，atovaquone（ミトコンドリア電子伝達系阻害剤）はシスト殺虫作用があると言われているが，筆者は無効例も経験しており，今後の問題として残されている。

非感染性先天性トキソプラズマ症に対する治療法は未確立で対症療法が主体となる。

（1）妊婦化学療法

Acetylspiramycin（spiramycin）は感染胎盤の治療に有効であり，妊婦に 3 g / 日を全妊娠期間投与することにより，60% 以上の胎児感染を防ぐことができる[2,3,49]。既感染胎児には pyrimethamine と sulphonamide の治療が必要であるが，pyrimethamine は催奇性が認められており妊娠第 1 期の使用は禁忌である。妊娠中期後期に明らかな胎児感染が認められた場合には pyrimethamine（50 mg / 日）+ sulphadiazine（4 g / 日）+ folinic acid により治療する（表 2–6）。妊娠後期では帝王切開も考慮する。

表 2–6　先天性トキソプラズマ症における妊婦に対する化学療法

A. トキソプラズマ感染妊婦に対する予防的化学療法 　　Acetylspiramycin 2–4 g / 日　4 週間　1 クール
B. 胎児感染が疑われる時の妊婦に対する化学療法 　　妊娠第 2 期，第 3 期に明らかな胎児感染が認められた場合には 　　pyrimethamine 50 mg / 日 + sulphadiazine 4 g / 日 + folinic acid 10–50 mg / 日 　　妊娠第 1 期には pyrimethamine は催奇性が認められており禁忌。

（2）新生児化学療法

臨床症状陽性例（図 2–6）では表 2–7 に準じた治療および水頭症に対するシャント術および脳圧亢進に対するプレドニゾロン治療を行う[105–108]。細菌の二次感染対策も施す。**治療は新生児の免疫能の発達を考慮し 1 年間をめどに継続する。**出生時に固まった網脈絡膜炎や中枢神経症状の回復は期待できない。胎盤 PCR 陽性の症例では acetylspiramycin による予防的治療を行う[14]。

感染が未確定の新生児の治療は表 2–7 のようなレジメが一般に行われている[109,110]。

表 2–7　先天性トキソプラズマ症における新生児に対する化学療法

A. 不顕性感染（胎盤感染の診断）の新生児に対する化学療法 　　Acetylspiramycin　50–100 mg/kg/日を 2 週　1 クール
B. 顕性感染の新生児に対する化学療法 　a）重症例 　　・Pyrimethamine 2 mg/kg/回　4 回/日を 2 日間，以後 1 mg/kg/日を 6 ヵ月 + sulphadiazine 100 mg/kg/日 + folinic acid 5–10 mg/回を 3 回/週。 　　・Pyrimethamine 2 mg/kg/回　4 回/日を 2–3 日間，以後 1 mg/kg/日を 6 ヵ月 + sulphadoxine 40 mg/kg/日 2–3 日間，以後 20 mg/kg/日 + cryndamycin 50 mg/kg/日。 　　骨髄抑制に対して folinic acid 5–10 mg/回を 3 回/週。 　b）軽症例 　　Acetylspiramycin　50–100 mg/kg/日を 4–6 週　1 クール
なお，非感染性先天性トキソプラズマ症は対症療法を行いトキソプラズマに対する化学療法は行わない。

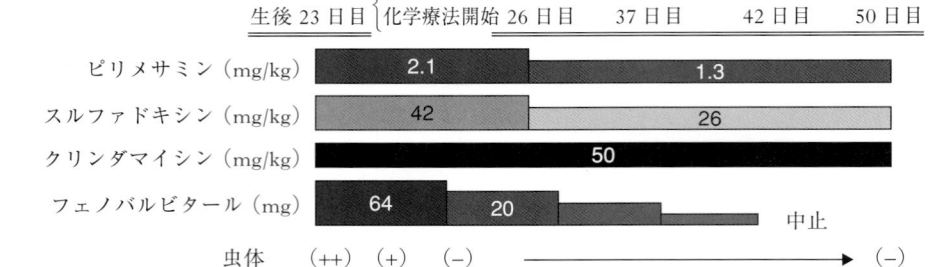

	生後23日目	VPシャント術 化学療法開始26日目	37日目	42日目	50日目
ピリメサミン（mg/kg）		2.1	1.3		
スルファドキシン（mg/kg）		42	26		
クリンダマイシン（mg/kg）			50		
フェノバルビタール（mg）		64	20		中止
虫体	(++)	(+)	(−)	→	(−)

図 2-6 先天性トキソプラズマ症児に対する化学療法の一例

水頭症，脳内石灰化，網脈絡膜炎，小眼球症の臨床症状・所見がみられ，脊髄液よりトキソプラズマ急増虫体が同定され確定診断された先天性トキソプラズマ症急性期症例の治療例。痙攣および黄疸に対する対症療法（フェノバルビタール）が行われた。治療開始48時間後から脊髄液中のトキソプラズマは陰性となった。

X. 予 防 法

　先天性トキソプラズマ症の予防は，第1に妊婦のトキソプラズマ感染を防ぐことにあり，第2に妊娠前診断を含めた妊婦検診による早期診断・早期治療であり，そして第3に母体が感染して出生した新生児・乳幼児の神経科，眼科，小児科領域の長期フォローアップである（表2-8）。

　妊婦の感染予防については，妊娠直前・妊娠中にはネコとの接触を避けることや，豚肉などの雑食性食肉をはじめとする肉料理は加熱処理を十分にするなど疫学的観点からの予防法がある。ただ，ネコの糞便中に排出されるオーシストは微塵中やネコの尻尾に付着しており肉眼では見えないことから，実際にはネコとの直接接触以外にも間接的に経口感染する機会はあり得るため，砂場遊びやガーデニング後の手洗いやハイキングなどでの川や湖での汚染水との接触に配慮する（第1章III, IV参照）。事実，我々が経験した症例は妊娠中にネコを飼ったり食肉をレアで食べたエピソードを持たなかった。ネコとの接触が避けられない場合にはネコへのワクチンを考慮する。我々は最近，マウス実験によりトキソプラズマ症への遺伝子ワクチンを確立した[111]。この遺伝子ワクチンはネコのオーシスト排出を抑えるワクチン効果も得られるので，妊娠期間におけるペットネコへのワクチンは現実の対応策の一つとなった。

　早期診断・早期治療に関しては，現在の日本においては医師および妊婦の意識程度にかかってい

表 2-8 先天性トキソプラズマ症の予防

1) 妊婦のトキソプラズマ感染の予防
   a) ネコの糞便中のオーシストによる感染（直接感染）予防
      ネコとの接触やガーデニングの後の手洗い励行
   b) 食肉の生食や過熱処理不足の食肉摂取を避ける
   c) ネコのワクチン
2) 先天性トキソプラズマ症を目安にした妊婦検診の受診
   早期診断・早期治療（胎盤までの感染で止める）
3) 母体がトキソプラズマに感染して生まれた新生児の神経科，眼科，小児科における長期フォロー

る。産科医や社会への啓蒙活動が必要である。また，欧米でも行われているように，ハイリスク群の妊婦に対しては，徹底した化学療法と臨床診断や PCR, 血清診断，画像診断などの総合的診断によるフォローが要求される。

母体がトキソプラズマに感染して出生した新生児は神経科，眼科，小児科領域のフォローアップを行い，感染が認められた場合は化学療法，非感染先天性トキソプラズマ症の場合には対症療法を行う。

XI. 症　例

(1) **典型的臨床症状（水頭症，脳内石灰化，網脈絡膜炎，小眼球症）を呈し脊髄液よりトキソプラズマが分離・同定され，確定診断できた先天性トキソプラズマ症の症例**（文献 10 より，一部改変）

症例：	生後 22 日　女児
主訴：	嘔吐，哺乳力低下
家族歴：	特記すべきことなし
妊娠経過：	妊娠 6 週頃より総合病院定期受診　ペットは飼育していない
	妊娠 5 ヵ月時に四肢に発赤が出現したが発熱リンパ節腫脹はなし
	7 ヵ月より胎児エコーにて軽度の頭囲拡大を指摘された
	抗トキソプラズマ抗体価は測定されなかった
現病歴：	胎生 40 週 5 日，経膣吸引分娩にて出生
	胎児仮死（アプガー 1 分値 7 点）臍帯巻絡があった
	出生時体重 3,540 g　頭囲 34 cm，特に異常は認めなかった
	眼球運動異常に気付かれ，眼科にて両眼の網膜異常，左眼小眼球を指摘された
	生後 13 日の血液検査にて抗トキソプラズマ IgG 抗体 200 IU/ml 以上　抗トキソプラズマ IgM 抗体（−）（ELISA）
	CT にて水頭症，脳室周囲石灰化を認めた
	生後 20 日より嘔吐，哺乳力低下出現
	生後 22 日，当科紹介入院となる
入院時現症：	頭囲 38.5 cm　大泉門突出あり
	皮疹なし　肝脾腫なし　左小眼球を認める他，外表奇形なし
	自発運動に乏しい　間欠的眼球下転，後弓反張あり
	眼底　両眼の強い網脈絡膜炎，鼻側病巣を認める
	右眼は網膜剥離あり
	乳頭浮腫なし
検査所見：	検血　白血球 5,800　赤血球 473 万　Hb 14.9　Ht 42.3　血小板 36.6
	生化（IU/l）　GOT 36　GPT 18　LDH 617　CPK 111
	免疫グロブリン（mg/dl）　IgG 988　IgA 38　IgM 50
	髄液　細胞数　215/3（Mo57：Po51）
	鏡検にてトキソプラズマ虫体を確認
	PCR にてトキソプラズマ SAG1 遺伝子を同定

抗トキソプラズマ抗体価　児　血清　IgG 143 EIU　IgM 1.2 EIU
　　　　　　　　　　　　　　髄液　IgG 115 EIU　IgM 0.8 EIU
　　　　　　　　　　　母　血清　IgG 180 EIU　IgM 9.7 EIU

抗トキソプラズマ IgG 抗体 avidity 測定
　　　　児　血清 18.9%
　　　　　　髄液 23.3%　borderline avidity
　　　　母　血清 68.3%　high avidity

家族の抗トキソプラズマ抗体価(父，祖父母，叔母) IgG・IgM 共に陰性

治療：		生後23日	26日	36日	41日	49日
		VP シャント術				
ピリメサミン（mg/kg）		2.1		1.3		
スルファドキシン（mg/kg）		42		26		
クリンダマイシン（mg/kg）			50			
フェノバルビタール（mg）		64	20			中止

		生後23日	26日	36日	41日	49日
髄液	細胞数 (/3) Mo:Po	251 (57:51) 虫体(+)	30 (23:7)		20 (19:1)	53 (40:13)
	蛋白 (mg/dl)	2,224	1,210			238
	糖 (mg/dl)	5	18		21	28
	LDH	6,540	1,429		538	120
血液	白血球数		8,400	9,700		11,700
	eosino (%)		51	23		17
	抗トキソ IgG (IU/ml) 血液	900		700		
	髄液	185			73	
	抗トキソ IgM (IU/ml) 血液	0.5		0.5		

症例検討のポイント

1. 典型的先天性トキソプラズマ症であるが，妊娠中，母親の抗トキソプラズマ抗体価測定は施行されず，経時的胎児エコー上，軽度の頭囲拡大以外明らかな異常を指摘されなかった。
2. 親が眼球運動の異常に気づき抗トキソプラズマ抗体検査施行までに分娩後 13 日を要した。
3. その結果(分娩後 13 日目)，IgG 抗体は 200 IU/ml，IgM 抗体は陰性であった。
4. さらに IgG 抗体の avidity test でも borderline の avidity であった。
5. 分娩後に行われた CT などの画像検査で，初めて水頭症，脳室周囲石灰化が分かった。
6. 生後 22 日目の髄液にトキソプラズマ虫体が確認され診断確定，治療開始となった。

全ての問題点を解決し確定診断をなしえたのは，髄液中にトキソプラズマを形態学的に同定し，かつ，トキソプラズマ SAG1 遺伝子を標的とする PCR と gDNA のシークエンスにより形態学的に分離困難なネオスポラとの鑑別を行ったことによる。

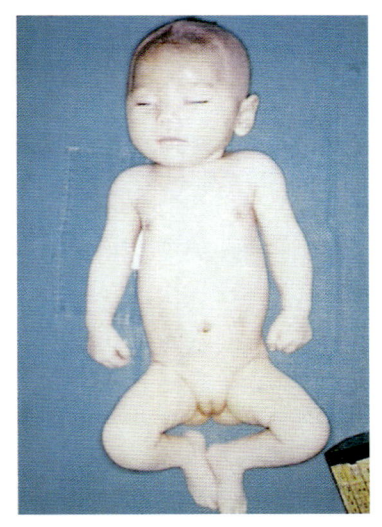

図 2–7　先天性トキソプラズマ症
水頭症および左目の小眼球症が認められる

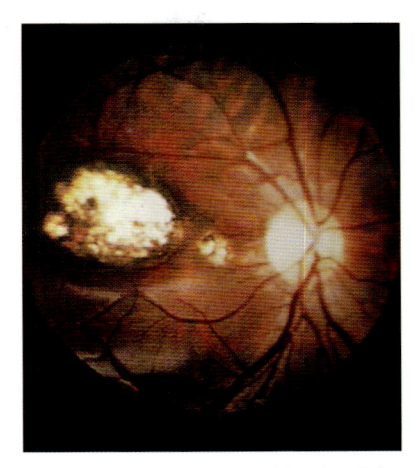

図 2–8　トキソプラズマ性網脈絡膜炎
主病巣と娘病巣がみられ色素沈着性瘢痕形成を認める

(2) 妊娠 8 週の抗体検査は陰性であったが，妊娠 27 週より胎児水頭症を指摘され，胎盤と新生児の血液・髄液から PCR 法にてトキソプラズマ DNA が検出され確定診断に至った先天性トキソプラズマ症の症例（文献 15 より，一部改変）

症例：　　　　　　32 歳　主婦
既往歴・家族歴：　特記事項なし　ペットの飼育歴なし
妊娠・分娩歴：　　1 回経妊経産婦　初回分娩は正常（妊娠 38 週，新生児体重 2,872 g）
妊娠経過：　　　　当科紹介まで，特に異常なく妊婦健診を受けていた
　　　　　　　　　妊娠 8 週のトキソプラズマ抗体検査は陰性
　　　　　　　　　その後も発熱・下痢・リンパ節腫脹等の症状はなく，妊娠中の生肉摂取もない。
　　　　　　　　　妊娠 27 週に超音波検査で胎児の両側性脳室拡大を指摘され，当科に紹介された。
　　　　　　　　　妊娠 29 週当科初診時の超音波検査では推定体重（1,304 g），児頭大横径（7.5 cm）は週数相当であったが，脳室（LV）大脳半球（HW）比 0.64 と著明な脳室拡大が認められた（図 2–9）。MRI でも同様に高度の脳室拡大がみられた。
　　　　　　　　　初診時の血算・生化学検査は異常なし。
　　　　　　　　　抗サイトメガロウイルス IgG / IgM 抗体は陰性。抗トキソプラズマ抗体価（HI 法）が 8,192 倍と強陽性。抗トキソプラズマ IgG・IgM 抗体検査（ELISA 法）にて IgG 抗体 1,300 IU/ml（< 5 IU/ml），IgM 抗体 2.0 IU/ml（< 0.7 IU/ml）と高値を呈し，妊娠中のトキソプラズマ初感染が強く示唆された。
　　　　　　　　　妊娠 30 週よりアセチルスピラマイシン 1,200 mg / 日の投与を開始したが，妊娠 33 週 6 日には胎動減少の訴えとともに NST（non stress test）が non reactive pattern を呈したため，妊娠 34 週 1 日から入院。
　　　　　　　　　妊娠 34 週 5 日に陣発，骨盤位で重度の徐脈 severe variable deceleration が頻発し

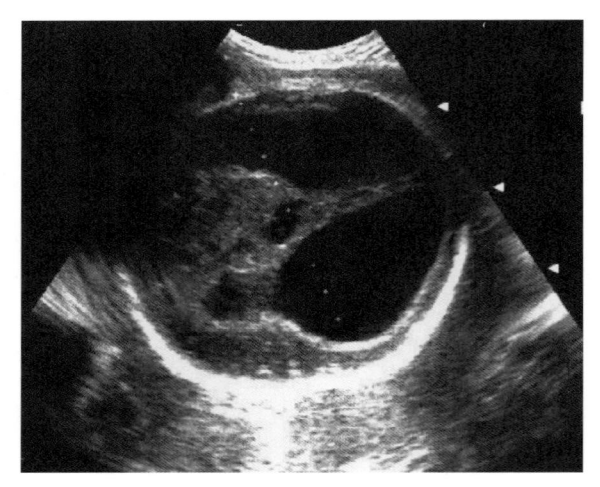

図 2-9　妊娠 29 週の超音波検査

たため緊急帝王切開術が行われた。
出生時所見： 女児 1,930 g（AFD mean−210 g），Apgar score 5/7 点。直ちに NICU に入院。外表形態異常はないが，身長 41.5 cm（41.3−48.2），頭囲 34.0 cm（28.5−33.3）と軽度の頭囲拡大と大泉門膨隆が認められた。肝脾腫も著明であった。
検査所見： 出生時検査所見では，白血球数 $13.9×10^3/mm^3$，ヘモグロビン 8.6 g/dl，ヘマトクリット 27.5%，血小板数 $2.5×10^4/mm^3$，AST 78 IU/l，LDH 1,893 IU/l，CK 1,573 IU/l，総蛋白 3.8 g/dl，総ビリルビン 4.8 mg/dl，CRP 1.8 mg/dl などの異常所見を認めた。抗トキソプラズマ抗体価は IgG 抗体 460 IU/ml，IgM 抗体 2.0 IU/ml で共に陽性であった。
　髄液は著明なキサントクロミーを呈し，圧 30 cm H_2O 以上，細胞数 382/3，蛋白 2,180 mg/dl，糖 10 mg/dl と異常所見がみられた。
　頭部 CT・MRI にて後角優位の側脳室の拡大，基底核の石灰化を認めた（図 2-10, 11）。
出生後経過： 先天性トキソプラズマ症による水頭症として，出生当日よりファンシダールとアセチルスピラマイシンの投与を開始するとともに，生後 5 日目に右側，7 日目に左側の脳室ドレナージ術を実施した。PCR 法により，新生児の髄液（図 2-12），血液，胎盤からトキソプラズマ DNA が検出され，先天性トキソプラズマ感染の診断が確定した。眼底検査で網脈絡膜炎が確認されている。出生後頻発した痙攣発作に対して抗痙攣剤を，尿崩症に対して抗利尿ホルモン（DDAVP）を使用している。しかしながら生後 9 ヵ月時点で頸定せず，著明な脳の萎縮のため精神運動発達も著しく遅延しており，NICU から退院できない状況である。

症例検討のポイント
1. 妊娠 8 週の抗トキソプラズマ抗体検査は陰性であった。妊娠 27 週の超音波検査で胎児水頭症

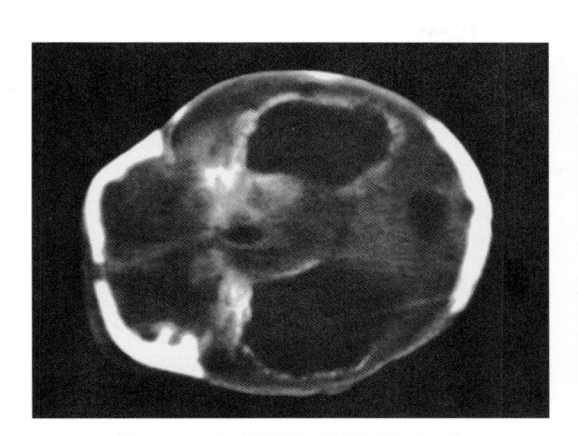

図 2-10 出生時頭部画像所見（CT） 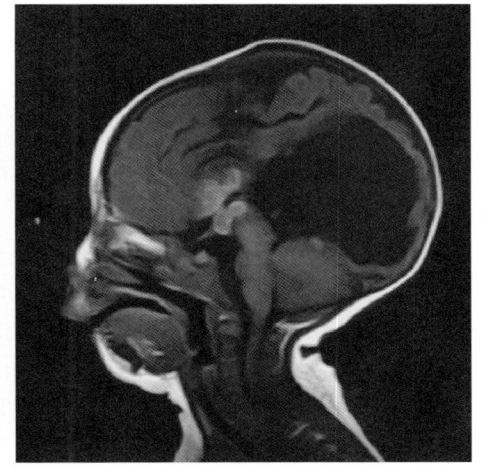　　図 2-11 出生時頭部画像所見（MRI）

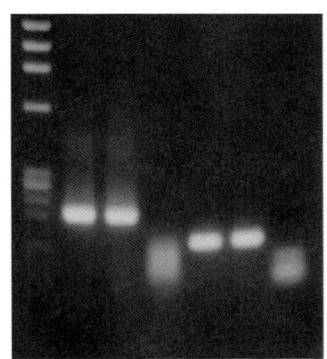

1) サイズマーカー（φX175 DNA/HaeIII）
2) 患者髄液
3) 陽性コントロール
4) 陰性コントロール
5) 患者髄液
6) 陽性コントロール
7) 陰性コントロール
*1)〜4): TGR1E sequence（191 bp）
*5)〜7): B1 gene（131 bp）

図 2-12　PCR によるトキソプラズマ特異的遺伝子の検出

を指摘され，妊婦の抗トキソプラズマ IgG および IgM 抗体が陽性となっており，妊娠中のトキソプラズマ初感染が強く示唆された。
2. 妊娠 30 週から妊婦にアセチルスピラマイシン投与を開始したが，妊娠 33 週には胎動減少し，妊娠 34 週に緊急帝王切開術で出産。出生当日より先天性トキソプラズマ症による水頭症として治療開始。中枢障害による痙攣・尿崩症併発。
3. PCR 法により，胎盤および新生児の髄液・血液からトキソプラズマ DNA が検出され確定診断された。

本症例は妊娠初期に抗体陰性である。妊娠初期に抗体陰性の妊婦は，妊娠中の初感染により一気にハイリスク群へ移行する点に留意し，妊娠中の初感染を避ける生活指導と，より細かいフォローを行う必要性がある（フランスでは抗体陰性の妊婦は月 1 回の検査を行ってフォローしている）。

（3）仮死で出産し，髄液の PCR 法により先天性トキソプラズマ症と確定診断した症例（文献 11 より，一部改変）

症例：	生後 0 日　男児
家族歴：	特記すべきことなし　ネコなどのペット飼育歴はなし
妊娠経過：	今回初産。妊娠 17 週時に母体抗トキソプラズマ抗体価は間接赤血球凝集反応法（IHA 法）で 128 倍であったが，以後の抗体検査フォローは受けていない。妊娠経過中，リンパ節腫脹・発熱なし。38 週，胎児エコーで水頭症を指摘され当院産科紹介。38 週 6 日，早期破水，胎児仮死徴候出現のため，緊急帝王切開で出産。Apgar score 1 分 5/8 点。新生児仮死を認め気管内挿管。蘇生に 5 分要した。
出生時所見：	体重 2,300 g（SFD）。身長 44.7 cm，頭囲 32.4 cm。全身状態不良，挿管バギング中。皮膚貧血色で全身に点状出血斑と紫斑が混在。眼瞼陥没。心・肺異常なし。肝腫大（4 cm），脾腫大（6 cm）。筋緊張低下，Moro 反射減弱。
検査所見：	出生時検査所見を表 2–9 に示す。貧血，血小板減少，好酸球増多があり，APR スコア 2 点と炎症反応陽性。高 IgM 血症と直接ビリルビン優位の高ビリルビン血症を認めた。抗トキソプラズマ IgM 抗体（EIA）1.81 IU/ml と陽性。髄液蛋白の著増（3,400 mg/dl），糖低下（7 mg/dl）。生後 0 日の髄液中細胞から抽出した gDNA から PCR 法によりトキソプラズマ SAG1 遺伝子に相当する 759 bp の DNA が増幅された（図 2–13）。患児と母親の末梢血および母乳は陰性であった。また，生後 5 日の髄液中よりトキソプラズマ急増虫体が分離された（図 2–14）。頭部単純 CT では両側側脳室の著明な拡大と脳室周囲の石灰化を認め（図 2–15A），頭部超音波断層法では上記所見に加えて脳室内の索状網状エコー像を認め脳室炎の所見と考えられた（図 2–15B）。眼底検査も施行したが，硝子体出血のため眼底の検索は行えなかった。以上より先天性トキソプラズマ症と診断した。
出生後経過：	表 2–10 に示す。生後 0 日より出血傾向，血小板減少（2.9 万 / mm³），血中 FDP 値の上昇（1,325 ng/ml）と DIC を合併し，人口換気，交換輸血療法などのインテン

表 2–9　出生時検査データ

WBC	（/mm³）	9,900	TB (mg/dl) / DB (mg/dl)		5.84 / 2.13
RBC	（万/mm³）	272	Na / K / Cl	（mEq/l）	138 / 4.6 / 108
Hb (g/dl) / Ht (%)		8.6 / 28.7	IgA / IgM / IgG	（mg/dl）	17 > / 91 / 1,533
Plt	（万/mm³）	2.9	Toxo 抗体価（ラテックス凝集法）		512 倍 < (+)
CRP	（mg/dl）	3.89	Toxo IgG-EIA (IU/ml)		240 (+)
	Hpt	21.5 >	Toxo IgM-EIA (IU/ml)		1.3 (+)
	α_1-AG	52.7	CMV IgG-EIA (IU/ml)		13.9 (+)
GOT	（IU/l）	86	CMV IgM-EIA (IU/ml)		1.06 (±)
GPT	（IU/l）	13	風疹 IgG-EIA (IU/ml)		3.8 (±)
LDH	（IU/l）	1,524	風疹 IgM-EIA (IU/ml)		0.8 > (−)
			髄液 Toxo IgG-EIA (IU/ml)		61 (+)
			髄液 Toxo IgM-EIA (IU/ml)		1.8 (+)

血清基準値　Toxo IgG-EIA (IU/ml): 5 >
　　　　　　Toxo IgM-EIA (IU/ml): 0.7 >

シブケアにもかかわらず，生後23日に腎不全で死亡した。先天性トキソプラズマ症の診断後，抗トキソプラズマ剤投与を検討したが，消化管出血のため経口投与不全であった。

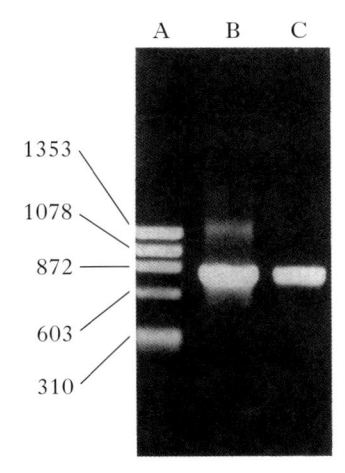

図2-13 PCR法によるトキソプラズマ特異的遺伝子（SAG1 gene）の検出
A: マーカー，B: トキソプラズマ強毒株（RH株），C: 患者髄液。SAG1 geneの特異的バンド（759 base pair）を認める。

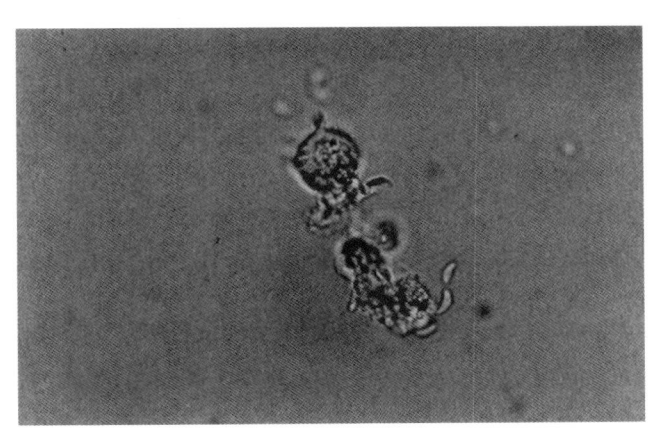

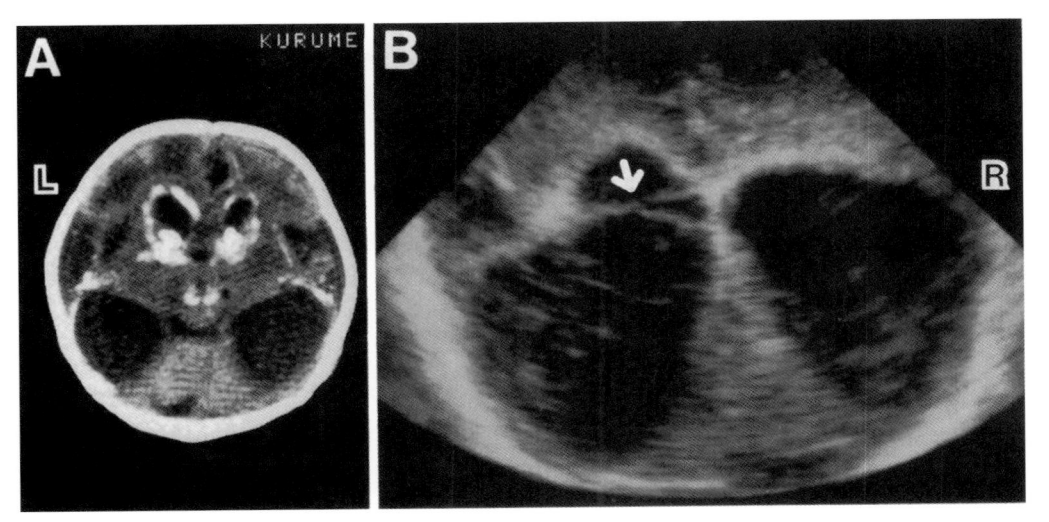

図2-14 髄液で同定されたトキソプラズマ。三日月状の急増虫体（tachyzoite）を認める。

図2-15 頭部画像所見
A: 頭部CT。B: 頭部超音波断層像（冠状断層面）。著明に拡大した側脳室後角内に索状エコー像（白矢印）を認め，脳室炎の所見と考えられた。L: 左，R: 右。

症例検討のポイント

1. 出生時から典型的症状を呈する重症先天性トキソプラズマ症で，重症中枢神経系障害に加え，トキソプラズマの網内系直接浸潤による肝脾腫，重症黄疸，貧血など重篤で多彩な症状を呈した。
2. 妊娠17週の母体抗トキソプラズマ抗体価が128倍と擬陽性であったのにもかかわらず，その後，抗体検査フォローがされておらず，胎内治療もされなかった。
3. 生後0日の患児の髄液検査のトキソプラズマ特異的遺伝子を標的とするPCR検査が先天性トキソプラズマ症の迅速な確定診断に有用であった。また，生後5日の髄液中よりトキソプラズマ急増虫体が分離された。

PCR法によるトキソプラズマ特異的遺伝子検出は，特に抗体産生機能が不十分である新生児の先天性トキソプラズマ症において，精度の高い有用な確定診断法であることが示された。また，胎内治療の有無がその後の児の予後を決める可能性が高く，妊婦トキソプラズマ症検査の重要性を再認識することが必要である。

表 2-10 入院経過

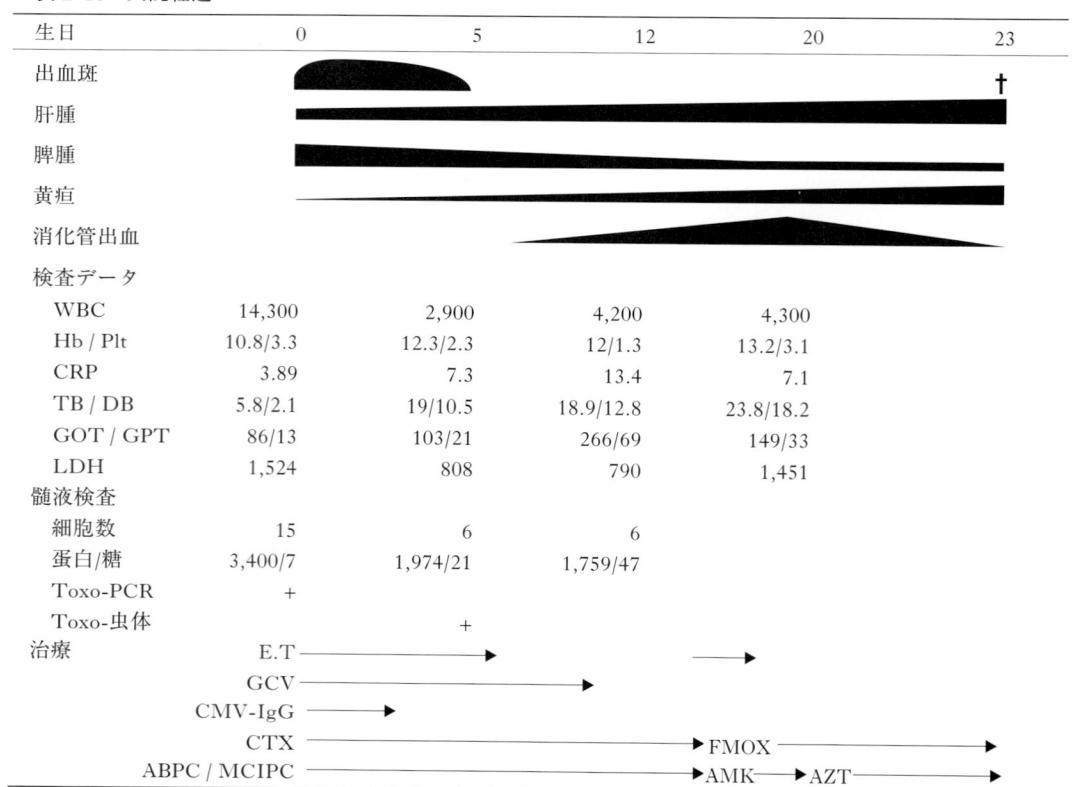

生日	0	5	12	20	23
出血斑					†
肝腫					
脾腫					
黄疸					
消化管出血					
検査データ					
WBC	14,300	2,900	4,200	4,300	
Hb / Plt	10.8/3.3	12.3/2.3	12/1.3	13.2/3.1	
CRP	3.89	7.3	13.4	7.1	
TB / DB	5.8/2.1	19/10.5	18.9/12.8	23.8/18.2	
GOT / GPT	86/13	103/21	266/69	149/33	
LDH	1,524	808	790	1,451	
髄液検査					
細胞数	15	6	6		
蛋白/糖	3,400/7	1,974/21	1,759/47		
Toxo-PCR	＋				
Toxo-虫体		＋			
治療	E.T ─────────────→ ─────→				
	GCV ──────────────────→				
	CMV-IgG ─────→				
	CTX ──────────────────────→ FMOX ──────→				
	ABPC / MCIPC ──────────────→ AMK → AZT ─────→				

(4) 定量的競合的 PCR 法により髄液中の治療評価ができた先天性トキソプラズマ症の症例（文献 12 より，一部改変）

症例：	生後 1 ヵ月　男児
主訴：	頭囲の拡大
家族歴：	特記すべきことなし．但し，母親の実家でイヌとネコを飼っており，妊娠中もよく訪問していた．母親は妊娠 3 ヵ月ころイノシシの生肉を食べたことがあった．
現病歴：	在胎期間は 38 週，出生体重 2,984 g，頭囲 33 cm で出生し，1 分後の Apgar score は 9 点であった．1 ヵ月健診で体重は 4,560 g で増加は良好だが，頭囲拡大 42 cm（+ 3.9 SD）を指摘され，近医で行った CT で脳室拡大と異常石灰化が認められたため（図 2-16），精査と水頭症の治療の目的で生後 35 日目に当科に紹介入院した．
入院時所見：	入院時の頭囲は 42.5 cm（+ 4.3 SD），大泉門 8.5 × 7.0 cm，頭皮静脈の拡張，前額と後頭部の突出，眼球陥凹と落陽現象の所見が認められた．口唇は軽度蒼白であった．リンパ節腫大はなし．肝を 2 cm 触知したが，その他に胸腹部に異常所見はなかった．神経学的には，筋緊張の低下を認めた．眼科的には右小眼球症，小角膜，虹彩萎縮，瞳孔膜遺残，硝子体混濁と鬱血乳頭の所見があった．
検査所見：	入院時検査では，末梢血の白血球数は $15.8 \times 10^3/mm^3$，ヘモグロビン 9.6 g/dl，ヘマトクリット 27.3%，血小板数 $53.3 \times 10^4/mm^3$．一般生化学検査に異常所見なし．血清学的検査では IgG 1,370 mg/dl，IgM 62 mg/dl で軽度の IgM の上昇を認めた．TORCH 検査では血清の抗トキソプラズマ抗体価が Latex 法で 2,048 倍，色素試験で 4,096 倍と著明な上昇を示した．髄液検査では細胞数 $350/mm^3$，蛋白 1,092 mg/dl，糖 29 mg/dl で，抗トキソプラズマ抗体価は Latex 法で 512 倍，色素試験で 1,024 倍であった．尿と髄液からウイルスは分離されなかった．
入院後経過：	これらの所見から先天性トキソプラズマ症による水頭症と診断され，生後 38 日に第 1 回目の VP（脳室-腹腔）シャントが行われた．トキソプラズマ症に対して pyrimethamine 1 mg/kg/日，sulfamonomethoxine 25 mg/kg/日，foliamin 1 mg/kg/日の内服による治療を施行．これらの 3 剤を途中で 1 ヵ月の休薬期間をおき，合計 12 ヵ月間投与した．治療初期に 3 週間副腎皮質ホルモンを併用した．この間シャント不全のため生後 5 ヵ月と生後 12 ヵ月に再シャントを受けた． 生後 9.5 ヵ月時，初めて全身性の痙攣が出現した．Valproate sodium の投与を開始した後の 7 ヵ月間痙攣は抑制されていたが，その後 3-4 ヵ月に 1 度の割合で cluster を形成するようになった．2 歳 5 ヵ月時の発達指数は 35 であった．痙攣重積で入院した 2 歳 5 ヵ月時の髄液（細胞数 $45/mm^3$，蛋白 85 mg/dl，糖 54 mg/dl，IgG 40.1 mg/dl）から定量的競合的 PCR（QC-PCR）によってトキソプラズマ特異的 DNA が検出され，原虫の数は髄液 3 ml 中，約 2×10 と推定された．また，両親の承諾を得て行った，前述の駆虫薬を 12 週間再投与した後の髄液検査（細胞数 $120/mm^3$，蛋白 165 mg/dl，糖 49 mg/dl，IgG 68.0 mg/dl）からは，特異的 DNA は検出されなかった（図 2-17）．

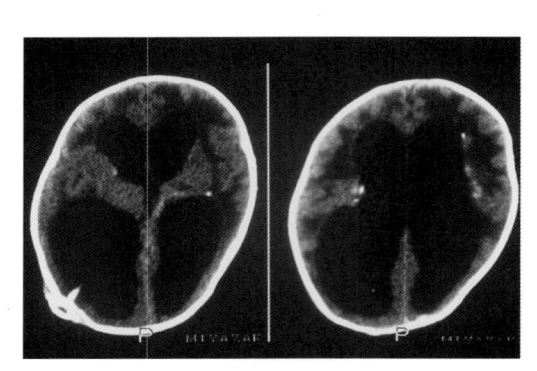

図 2-16 患児の頭部 CT 像
V-P シャントの 8 日後の頭部 CT では脳室の著明な拡大と多数の結節状の石灰化像が認められた。

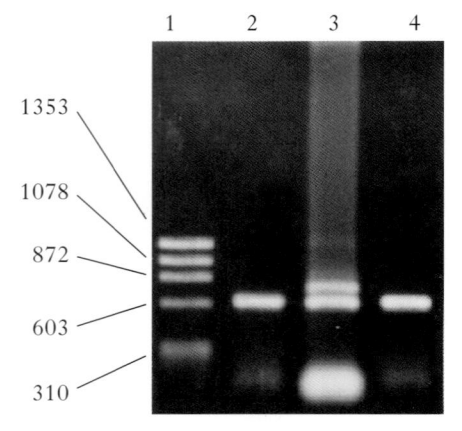

図 2-17 患児髄液の QC-PCR 所見
1: マーカー，2: competitor alone（605 base pair），3: 再治療前の髄液，4: 12 週間の再治療後の髄液。再治療前の髄液（3）からは QC-PCR によってトキソプラズマ特異的 SAG1 遺伝子（759 base pair）のバンドが検出され，原虫数は約 2×10 / 髄液 3 ml と推定された。12 週間の追加再治療後の髄液（4）からはトキソプラズマ特異的 DNA は検出されなかった。

症例検討のポイント
1. 本症例では，水頭症，頭蓋内石灰化や眼科的異常などの臨床像と，新生児期の血清と髄液の抗トキソプラズマ抗体から，先天性トキソプラズマ症の診断は容易に得られた。
2. 化学療法によるトキソプラズマ症の治療後，2 歳 5 ヵ月齢の痙攣重積時に髄液中にトキソプラズマ特異的遺伝子が証明され，QC-PCR 法によってトキソプラズマ数が定量的に測定された。治療後に，シャント不全とは無関係に，合併したてんかんが徐々に難治化している印象がもたれたのも，トキソプラズマの活動性によるものであったかも知れない。
3. 再治療により，髄液中のトキソプラズマの消失が QC-PCR により確認された。

先天性トキソプラズマ症の治療効果判定に関して，抗トキソプラズマ IgM 抗体価はその変動にかなり個人差があるため評価の指標とはなり得ないが，QC-PCR 法によりトキソプラズマの存在とその数の推定が可能となり治療効果の評価に有用であった。また，中枢神経組織や眼組織は血液脳関門や血液網膜関門の存在のために，宿主の防御免疫によって他の臓器からトキソプラズマが消失後もトキソプラズマによる持続的組織破壊が起こると推測され，QC-PCR 法は中枢神経系の治療経過の観察に応用される。

（5） 胎盤より確定診断し得た先天性トキソプラズマ症の症例（文献 14 より，一部改変）
　症例：　　　　　生後 0 日　男児
　家族歴：　　　　特記すべきことなし　ペットの飼育歴なし
　妊娠経過：　　　母親（34 歳，医師）は妊娠中にネコとの接触や生肉（ウシ，ヒツジ，ブタ等）摂取の

表 2–11 出生時検査データ

検血		髄液	
白血球（/mm³）	12,100	細胞数	35/3
赤血球（/mm³）	381 万		（単核球 7，多核球 28）
Hb（g/dl）/ Ht（%）	12.9 / 37.4	蛋白（mg/dl）	760
血小板（/mm³）	303 万	糖（mg/dl）	11
		LDH（IU/l）	1,054
		NSE（ng/ml）	157
生化		IgG（mg/dl）	198
Na / K / Cl（mEq/l）	148 / 4.7 / 118		
TP / Alb（g/dl）	5.1 / 3.6	抗体価	
GOT / GPT（IU/l）	153 / 33	トキソプラズマ	
T-Bil / D-Bil（mg/dl）	2.4 / 0.3	血清 Latex	1 : 512
BUN / Creatinine（mg/dl）	77 / 0.7	血清 IgG / ELISA（IU/ml）	> 200（+）
LDH（IU/l）	971	血清 IgM / ELISA（IU/ml）	1.8（+）
NSE（ng/ml）	20.3	髄液 IgG / ELISA（IU/ml）	> 200（+）
CK（U/l）	484	髄液 IgM / ELISA（IU/ml）	1.8（+）
IgG（mg/dl）	804	サイトメガロウイルス	
IgM（mg/dl）	15.9	血清 IgG / ELISA	22.0（+）
CRP（mg/dl）	< 0.1	血清 IgM / ELISA	< 0.1（−）
オルソムコイド（mg/dl）	12.5		
ハプトグロビン（mg/dl）	< 2.5	単純ヘルペスウイルス	
		血清 IgG / EIA	37.3（+）
		血清 IgM / EIA	0.19（−）

エピソードはない。妊娠は特に問題なく経過し，当院入院までに TORCH 検査は行われていない。在胎 33 週の胎児エコー検査で脳室拡大を指摘され，在胎 34 週 2 日に胎児水頭症の診断（図 2-4, 5）で当センター産科を紹介される。当センター初診時の TORCH 検査はトキソプラズマ 1,024 倍（Latex 法，陽性），サイトメガロウイルス IgG 40.0（ELISA 法，陽性），サイトメガロウイルス IgM 0.1（ELISA 法，陰性），単純ヘルペス 16 倍（CF 法，陽性）であった。在胎 37 週 4 日，帝王切開にて 2,081 g で仮死なく（Apgar score 1 分 8 点 / 5 分 9 点）出生。

出生時所見： 呼吸，心拍，血圧に問題なく全身状態は良好。身長 49.0 cm，頭囲 35.5 cm（+ 1.6 SD）。大泉門は 20 mm + 20 mm/2 でやや膨隆するも頭皮静脈の拡張を認めず。胸部所見異常なく，肝脾腫，点状出血，発疹も認めず。神経学的にも特に異常所見なし。

検査所見： 出生直後の検査所見を表 2–11 に示す。血液検査では赤血球 381 万 /mm³，ヘモグロビン 12.9 g/dl で軽度貧血を認めたが，白血球数，血小板数は正常であった。生化学的検査では GOT 153 IU/l，LDH 971 IU/l，神経特異エノラーゼ（NSE）20.3 ng/ml，CK 484 U/l と高値であった。APR スコアー（CRP，オルソムコイド，ハプトグロビン）は 0 点で IgM は正常範囲（15.9 mg/dl）であった。

生後 1 日目の頭部 CT にて後角優位の側脳室の拡大，脳室周囲および脳表に沿っ

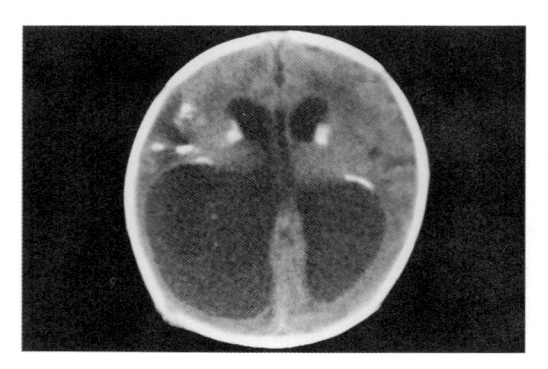

図 2-18 頭部 CT
頭部 CT（生後 1 日目）にて後角優位の側脳室の拡大（右＞左），脳室周囲および脳表に沿った石灰化を認めた。

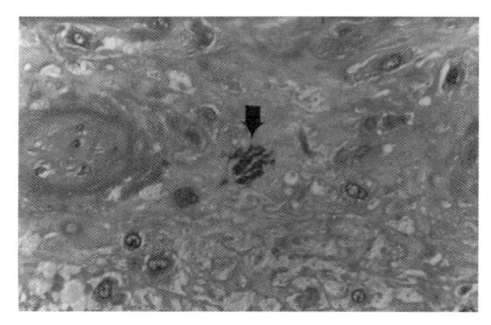

図 2-19 胎盤病理
HE 染色にて胎盤中隔内部にヘマトキシリンに濃染する径 20–30 μm の嚢子（シスト）（矢印）を認めた。その内部は顆粒状を呈し，bradyzoites と考えられた。

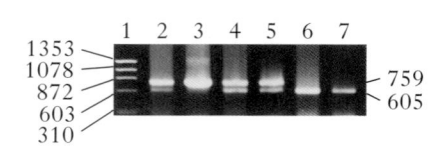

図 2-20 PCR 検査
トキソプラズマ特異的遺伝子 SAG1 を標的とした QC-PCR 法により定量的トキソプラズマ数を測定した。
1: マーカー
2: 陽性コントロール（RH 株 10^3）
3: 陽性コントロール（RH 株 10^4）
4: 胎盤（陽性：3×10^2 zoites/mg wet tissue）
5: 胎盤（陽性：5×10^2 zoites/mg wet tissue）
6: 母乳（陰性）
7: 髄液（陰性）
759 bp: genomic SAG1 DNA
605 bp: competitor SAG1 DNA

た石灰化を認めた（図 2-18）。また，眼底検査では両側に網脈絡膜炎を認め，胎内感染症を疑い血液，尿，髄液，胎盤の検索を行った。TORCH 抗体価では血清抗トキソプラズマ抗体価が Latex 法で 512 倍，ELISA 法で抗トキソプラズマ IgG＞200 IU/ml（血清基準値＜5 IU/ml），抗トキソプラズマ IgM 1.8 IU/ml（血清基準値＜0.7 IU/ml）と陽性を示した。髄液検査では細胞数 35/3（多核球 28，単核球 7）で，蛋白の著増（760 mg/dl），糖の低下（11 mg/dl），NSE および LDH の異常高値（157 ng/ml，1,054 IU/l），IgG index の上昇（1.45）を認め，髄液の抗トキソプラズマ抗体価は IgG＞200 IU/ml，IgM 1.8 IU/ml と陽性を示した。胎盤の病理所見は重量 490 g で，肉眼的には感染を疑わせる所見はなかった。HE 染色にても炎症像はなかったが，胎盤中隔内部に緩増虫体 bradyzoites と考えられるヘマトキシリンに濃染する径 20–30 μm の嚢子（シスト）を認めた（図 2-19）。さらに，トキソプラズマ特異的 SAG1 遺伝子を標的とした定量的競合的 PCR（QC–PCR）法を

第 2 章　臨床編：先天性トキソプラズマ症

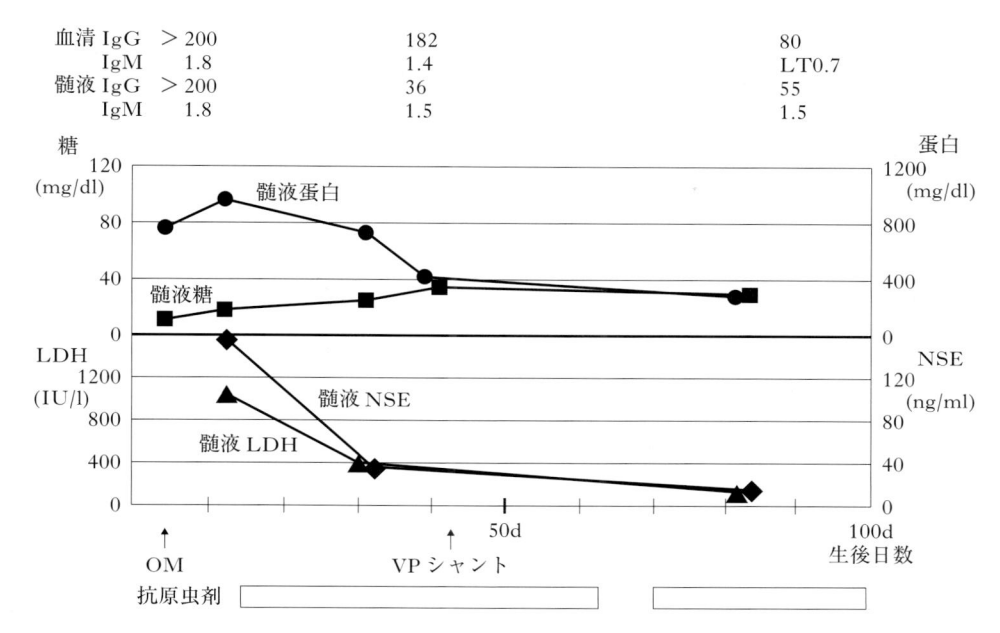

```
血清 IgG   ＞200         182            80
     IgM    1.8          1.4            LT0.7
髄液 IgG   ＞200          36            55
     IgM    1.8          1.5            1.5
```

図 2–21　出生後経過表

生後 2 日目に新生児用 Ommaya 貯留槽の留置（OM）を行い，間欠的に髄液排除を行った後，生後 42 日目に VP（脳室−腹腔）シャントに移行した。また，生後 14 日目より抗トキソプラズマ剤（pyrimethamine と sulfazoxine の合剤）の内服による治療を開始した。
●−●髄液蛋白，■−■髄液糖，◆−◆髄液 NSE，▲−▲髄液 LDH

用いて血液，尿，髄液，胎盤，母乳の検索を行った。血液，尿，髄液，母乳は陰性であったが，胎盤より採取した 67 サンプル中 13 サンプル（19%）からトキソプラズマ特異的 SAG1 遺伝子（サンプルの採取部位によって異なったがおよそ 3×10^2 zoites/mg wet tissue から 5×10^2 zoites/mg wet tissue の範囲）が検出された（図 2-20）。母親の抗トキソプラズマ抗体価も，抗トキソプラズマ IgG ＞ 200 IU/ml（ELISA 法），抗トキソプラズマ IgM 1.0 IU/ml（ELISA 法）と陽性を示した。なお，サイトメガロウイルス（CMV）に関しては血清 IgM 抗体価の上昇を認めず，血液，尿，胎盤，髄液を用いて行った PCR 検査でも陰性であった。以上の結果より本症例を先天性トキソプラズマ症と診断した。

出生後経過：　水頭症に対しては生後 2 日目に新生児用 Ommaya 貯留槽の留置を行い，間欠的に髄液排除を行った後，生後 42 日目に VP シャントに移行した。また，先天性トキソプラズマ症に対しては生後 14 日目より pyrimethamine 1 mg/kg/日，sulfazoxine 20 mg/kg/日，foliamin 1 mg/kg/日 の内服による治療を開始した。上記の治療により血清および髄液の抗トキソプラズマ抗体価の低下とともに髄液蛋白の低下，髄液糖の上昇を認めた。また，治療前に著明な高値を示した髄液 NSE, LDH の低下も認めた（図 2-21）。臨床的には黄疸は生理的範囲内で経過し，脳波上右後側頭部に棘波・鋭波を認めているものの痙攣は出現していない。抗トキソプラズマ剤投与開始 60 日頃に軽度の GOT, GPT が上昇したため約 1 週間の休薬期間をおいて再開

したが，その後は問題なく経過している．生後100日目に退院となり，現在（生後4ヵ月）外来にて経過観察中であるが，発育は体重，頭囲ともに正常範囲で，発達もやや筋緊張の亢進は認めるが追視，頸定は可能である．

症例検討のポイント

1. 本症例は在胎33週の胎児エコー検査で脳室拡大を指摘され，34週にTORCH検査でトキソプラズマとサイトメガロウイルス・ヘルペスウイルス抗体が陽性であったが，先天性トキソプラズマ症が疑われずに分娩に至った．
2. 生後1日目のCT所見（脳内石灰化），眼底所見からはじめて先天性トキソプラズマ症が疑われ，新生児の血清および髄液中の抗トキソプラズマIgM抗体が共に陽性で先天性感染が判明した．
3. 本症例の血液，尿，髄液，および母乳からトキソプラズマ特異的遺伝子は検出されなかった．しかし，胎盤からQC-PCR法によりトキソプラズマ特異的遺伝子が検出され，さらに，胎盤の病理組織からトキソプラズマ嚢子（シスト）が検出され確定診断された．

本症例のように新生児の抗トキソプラズマIgM抗体が陽性であれば先天性感染を意味する．本症例は胎盤の病理所見とPCR法により先天性トキソプラズマ症と確定診断され，胎盤のPCRを行うことの妥当性・重要性が示された．治療開始が生後14日目であるが，少なくとも胎児水頭症と診断された時点で先天性トキソプラズマ症を念頭におくべきと考えられた．中枢神経組織障害のマーカーである髄液NSE，LDHが治療により急激に低下し，先天性トキソプラズマ症の原虫活動性の指標となる可能性が示唆された．

（6） 先天性トキソプラズマ性網脈絡膜炎の症例（文献75より，一部改変）

症例：	14歳　男児
妊娠経過：	特記すべきことなし
既往歴：	西アフリカのセネガルで出生
	幼少の頃，よく発熱し，上半身を中心に皮膚膿瘍が発症した
現病歴：	3歳時に帰国．小学校入学前検診で左眼視力不良を疑われ，近医眼科で両眼先天性トキソプラズマ性網脈絡膜炎と診断された．11歳の時，原因不明の傾眠傾向，無呼吸，嘔吐をくり返すエピソードがあったが，頭部CT，頭部MRI，脳波で異常なし．血液，血清生化学検査に異常なし．先天性トキソプラズマ症の後発症状としてのてんかんも否定できないため，小児科と眼科で経過観察．右眼には，黄斑部及び後極部に色素沈着を伴った瘢痕病巣，娘病巣，左眼には，黄斑部に瘢痕病巣と後極部に娘病巣があった．抗トキソプラズマ抗体は，初診時（14歳）10,240倍，2年後2,560倍，と低下傾向ではあるが陽性．母親は5,120倍陽性．
	14歳の時，右眼の視力低下があり，右眼黄斑部病巣が再発し，黄斑部に網膜出血，網膜浮腫が認められた（図2-22）．左眼黄斑部には著明な瘢痕病巣を認めた（図2-23）．クリンダマイシンとプレドニゾロンの併用療法で治癒傾向がみられたがプレドニゾロン漸減中に再燃し，プレドニゾロン増量により経過を観察．寛解と増悪を繰り返

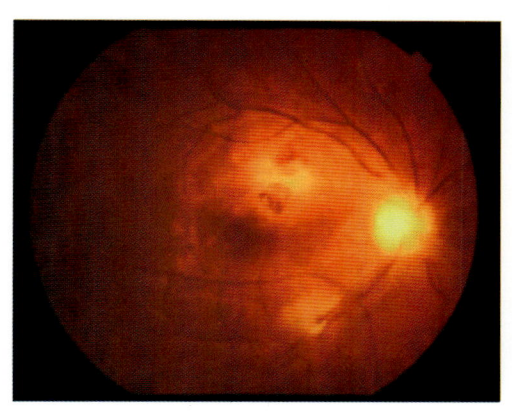

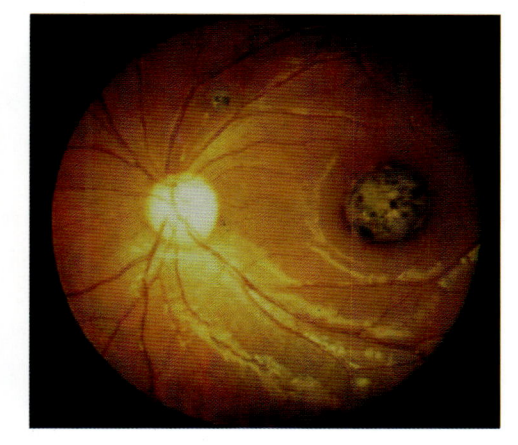

図 2-22　　　　　　　　　　　　　図 2-23

し，経過中，網膜裂孔が発生し網膜光凝固療法を受けた。現在の視力は右 0.4 (0.8)，左 0.3（矯正不能）。

症例：	7ヵ月男児
妊娠経過：	不詳
既往歴：	生後4ヵ月，原因不明の肝脾腫があったが肝機能検査で正常であったため放置。
現病歴：	生後すぐ，母親が内斜視に気付き3ヵ月検診で保健婦に相談したが，幼少時の内斜視は治ることもあるからもう少し様子を見てよいと言われた。生後7ヵ月になっても治らないため眼科受診。両眼とも眼底黄斑部を含む後極部にトキソプラズマ性網脈絡膜炎に特徴的な瘢痕病巣が認められ，かつ，血清中抗トキソプラズマ抗体はIgG 10,240倍と陽性（IgMは<10倍で陰性）であったことから，先天性トキソプラズマ性網脈絡膜炎と臨床診断された。両親と姉に眼科的異常所見はなかったが，全員，抗トキソプラズマ抗体10,240倍と陽性であった。頭部CTスキャンで石灰化あり。アセチルスピラマイシン治療を受け，その後11年の経過観察で網脈絡膜炎の再発はない。現在の視力は右0.7（矯正不能），左0.04（矯正不能）。

症例検討のポイント

1. 2症例とも両眼性典型的先天性トキソプラズマ性網脈絡膜炎でありながら，前者は再発性難治性であり，後者は11年の経過観察で再発は見られていない。
2. 前者はクリンダマイシンとステロイド剤併用にかかわらず，再発を繰り返し薬剤耐性も考えられる。

先天性トキソプラズマ症による網脈絡膜炎は，黄斑部付近の後極部に好発し，両側性が多い。トキソプラズマ性網脈絡膜炎の再発因子としては，ホルモン因子，免疫系因子の関与が言われ，前者の症例は，受験期に再発しておりストレスによる免疫抑制状態にあった可能性がある。再発機序や根治療法については現在のところ不明で，現在採用されているどの治療法であっても再発は

さけられない。治療法と再発に関しては，第3章のトキソプラズマ性網脈絡膜炎を参照。

(7) 痙攣発作を繰り返し，母乳からトキソプラズマ特異的遺伝子が同定された症例（久留米大小児科 1994年）

症例： 生後0日，男児
家族歴： 母親は元看護士　ペットの飼育歴なし　妊娠中の生肉摂取なし
妊娠経過： 今回初産。妊娠7週時，血清抗トキソプラズマ抗体価5,120倍（PHA）と上昇。11週よりアセチルスピラマイシン1.2gを28日間内服し，妊娠24週の抗トキソプラズマ抗体価320倍（PHA）に低下。
転勤で当院産科フォロー，経過中IUGRなどの問題は認めず。
在胎39週　誘導分娩にて出生。Apgar score 8/9。
出生時所見： 出生体重3,405g，全身状態良好，痙攣（-），皮膚異常，顔貌異常なし，心肺腹部異常なし。その他神経系を含め異常なし。
現病歴： 入院経過を表2-12に示す。生後1日，授乳中に右優位の上下肢間代性痙攣。翌日も全身間代性痙攣を認め小児科入院。フェノバルビタール投与後，痙攣発作なし。生後3日，抗トキソプラズマ抗体価1,024倍（ラテックス凝集法），抗トキソプラズマIgG抗体110 IU/ml（ELA），抗トキソプラズマIgM抗体0.2 IU/ml（ELA），CT異常なし。EEG異常なし。MRI：左側脳室前角の白質や左側頭葉の皮質下，右後頭葉の白質に異常intensity area散在し，トキソプラズマ症による病変が示唆された。明らかな石灰化像はなし。眼底異常なし。PCR検査により，児の髄液，血液にはトキソプラズマ特異的SAG1遺伝子は検出されなかった。しかし，同時に検査した**母親の血液および母乳中にトキソプラズマ特異的SAG1遺伝子が検出された**（図2-24）。その後のフォローアップで，児の抗トキソプラズマIgM抗体は常に陰性で，抗トキソプラズマIgG抗体も6ヵ月以内に陰性化しており，1歳時，MRI正常。神経学的・聴力にも障害なく正常に発育し，6歳時知能WISC-III全IQ 124（言語性IQ 128，動作性IQ 114）と正常，現在13歳で進学校に通学している。弱視があるが，眼科では，感染とは関係ないとされている。

表2-12　入院経過

	在胎			生後			
	7週	11週	24週	1日	2日	3日	12日
Toxo-IPHA（倍）	5,120		320				退院
IgG-EIA（IU/ml）						110	
IgM-EIA（IU/ml）						0.2	
TB / DB					13.3/N.D.	14.6/0.62	
GOT					19	32	
GPT					4	11	
LDH					503	1,014	
				痙攣↑	↑		
スピラマイシン1.2g ────▶							
		フェノバール 15 mg ──────────────▶					

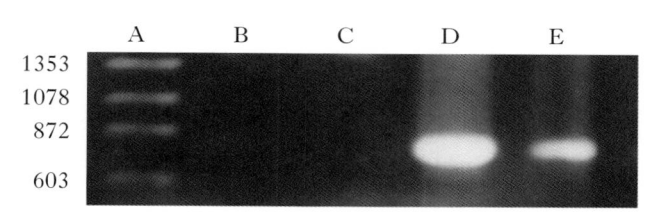

図2-24 PCRによるトキソプラズマ特異的SAG1遺伝子の検出。SAG1遺伝子（759 bp）は患児髄液・血液には検出されず，母親（血液・母乳）にのみ検出された。A: マーカー，B: 患児髄液，C: 患児末梢血，D: 母末梢血，E: 母乳

症例検討のポイント

1. 妊娠7週時の母親の血清抗トキソプラズマ抗体価5,120倍。妊娠24週時に抗体価の低下をみており，母親に急性期トキソプラズマ感染があったと考えられる。
2. 本症例の児は遺伝子診断上はトキソプラズマ症とは言えない。検査所見の上からはトキソプラズマ感染児であるとも断言できないが，感染児に対する治療に準じて，スピラマイシンの予防投薬を生後3日から60日まで行った。本症例では適切な長期フォローが行われており，早期診断・早期治療の成功例と言える。
3. 分娩後3日目の母親の血液および乳汁からトキソプラズマ特異的遺伝子が検出され，母親は抗原（遺伝子）診断上，活性期トキソプラズマ症である。多くの活性期トキソプラズマ症が不顕性であることに注意が必要である。

(8) 尿崩症を伴い先天性トキソプラズマ症と確定診断されたダウン症候群の症例（文献13より，一部改変）

症例:	生後0日　男児
家族歴:	妊娠中に母親は実家でネコに数回接触しているが，発熱・リンパ節腫脹なし。
妊娠経過:	妊娠中，抗トキソプラズマ抗体の検査はされていない。 妊娠36週，早産の疑いで産科受診。超音波検査で胎児の水頭症がみつかる。経腟分娩で出生。
出生時所見:	出生時体重1,704 g，頭囲29.8 cm（−0.5 SD），Apgar score 1分8/9，5分で9/9。Down症候群の容貌を呈す。顔面に点状出血斑，大泉門拡大，一過性多呼吸，心房中隔欠損症あり。
検査所見:	出生時検査では，血小板8.5万/mm³，血清IgM 21 mg/dl，肝機能正常。 生後3日のCT検査で，側脳室・第3脳室の著明な拡大，および，基底核・脳室周縁部の石灰化がみられた（図2-25）。 生後3週時，多尿，高Na尿，高Na血症（157 mEq/l）をきたした。脱水，体重低下に関係なく，尿浸透圧は50-100 mmOsmであり，中枢性尿崩症の診断でdesmopressin acetate（DDAVP）を投与し，尿量・尿浸透圧・血清Na値は正常化した。 生後28日に，発熱・貧血・肝脾腫を伴う間質性肺炎をおこし，抗生物質に抵抗性

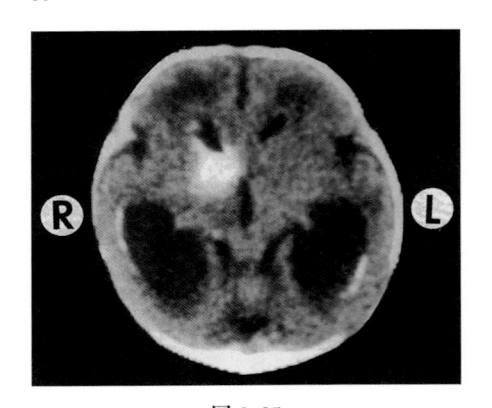

図 2–25 生後 3 日目の脳 CT。著明な側脳室拡大，脳室壁と基底核の石灰化がみられる。

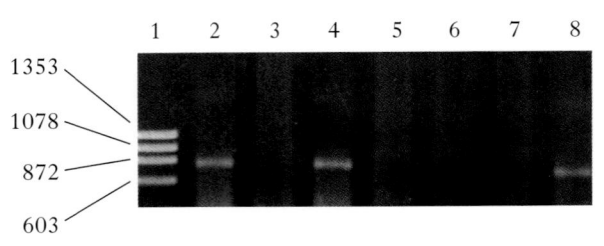

図 2–26 PCR によるトキソプラズマ特異的 SAG1 遺伝子の検出
SAG1 遺伝子（759 bp）は患者髄液でのみ検出された。1: サイズマーカー，2: 患者髄液，3: 母親母乳，4: 陽性コントロール（トキソプラズマ ME-49 株），5: 患者肺浸出液，6: 患者尿，7: 患児末梢血，8: 陽性コントロール（トキソプラズマ RH 株）

で人工呼吸装置を装着した。

眼底に両側性網脈絡膜炎と瘢痕化所見がみられた。

生後 37 日に髄液検査を行い，キサントクロミー，細胞数 31 WBCs/mm^3（93％好中球），蛋白 1,400 mg/dl，糖 29 mg/dl であった。同じ日の髄液から PCR 法により，トキソプラズマ特異的 SAG1 遺伝子が検出され（図 2–26），さらに鏡検にてトキソプラズマ急増虫体が確認された。

患児の血清中　抗トキソプラズマ IgM 抗体（ELISA）80（陽性は＞120）
　　　　　　　抗トキソプラズマ IgG 抗体（ELISA）530（陽性は＞110）
母親の血清中　抗トキソプラズマ IgM 抗体（ELISA）180
　　　　　　　抗トキソプラズマ IgG 抗体（ELISA）1,080

先天性トキソプラズマ症の診断の基に，生後 6 週より pyrimethamine 1 mg/kg/日，sulfadoxine 100 mg/kg/日，leucovorin 5 mg/kg/日 および，prednisolone 1 mg/kg/日を開始した。化学療法に反応し，間質性肺炎，発熱・貧血・肝脾腫の改善をみた。生後 52 日，患児の血清中抗トキソプラズマ IgM 抗体（ELISA）は 416 と陽性となった。4 ヵ月時の髄液は，細胞数 14 WBCs/mm^3，蛋白 176 mg/dl，糖 31 mg/dl に改善した。

同時期，血清総ビリルビン（7.7 mg/dl），直接ビリルビン（4.8 mg/dl）の上昇があり薬の副作用と考えて pyrimethamine, sulfadoxine を中止し spiramycin（100 mg/kg/day）に変更し，黄疸の改善をみた。しかし，患児は生後 6 ヵ月時に再び間質性肺炎を起こし死亡した。

症例検討のポイント

中枢性尿崩症とトキソプラズマ症の合併は多くはないが報告されており，我々は症例(2)と本症例(8)を経験した。Wang の報告では 35 例の中枢性尿崩症小児の 3 例が中枢神経系感染症で，うち 1 例が先天性トキソプラズマ症である[112]。シカゴの trial study では 44 例の先天性トキソプラズ

マ症のうち3例に尿崩症をみている[113]。炎症の波及や水頭症に伴う視床下部・下垂体への障害から先天性トキソプラズマ症は中枢性尿崩症をきたし得る。

（9） 非感染性先天性トキソプラズマ症の症例（文献39より，一部改変）

症例： 　　　　　　　30歳　妊婦
家族歴・既往歴：特記すべきことなし
妊娠・分娩歴： 　　0回経妊　0回経産
妊娠経過： 　　　妊娠経過中，2度切迫流産のために入院した経歴がある。
　　　　　　　　　妊娠早期（4週）に抗トキソプラズマ抗体価が5,120倍を示したが症状なく未治療で経過観察した。妊娠26週頃より胎児の子宮内発育遅延（IUGR）が指摘された。妊娠31週，IUGRと胎盤異常のため開業医より紹介される。胎児の超音波像では−1.5 SDのIUGRを認めるが小頭症，水頭症，石灰化など異常所見は特にみられなかった（図2–27）。妊娠31週の抗トキソプラズマ抗体価は640倍に減少しており妊娠のかなり初期の段階での感染が疑われた。子宮内発育停止，NST上non-reactive, variability減少のため，妊娠33週で帝王切開となった。
分娩時現症： 　胎盤は重さ256 g，実質組織は薄くややもろい所見（図2–28）で，剥離面には胎児側静脈が露呈していた。**胎盤のPCRでトキソプラズマ特異的SAG1遺伝子が強陽性に同定され，抗トキソプラズマ抗体による免疫染色も陽性で，トキソプラズマの胎盤感染が確認された。** 母親の血液，尿のPCRは陰性であった。
新生児経過： 　新生児の出生時所見と経過を表2–13に示す。児はApgar score 8/9，羊水混濁は認めず，出生体重は1,324 g，頭囲は28.5 cmであった。IUGR（asymmetrical）であったが，全身状態は良好で，外形奇形，肝脾腫，表在リンパ節腫大は認めなかった。心音，呼吸音ともに異常を認められなかった。頭部エコーおよびCT検査で脳内石灰化，水頭症，浮腫などの異常所見は認めなかった。出生時検査所見は血糖の著明な低下以外は特に異常なく，臍帯血抗トキソプラズマIgM抗体は陰性。児の血液，髄液，尿でのPCRは陰性であった。また眼底検査でも網脈絡膜炎などの

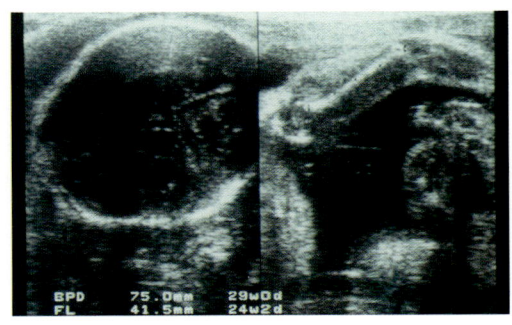

図2–27　胎児の超音波像
−1.5SDのIUGRを認めるが特に異常所見はみられなかった。羊水も正常量。

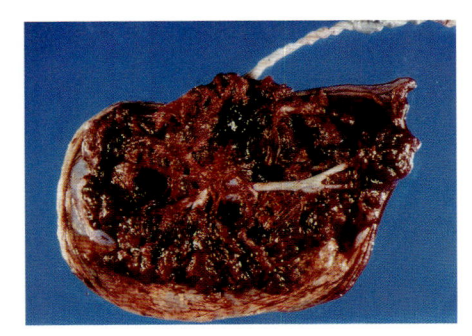

図2–28　胎盤肉眼所見
胎盤は256 g　14.5×12 cm 淡紅色
触診上fibrousで実質組織は薄く，ややもろい。

表 2-13 新生児経過

入院時所見：	体重：1,324 g　身長：38.0 cm　頭位：28.5 cm
	活発，自発呼吸有り，筋緊張良好，振戦なし，痙攣なし，チアノーゼ四肢，末端全身浮腫有り，小頭症等見られず．
臍帯血：	pH: 7.345　PO$_2$: 123.4 mmHg　PCO$_2$: 44.5 mmHg
	BE: −2.1 mmol/l　WBC: 9,300/mm^3　Hb: 15.5g/dl　Ht: 46.9%
	plt: 216,000/mm^3　BUN: 11 mg/dl　GOT: 22 U/l　GPT: 2 U/l
	Na: 139 mEq/l　K: 4.9 mEq/l　Ca: 8.8 mg/dl　Cl: 104.4 mEq/l
	P: 4.5 mg/dl　TP: 3.7 g/dl　Alb: 2.6 g/dl　T.Bil: 1.7 mg/dl
	CRP-L: 30 ng/ml　BS: 24 mg/dl ↓
	PT: 17.2s 48%　APTT: 75.5s　フィブリノーゲン：55 mg/dl ↓
	FDP: 1 μg/ml　AT III: 25% ↓　TT: 33%　PIVKA2: 1 μg/ml 以下
	抗トキソプラズマ IgM 抗体：10 倍未満
細菌培養：	特に問題なし
超音波検査：	頭，心，腹部とも異常所見なし
眼底検査：	網脈絡膜炎等なし
経過：	5/31〜6/30 アセチルスピラマイシン投与し，血糖が不安定であるほかは，順調に経過している．

表 2-14 母体・新生児の QC-PCR によるトキソプラズマ検出結果

	QC-PCR
母体血液	−
母体尿	−
胎盤	+++*1
羊水	±*2
新生児血液	−
新生児尿	−

*1: 胎盤からトキソプラズマ特異的 SAG1 遺伝子が多量に検出された．
*2: 血性羊水であり，羊水からの検出は胎盤からの血液混入が疑われた．

異常所見は見られなかった．臍帯血，および新生児末梢血の母体由来と考えられる抗トキソプラズマ IgG 抗体価は，生後 1 週間後，1 ヵ月，6 ヵ月と，経時的に低下し 9 ヵ月で陰性化した．生後 13 ヵ月以後においても抗トキソプラズマ抗体産生は認められていない．

症例検討のポイント

1. 血清診断からも，胎盤のトキソプラズマ特異的 SAG1 遺伝子を標的とした PCR 診断からも，母親から胎盤までのトキソプラズマ感染は間違いなく，かつ，IUGR で出生した新生児の感染は 1 歳過ぎても確認されていない．
2. 胎盤にトキソプラズマ感染が確認され，他に IUGR を来たす原因がなく，特にサイトメガロウイルス感染症などが否定され，胎盤の発育形成不全・機能不全をきたしている場合には，胎児新生児に直接的感染がなくても，寄生虫学的には先天性トキソプラズマ症の 1 つの病型として受け入れ，生育経過での観察を行う必要があると考えられる．

ここに提起した「非感染型先天性トキソプラズマ症」は，高度先進医療に伴う新しいタイプの先天性トキソプラズマ症である．高度先進医療下において先天性トキソプラズマ症は大きくその概念を変えつつあり，その重要性を認識し注意を喚起する必要があると考えている．

文　献

1　矢野明彦：先天性トキソプラズマ症診断法　産婦人科の実際．1995; 44: 1901–1908.
2　Wong SY, Remington JS. Toxoplasmosis in pregnancy. Clin Infect Dis. 1994; 18: 853–862.
3　Remington JS, McLeod R, Thulliez P, Desmont G. Toxoplasmosis. In: Remington JS, Klein JO et al. eds. Infectious diseases of the fetus and newborn infant. 6th ed, Philadelphia, Elsevier Saunders, 2006: 947–1091.

4 Aspock H, Pollak A. Prevention of prenatal toxoplasmosis by serological screening of pregnant women in Austria. Scand J Dis Suppl. 1992; 84: 32–37.
5 Koskiniemi M, Lappalainen M, Koskela P, Hedman K, Ammala P, Hiilesmaa V, Teramo K. The program for antenatal screening of toxoplasmosis in Finland: a prospective cohort study. Scand J Infect Dis Suppl. 1992; 84: 70–74.
6 Stray PB, Jenum P. Economic evaluation of preventive programmes against congenital toxoplasmosis. Scand J Infect Dis suppl. 1992; 84: 86–96.
7 Stray PB, Jenum P. Current status of toxoplasmosis in pregnancy in Norway. Scand J Infect Dis suppl. 1992; 84: 80–83.
8 Thulliez P. Screening programme for congenital toxoplasmosis in France. Scand J Infect Dis suppl. 1992; 84: 43–45.
9 松本慶蔵, 坂本翊, 鈴木寛, 永武毅：産科婦人科領域における各種診断法の革新―その変貌と新発見― IV. 妊娠, 分娩　妊娠と Toxoplasma―全国調査成績を中心に―　産科と婦人科. 1987; 54: 796–798.
10 下條由紀, 竹下健一, 神村直久, 辻芳郎, 青才文江, 雛文田, 楊天慧, 山下慶三, 矢野明彦, 三島一晃：先天性トキソプラズマ症の一例　第19回長崎感染症研究会抄録集. 1994. 3
11 神薗慎太郎, 山下裕史朗, 矢野明彦, 上田耕一郎, 西見寿博, 加藤裕久：先天性トキソプラズマ症の1例　PCR 法による迅速診断の有用性　日本新生児学会雑誌. 1995; 31: 533–537.
12 a 糸数直哉, 此元隆雄, 井上忍, 園田徹, 矢野明彦：先天性トキソプラズマ症患児治療後の髄液中に検出されたトキソプラズマ特異的 DNA―quantitative competitive PCR 法による評価の意義―　脳と発達. 1996; 28: 264–266.
b 糸数直哉, 此元隆雄, 井上忍, 園田徹, 矢野明彦：1年間の治療後の経過観察中に先天性トキソプラズマ症患者児の髄液中に検出された PCR 法によるトキソプラズマ特異的 DNA の意義　脳と発達. 1995; 27 suppl: 259.
13 Yamakawa R, Yamashita Y, Yano A, Morita J, Kato H. Congenital toxoplasmosis complicated by central diabetes insipidus in an infant with Down syndrome. Brain & Development. 1996; 18: 75–77.
14 鈴木保宏, 竹本理, 荒井洋, 後藤めぐみ, 山田淳二, 森本一良, 中山雅弘, 二木康之, 矢野明彦：胎盤より確定診断し得た先天性トキソプラズマ症の1例　脳と発達. 1998; 30: 411–416.
15 a 新田晃久, 鈴村宏, 田中吾朗, 有阪治, 矢野明彦：尿崩症を併発した先天性トキソプラズマ症の1例　日本新生児学会雑誌. 2000; 36: 359.
b Nitta A, Suzumura H, Kano K, Arisaka O. Congenital toxoplasmosis complicated with central diabetes insipidus in the first week of life. J Pediatr. 2005; 148: 283.
c 古野元子, 渡辺博, 西川正能, 大島教子, 田中壮一郎, 石川和明, 田所望, 吉仲昭, 新田晃久, 鈴木宏, 有阪治, 稲葉憲之：トキソプラズマ感染による先天性水頭症の一例　栃木県産婦人科医報. 2000; 27: 143–146.
16 山崎俊夫, 森島恒雄, 千葉峻三：母子感染全国調査―先天性トキソプラズマ症―　厚生省母子感染防止に関する研究班（班長　川名尚）　日本小児科学会雑誌. 1996; 100: 217.
17 矢野明彦, 清水久美子, 関谷宗英：トキソプラズマの母児感染　産婦人科の実際. 1998; 47: 321–330.
18 Guerina NG, Hsu HW, Meissner HC, Maguire JH, Lynfield R, Stechenberg B, Abroms I, Pasternack MS, Hoff R, Eaton RB, Grady GF. Neonatal serologic screening and early treatment for congenital *Toxoplasma gondii* infection. The New England Regional *Toxoplasma* Working Group. N Eng J Med. 1994; 330: 1858–1863.
19 Berger R, Sturchler D, Rudin C. Cord blood screening for congenital toxoplasmosis: detection and treatment of asymptomatic newborns in Basel, Switzerland. Scand J Infect Dis Suppl. 1992; 84: 46–50.
20 Beringer T. Is diagnosis of toxoplasmosis within the scope of prenatal care meaningful? Geburtshilfe Frauenheikd. 1992; 52: 740–741.
21 Cengiz AT, Kiyan M, Cengiz L, Kara F, Ugurel MS Determination of *Toxoplasma* IgM by ELISA in maternal blood and cord blood of infants born with abnormalities or fetal death. Mikrobiyol Bul. 1992; 26: 121–130.
22 Joynson DH. Epidemiology of Toxoplasmosis in the UK. Scand J Infect Dis suppl. 1992; 84: 65–69.

23 Walker J, Nokes DJ, Jennings R. Longitudinal study of *Toxoplasma* seroprevalence in South Yorkshire. Epidemiol. Infect. 1992; 108: 99–106.
24 Lebech M, Petersen E. Neonatal screening for congenital toxoplasmosis in Denmark: presentation of the design of a prospective study. Scand J Dis Suppl. 1992; 84: 75–79.
25 Hsu HW, Grady GF, Maguire JH, Weiblen BJ, Hoff R. Newborn screening for congenital *Toxoplasma* infection: five years experience in Massachusetts, USA. Scand J Infect Dis Suppl. 1992; 84: 59–64.
26 Macknight T, Robinson HW. Epidemiologic studies on human and feline toxoplasmosis. J Hyg Epidemiol Microbiol Immunol. 1992; 36: 37–47.
27 Sinibaldi J, De RL. Incidence of congenital toxoplasmosis in live Guatemalan newborns. Eur J Epidemiol. 1992; 8: 516–520.
28 矢野明彦：先天性トキソプラズマ症 その診断・治療・予防の現状と展望―高度先進医療における新たな先天性トキソプラズマ症の確立へ向けて― 化学療法の領域. 2003; 19: 33–42.
29 矢野明彦：非感染性先天性トキソプラズマ症―高度先進医療における新たな先天性トキソプラズマ症の確立へ向けて― 小児科. 2004; 45: 336–343.
30 矢野明彦：先天性トキソプラズマ症 小児科診療. 2004; 67: 461–468.
31 矢野明彦：非感染性先天性トキソプラズマ症―高度先進医療における新たな先天性トキソプラズマ症の確立へ向けて― 感染・炎症・免疫. 2004; 34: 2–13.
32 He N, Aosai F, Luo WT, Ueda M, Yang TH, Yamashita K, Sekiya S, Yano A. Parasite load in pregnant mice infected by *Toxoplasma gondii* assayed by quantitative competitive-PCR. Pasitol. Int. 1997; 46: 143–147.
33 Shiono Y, Mun HS, He N, Nakazaki Y, Fang H, Aosai F, Yano A. Maternal-fetal transmission of *Toxoplasma gondii* in interferon-γ deficient pregnant mice. Parasitol Int. 2007; 56: 141–148.
34 Castelluci M., Kaufmann P. Hofbauer cells in "Pathology of the human placenta". Kurt Benirschke and Peter Kaufmann. Springer-Verlag. Tokyo. 1990; 71.
35 矢野明彦：トキソプラズマ症 最近の話題 感染・炎症・免疫. 1993; 23: 1–17.
36 矢野明彦：先天性寄生虫症―スーパー複雑系分化感染病態学の確立へ向けて― 第13回日本臨床寄生虫学会大会抄録集. 会長講演. 2002; 11–14.
37 Yang TH, Aosai F, Norose K, Ueda M, Yano A. Enhanced cytotoxicity of IFN-γ-producing CD4$^+$ cytotoxic T lymphocytes specific for *T. gondii*-infected human melanoma cells. J Immunol. 1995; 154: 290–298.
38 Yang TH, Aosai F, Norose K, Ueda M, Yano A. Differential regulation of HLA-DR expression and antigen presentation in *Toxoplasma gondii*-infected melanoma cells by interleukin 6 and interferon γ. Microbiol Immunol. 1996; 40: 443–449.
39 a 関克義，関谷宗英：クリニカルカンファレンス周産期3 妊娠とトキソプラズマ感染症 日本産婦人科学会関東連合 地方部会会報. 2000; 37: 447–456.
b 鈴木康浩，児子由紀子，岩松利至，名越簾，今井郁子，大塚春美，久保田尚代，松本玲子，矢野明彦，大野邦彦：胎盤でQC-PCR法強陽性だが児へのトキソプラズマ感染は阻止されたと思われる1例 第37回日本新生児学会総会・学術総会 日本新生児学会雑誌. 2001; 37: 256.
40 a 矢野明彦，久保田尚代，河西十九三，中矢代真美，野呂瀬一美，畑英一，小林仁，青才文江：先天性トキソプラズマ感染による子宮内発育遅延（先天性トキソプラズマ性胎盤機能不全症）の症例と考察 日本熱帯医学会雑誌. 2000; 28: 301.
b Yano A, Kubota N, Kasai T. Nakayashiro M, Norose K, Hata H, Kobayashi M, Aosai F. Congenital *Toxoplasma* infection at placenta resulting in intrauterine growth retardation. Jpn J Trop Med Hyg. 2001; 29: 52.
41 Chen M, Aosai F, Norose K, Mun HS, Hata H, Yano A. Anti-HSP70 autoantibody formation by B-1 cells in *Toxoplasma gondii*-infected mice. Infect Immun. 2000; 68: 4893–4899.
42 Chen M, Aosai F, Norose K, Mun HS, Yano A. The role of anti-HSP70 autoantibody-forming V_H1-J_H1 B-1 cells in *Toxoplasma gondii*-infected mice. Int Immunol. 2003; 15: 39–47.
43 矢田純一：医系免疫学 生殖と免疫 中外医学社 東京 2003; 528–540.

44 鬼木信乃夫：トキソプラズマ症における最近の知見　臨床眼科．1997; 31: 9-16.
45 Kodjikian L, Wallon M, Fleury J, Denis P, Binquet C, Peyron F, Garweg JG. Ocular manifestations in congenital toxoplasmosis. Graefes Arch Clin Exp Ophthalmol. 2006; 244: 14–21.
46 Holland GN, O'Connor GR, Belfort R, Remington JS. Toxoplasmosis In: Pepose JS, Holland GN, Wilhelmus KR eds. Ocular Infection & Immunity. St. Louis, MO: Mosby. 1996: 1183–1223.
47 He N, Aosai F, Mun HS, Sekiya S, Yano A. Cytokine production assayed by RT-PCR in pregnant mice infected by *Toxoplasma gondii* as a model of congenital toxoplaasmosis. Jpn J Trop Med Hyg. 1997; 25: 59–67.
48 Roberts CW, Cruickshank SM, Alexander J. Sex-determined resistance to *Toxoplasma gondii* is associated with temporal differences in cytokine production. Infect Immun. 1995; 63: 2549–2555.
49 Matsui D. Prevention, diagnosis, and treatment of fetal toxoplasmosis. Clin Perinatol. 1994; 21: 675–689. Review.
50 Daffos F, Forestier F, Capella-Pavlovsky M, Thulliez P, Aufrant C, Valenti D, Cox WL. Prenatal management of 746 pregnancies at risk for congenital toxoplasmosis. N Engl J Med. 1988; 318: 271–275.
51 矢野明彦：母子感染　トキソプラズマ症の診断，胎児診断　新女性医学体系10 女性と感染症　中山書店　1999: 424–432.
52 矢野明彦：子に及ぼす母の感染(歴)　知っておきたい各疾患の現状　トキソプラズマ症　臨床と微生物．2003; 30: 171–175.
53 矢野明彦，青才文江：先天性トキソプラズマ症の検査について　微研ジャーナル 友．2004; 27: 3–9.
54 Luo WT, Seki T, Yamashita K, Aosai F, Ueda M, Yano A. Quantitative detection of *Toxoplasma gondii* by competitive polymerase chain reaction of the surface specific antigen gene-1. Jpn J Parasitol. 1995; 44: 183–190.
55 Norose K, Tokushima T, Yano A. Quantitative Polymerase Chain Reaction in Diagnosing Ocular Toxoplasmosis. Am J Ophthalmol. 1996; 121: 441–442.
56 Luo WT, Aosai F, Ueda M, Yamashita K, Shimizu K, Sekiya S, Yano A. Kinetics in parasite abundance in susceptible and resistant mice infected with an avirulent strain of *Toxoplasma gondii* by using quantitative competitive PCR. J Parasitol. 1997; 83: 1070–1074.
57 Hohlfeld P, Daffos F, Costa JM, Thulliez P, Forestier F, Vidaud M. Prenatal diagnosis of congenital toxoplasmosis with a polymerase-chain-reaction test on amniotic fluid. N Engl J Med. 1994; 331: 695–699.
58 Foulon W, Pinon JM, Stray-Pedersen B, Pollak A, Lappalainen M, Decoster A, Villena I, Jenum PA, Hayde M, Naessens A Prenatal diagnosis of congenital toxoplasmosis: a multicenter evaluation of different diagnostic parameters. Am J Obstet Gynecol. 1999; 181: 843–847.
59 Gay-Andrieu F, Marty P, Pialat J, Sournies G, Drier de Laforte T, Peyron F. Fetal toxoplasmosis and negative amniocentesis: necessity of an ultrasound follow-up. Prenat Diagn. 2003; 23: 558–560.
60 Romand S, Wallon M, Franck J, Thulliez P, Peyron F, Dumon H. Prenatal diagnosis using polymerase chain reaction on amniotic fluid for congenital toxoplasmosis. Obstet Gynecol. 2001; 97: 296–300.
61 Sabin AB, Feldman HA. Dyes as microchemical indicators of a new immunity phenomenon affecting a protozoan parasite (*Toxoplasma*). Science. 1948; 108: 660–663.
62 矢野明彦：トキソプラズマ感染．感染症と免疫応答—T 細胞の役割　炎症と免疫．1993; 1: 24–30.
63 Lappalainen M, Koskela P, Koskiniemi M, Ammala P, Hiilesmaa V, Teramo K, Raivio KO, Remington JS, Hedman K. Toxoplasmosis acquired during pregnancy: improved serodiagnosis based on avidity of IgG. J Infect Dis. 1993; 167: 691–697.
64 矢野明彦，竹尾愛理，楊天慧，上田正勝，青才文江：トキソプラズマ原虫抗原特異的 IgG 抗体の親和性測定による臨床診断における有用性の検討　寄生虫学雑誌．1993; 42: 85.
65 矢野明彦：トキソプラズマ症の診断　産婦人科の実際．1994; 43: 63–71.
66 小島好文，堤治，武谷雄二：難治性寄生虫症　先天性トキソプラズマ症　Clinical Parasitology. 2003; 13: 39–44.
67 Flegr J, Havlicek J, Kodym P, Maly M, Smahel Z. Increased risk of traffic accidents in subjects with latent toxoplasmosis: a retrospective case control study. BMC Infectious Diseases. 2002; 2: 11–16.

68 Naoi K and Yano A. A theoretical analysis of the relations between the risk of congenital toxoplasmosis and the annual infection rates with a convincing argument for better public intervention. Parasitol. Int. 2002; 51: 187–194.
69 矢野明彦：胎児に影響を及ぼす感染症 4 トキソプラズマ症 ペリネイタルケア．1999; 18: 42–53.
70 山下純正，田上孝治，増子香織，小坂仁，井合瑞江，山田美智子，赤城邦彦：先天性トキソプラズマ症と全般てんかん 神奈川県精神医学会誌．2003; 53: 77–78.
71 江崎勝一，高崎二郎，小川雄之亮：先天性トキソプラズマ感染症の1例 小児感染免疫．2002; 14: 167–168.
72 長島千香子，与田仁志，中島やよひ，遠藤大一，山本和歌子，井上義：哺乳力緩慢が診断のきっかけとなった低出生体重児の先天性トキソプラズマ症の一例 日本新生児学会雑誌．2002; 38: 379.
73 三好潤也，川瀬昭彦，近藤裕一：先天性トキソプラズマ症の3例 日本産科婦人科学会熊本地方部会雑誌．2002; 46: 108.
74 中村恭子，川瀬昭彦，近藤裕一，池田哲雄，入部兼繁，八浪浩一，中村紳二，矢野明彦：抗原虫薬にて好中球減少をきたした先天性トキソプラズマ症の1例 日本小児科学会雑誌．2002; 106: 223.
75 野呂瀬一美，青才文江，文惠聖，陳梅，塩野結子，工藤正道，姜炫圭，朴蓮筍，下岡恭子，嶋田雅暁，矢野明彦：難治性トキソプラズマ性 網脈絡膜炎の考察 Clinical Parasitology. 2002; 13: 51–53.
76 橋口和生，清水聖子，瀬山真智子，斉藤理恵，安達知子，太田博明，矢野明彦：PCR法により胎内診断し得た先天性トキソプラズマ感染症の1例 日本産科婦人科学会関東連合地方部会会報．2000; 37: 363.
77 中矢代真美，照屋秀樹，我那覇仁，小濱守安，安次嶺馨，安谷久美子，具志堅直樹，當山潤，矢野明彦：先天性トキソプラズマ症の2例 日本小児科学会雑誌．1999; 103: 1067.
78 林和彦，五十嵐雄一，与那嶺京子，鈴木廉三郎，飯田智博，海老原肇，田口泰之，亀田佳哉，堀内勁：先天性トキソプラズマ感染症の取り扱い 産婦人科の実際．1999; 48: 1271–1277.
79 奥山伸彦，鹿間芳明，赤城邦彦，伊藤大蔵：先天性トキソプラズマ症の1例 こども医療センター医学誌．1999; 28: 140–143.
80 荒新修，久保典久，原三千丸，塙本宰，村上祐司，樫本和樹：先天性トキソプラズマ症と思われる7歳女児例 広島医学．1998; 51: 578.
81 柳田聡，和田誠司，茂木真人，遠藤尚江，杉浦健太郎，中野真，多田聖郎，中林豊，神谷直樹，安田允：妊娠初期にトキソプラズマ抗体価の高値を認めた4症例 東京慈恵会医科大学雑誌．1997; 112: 775.
82 松村貴代，門田強，細見尚弘，沢井ユカ，木戸尚治，栗山啓子，井上悦男，橋本勉，藤田眞，黒田知純，前田暢彦，中川秀光：中脳水道狭窄症にて発症した先天性トキソプラズマ症の1例 日本医学放射線学会雑誌．1997; 57: 885.
83 酒井英明，鈴木勝浩，鈴木順造，石籠鉄樹：先天性トキソプラズマ症の1例 小児科．1997; 38: 巻頭ページ．
84 佐藤広尚：生後2ヵ月で発見された先天性眼トキソプラズマの1例 眼科臨床医報．1996; 90: 1474.
85 上牧勇，岩田敏，老川忠雄：先天性トキソプラズマ症の双胎例 茨城県臨床医学雑誌．1996; 32: 23.
86 山崎宗廣，荻原ゆかり，天野芳郎，寺内昭子，塚田昌滋：下垂体機能低下を来した先天性トキソプラズマ症の1女児例 小児科臨床．1996; 49: 1693–1697.
87 田内守之，金丸浩，石関しのぶ，滝川逸朗，秋山和範，井関幹郎，井村総一：先天性トキソプラズマ感染症の1例 日本新生児学会雑誌．1995; 31: 708.
88 亀田佳哉，笹本優佳，依田卓，鈴木啓二，堀内頸：先天性トキソプラズマ症の1例 第31回日本新生児学会総会抄録集．1995; 177.
89 Yokota K. トキソプラズマ感染による先天奇形 Congenital Anomalies. 1994; 34: 226–227.
90 古谷幸子，杉原いつ子，西田輝夫：再発を繰り返した先天性トキソプラズマ症の1例 眼科臨床医報．1994; 88: 1368–1371.
91 早川知恵美，山中勗，田中浩人，唐木剛：先天性トキソプラズマ症の2例 小児科．1994; 35: 巻頭ページ．
92 岡野創造，小松博史，長谷川功，土井康生，衣笠昭彦，沢田淳：先天性トキソプラズマ症の3例 妊婦の抗体検査の必要性についての考察 日本新生児学会雑誌．1992; 28: 879–885.
93 佐藤さゆり，杉田克生，新美仁男，黒田紀子，尾崎陽子：網脈絡膜炎の再燃した先天性トキソプラズマ

症の1症例　日本新生児学会雑誌．1990; 26: 1047–1050.
94 伊佐文子，西村芳子，花籠良一，富田崇敏：先天性トキソプラズマ症の3同胞例　臨床神経学．1990; 30: 678.
95 塚原嘉治，石井惇，福田透：先天性トキソプラズマ症の1例　産科と婦人科．1990; 57: 244–248.
96 黒田紀子，勝呂慶子，若山曜子，尾崎陽子：先天性トキソプラズマ症の1例　眼科臨床医報．1990; 84: 394.
97 佐々木啓：先天性トキソプラズマ症の3例　北海道医学雑誌．1989; 64: 90.
98 池田秀敏，相原坦道，府川修，佐藤慎哉：一卵性双生児に見られた先天性トキソプラズマ症　小児の脳神経．1989; 14: 51–55.
99 池田哲雄，工藤楡美子，中村紳二，近藤裕一，並河東志夫，入部兼繁，主簾裕祥，渡辺秀明，熊谷和久：胎内で著明な水頭症を認め重度の先天性トキソプラズマ症と考えられた1例　臨床小児医学．1989; 37: 75–79.
100 栗林利治，今井雅二：先天性トキソプラズマ症の1例　臨床眼科．1989; 43: 466.
101 三宅健，河盛重造，吉田隆実，中村桂三，羅錦営：眼症状（斜視）で発見された先天性トキソプラズマ症の1例　小児科診療．1988; 51: 1751–1754.
102 北条徹，武田悦男，鈴木和雄：発熱に伴ったてんかん発作で発見された先天性トキソプラズマ症の1乳児例　日本小児科学会雑誌．1986; 90: 2798.
103 伊古田賢治，伊古田裕子，渋谷温，諸岡啓一，栃木亮太郎，横田和子：脳室奇形、点頭てんかんを呈した先天性トキソプラズマ症の1例　小児科臨床．1982; 35: 2860–2864.
104 Roizen N, Swisher CN, Stein MA, Hopkins J, Boyer KM, Holfels E, Mets MB, Stein L, Patel D, Meier P, Withers S, Remington J, Mack D, Heydemann T, Patton D, McLeod R. Neurologic and developmental outcome in treated congenital toxoplasmosis. Pediatrics. 1995; 95: 11–20.
105 矢野明彦，直井幸二，野呂瀬一美，青才文江：シリーズ・目で見る感染症　トキソプラズマ症　化学療法の領域．2002; 18: 5–10.
106 矢野明彦，関谷宗英：トキソプラズマ　周産期の感染症　最近の動向と対策　産科と婦人科．1999; 3: 327–334.
107 矢野明彦：トキソプラズマ症　感染症とその治療　最新医学．1999; 54: 260–269.
108 矢野明彦：トキソプラズマ症　原虫性疾患　臨床病理．1998; 108: 204–209.
109 Wallon M, Liou C, Garner P, Peyron F. Congenital toxoplasmosis: systematic review of evidence of efficacy of treatment in pregnancy. BMJ. 1999; 318: 1511–1514.
110 Gilbert R, Dunn D, Wallon M, Hayde M, Prusa A, Lebech M, Kortbeek T, Peyron F, Pollak A, Petersen E. Ecological comparison of the risks of mother-to-child transmission and clinical manifestations of congenital toxoplasmosis according to prenatal treatment protocol. Epidemiol Infect. 2001; 127: 113–120.
111 Mohamed RM, Aosai F, Chen M, Mun HS, Norose K, Belal US, Piao LX, Yano A. Induction of protective immunity by DNA vaccination with *Toxoplasma gondii* HSP70, HSP30 and SAG1 genes. Vaccine. 2003; 21: 2852–2861.
112 Wang LC, Cohen ME, Duffner PK. Etiologies of central diabetes insipidus in children. Pediatr Neurol. 1994; 11: 273–277.
113 McAuley J, Boyer KM, Patel D, Mets M, Swisher C, Roizen N, Wolters C, Stein L, Stein M, Schey W, Remington J, Meier P, Johnson D, Heydeman P, Holfels E, Withers S, Mack D, Brown C, Patton D, McLeod R. Early and longitudinal evaluations of treated infants and children and untreated historical patients with congenital toxoplasmosis: The Chicago collaborative treatment trial. Clin Infect Dis. 1994; 18: 38–72.

（矢野明彦・青才文江）

第3章 臨床編：後天性トキソプラズマ症

はじめに

　トキソプラズマ症は胞子虫類に属する細胞内寄生（細胞内に寄生してのみ分裂・増殖が可能）原虫トキソプラズマ（*Toxoplasma gondii*）による感染症で，ヒトを始め広く鳥類，哺乳類に感染がみられる代表的な人獣共通感染症であり，開発途上国のみならず欧米や日本にも分布する先進国型原虫症の一つである[1]。トキソプラズマ症は日本を含めた経済先進国でもいまだ高い感染率を示し感染者数は世界で5億人にのぼると推計されている。多くは不顕性感染でいわゆる日和見感染症として存在する。しかし，高度先進医療のもと，高度の免疫抑制状態の患者が存在するようになり，さらに日和見感染予防の生体防御反応の研究が進められてくるに従い，日和見感染の定義が今後変遷することは明らかである。近年，経済先進国のみならず開発途上国を含めた地球全体の国際社会化現象やグルメ志向による汚染肉の摂取，海外旅行先での感染，来日外国人妊婦の増加，ペット（ネコ）ブーム，などの要因で，マラリアやコレラなど他の国際感染症と同様にトキソプラズマ症は今後増加する可能性は大きく新興再興感染症としても注目されている。

I. 臨床症状と徴候[2]

　初感染の80％以上は無症候性である。症候性の人の潜伏期は1–2週間である。一般に，回復と同時に，無症候性と症候性感染のどちらも慢性潜伏性（囊子）感染として存続する。再燃がみられるのは，ほとんど重症免疫不全患者に限られる。後天性トキソプラズマ症の臨床症状は次の4つに分類できる。

(1) 免疫能のある宿主への初感染
　ほとんどの症候性感染は急性，軽度，熱性の多系統疾患であり，伝染性単核球症に類似している。リンパ腺症は概して圧痛はなく，特に頭頸部のものは最もよくみられる所見である。様々に併発して現れる他の特徴には，倦怠感，筋肉痛，関節痛，頭痛，咽喉炎，および斑状丘疹または蕁麻疹性の発疹がある。肝脾腫大が発現することがある。まれに，重症症例が肺炎，髄膜脳炎，肝炎，心筋炎，および網脈絡膜炎によって悪化する。症状は変動することがあるが，ほとんどの患者は数ヵ月で自然に回復する。

（2） 免疫不全患者における感染[3]
——免疫不全患者への初感染および感染患者の免疫能低下による再燃——

トキソプラズマ症は典型的な日和見感染症の一つであり，免疫能が正常なヒトにおいては感染しても殆ど発症しないか，発症しても軽症であることが多い。しかし，現在，AIDS 患者，癌患者，および免疫抑制剤の投与を受けている臓器移植患者等，免疫不全状態の患者が増加し，これらの免疫不全患者にトキソプラズマが感染する機会が増えており，臨床症状が重症化することから臨床現場で問題となっている。免疫不全患者においては，髄膜脳炎，心筋炎，肺炎，網脈絡膜炎，皮膚炎などがみられ，致死的になることもある。我々は免疫抑制状態宿主のモデルマウスであるインターフェロンガンマノックアウトマウスを用いた感染実験において，免疫抑制状態では，トキソプラズマ数が有意に増加し，感染死することを確認している[4]。

再燃トキソプラズマ症は，不顕性感染していた患者が，AIDS や癌を発症したり，臓器移植等で免疫抑制薬を投与されて免疫抑制状態になったときに発症する。この感染は特定の臓器（脳，肺，眼）が最も多いが，この他にも心臓，皮膚，胃腸管，肝）にみられるか，播種性疾患としてみられる。抗トキソプラズマ抗体が陽性の AIDS 患者では 30–50% に，髄膜や，単独または複数の腫瘍性，またはびまん性脳内トキソプラズマ病変が発症し，発熱，頭痛，精神状態の変化，痙攣，および巣状（または，ごくまれに非巣状）神経脱落徴候の臨床所見を伴う。

（3） 網脈絡膜炎[2, 5-19]

圧倒的に多い型は先天性感染の数週間後から数年後に漸次的に発症する。先天性トキソプラズマ症の 70–90% がトキソプラズマ性網脈絡膜炎を発症[11]するといわれ，また，トキソプラズマ性網脈絡膜炎は先天性が 95%[9] とする報告がある。本症の大部分を先天性とみなし，あらゆる活動性トキソプラズマ性網脈絡膜炎の 1% が後天性という指摘もある[10, 11]。網脈絡膜炎の頻度は先天性病型に依存し，神経系だけが侵されている場合は 94.4% が網脈絡膜炎を起こし，生誕時に全身に病変が及んでいる場合には 65.9% が網脈絡膜炎を発症するといわれている[12]。網脈絡膜炎が先天性トキソプラズマ症の唯一の徴候であることもあり[13]，10% の患者は他臓器に病変がない。生誕時に 85% の感染児は一見正常であるが無治療だとその 85% がトキソプラズマ性網脈絡膜炎を発症する[11, 14]。

高年齢児および成人の後天性感染は，めったに網脈絡膜炎に進展せず，2–3% が発症する[6]。

一般に先天性トキソプラズマ性網脈絡膜炎の 85% が両側性[11]とされている。また，トキソプラズマ性網脈絡膜炎の全患者の 34% が両側性だったという報告がある[16]。低年齢児の後天性感染後に発症する場合は一般に片側性である。

炎症過程は巣状壊死性網膜病変（境界不鮮明の黄色斑または白斑）として数週間から数ヵ月間持続し，二次的に脈絡膜へ炎症が波及する。硝子体に強い炎症が及ぶと，「霧中のヘッドライト」といわれる所見を呈する。また，新生血管や網脈絡膜血管吻合，網膜前繊維増殖症，牽引性網膜剥離，嚢胞性黄斑浮腫，網膜動脈分枝閉塞症，網膜静脈閉塞症，網膜静脈周囲炎，視神経炎，視神経網膜炎など多彩な病像が報告されている。視覚欠損には，かすみ，中心暗点，および視野欠損があり，疼痛および羞明を随伴する。網脈絡膜炎が全ぶどう膜炎に移行することがあるが，進行して緑内障および失明に至ることはめったにない。治癒に伴い，白色または黒色色素沈着を伴った瘢痕になる。眼科所見だけで後天性トキソプラズマ症か先天性トキソプラズマ症の再発かを確定診断することは困難である[8]。眼底のどこでも発症するが，75% が後極部に発症し，25% が周辺部網膜に発症すると

いう報告もあるが，後極部に発症すると患者の気がつきやすいせいかもしれず，黄斑部に病変があるのは 46% だったとする報告もある[15, 16]。我々のマウスへのトキソプラズマ感染実験において，トキソプラズマ数は後極部の方が周辺部より多く認められた[5]。トキソプラズマの眼内への進入は血行性あるいは視神経経由の 2 つの可能性がいわれており，網膜病変の後極部偏在は，血管や神経の分布などから解剖学的に説明可能と思われる。

殆どのトキソプラズマ性網脈絡膜炎は，1–2 ヵ月後に自然に治癒するが大きな病巣は長期にわたり炎症が持続することもある。

再発は網脈絡膜瘢痕病巣の辺縁におき，娘病巣となる。抗トキソプラズマ治療を受けた患者の 16–30% が再発する[17]という報告や，3 年間の経過観察で 49% が再発したとの報告もある[18]。再発機序は不明であるが，多くの因子が関わっていると考えられる。妊娠すると再発しやすいことはよく知られており[11]，ホルモン因子は再発因子の一つであろう。また，免疫系や各種サイトカインも大きな役割をはたしていると思われる。

最近では，大量の免疫抑制剤を使用する臓器移植後や HIV 感染者では不顕性感染の本症が顕性化したり，日和見感染として発症する例が増えており，免疫不全患者では，広範な網膜病変や，強い硝子体混濁，高度の前房内炎症が発症する。我々の免疫不全宿主のマウスモデルを使った実験においても，野生型マウスに比較して，感染後に網膜電図（ERG）が平坦化し，免疫不全マウスにおいては網膜全体に病変が及んでいることを示す結果が得られている[19]。また，野生型マウスでは虹彩・毛様体や脈絡膜にはトキソプラズマが検出されないにもかかわらず，免疫不全マウスにおいては，有意に多数のトキソプラズマが検出され，HIV 患者のトキソプラズマ性網脈絡膜炎において，重篤な前眼部病変を引き起こすことが裏付けられた[5]。HIV 感染患者におけるトキソプラズマ性網脈絡膜炎の自然治癒は報告されていない。

(4) 難治性およびその他のトキソプラズマ症

一般検査では免疫抑制状態を示さない患者，特に，トキソプラズマ性の網脈絡膜炎，肺炎，心筋炎，心膜炎などの症例で，極めて治療が困難な症例が増えてきている。これらの患者の診断の多くが PCR（ポリメラーゼ遺伝子増幅反応）法による確定診断であるが，予後不良例は大きく 2 つに分けられる。第 1 は，トキソプラズマ症の増悪をたどるケースで，例として網脈絡膜炎では娘病巣の拡大で視力の低下や視力喪失へ至る。第 2 は，他の感染症（結核など）の併発や移行がみられたり，悪性腫瘍（白血病など後に診断される場合）との併発で，併発疾病により予後不良の経過をたどる。

難治性トキソプラズマ症の原因としては，トキソプラズマの薬剤耐性と患者のある種の免疫機能不全によるものと考えられる。

II. 病型と検査項目

トキソプラズマ症検査の目指すところはトキソプラズマ症を疑わせるさまざまな症状，例えば流産や炎症（肺炎，心筋炎，皮膚炎，髄膜脳炎，網脈絡膜炎など），痙攣などの神経症状，水頭症，小頭症，小眼球症，低体重児，運動・神経精神発育不全，などがトキソプラズマ感染によるものなのか，もしそうであるならば，どのような治療をすればよいのか，どのように経過観察したらよいの

か，などの臨床現場の要求に応えることであろう。

　現在トキソプラズマ症診断に最も用いられている検査は抗トキソプラズマ抗体測定である。しかし，抗トキソプラズマ抗体が陽性であるということは，単にトキソプラズマに感染しているということを意味しているのであり，抗体陽性は病態を反映していない。実際に殆どの抗体陽性者は臨床症状を呈さない不顕性感染である。抗トキソプラズマ抗体陽性の患者が示す臨床症状がトキソプラズマ感染によるものであるか否かを判断するのは容易ではない。また抗体価と臨床的重症度には関連性はなく，また，抗体の交叉反応や非特異性による偽陽性の症例，逆に患者の遺伝的素因や免疫不全の状況下で抗トキソプラズマ抗体の産生能が弱く抗体陰性のトキソプラズマ症の症例もある。

　では，どのような検査がトキソプラズマ症診断における前述した臨床現場で有用な検査でありうるのであろうか。この要望に応えるには，トキソプラズマ症の病態像を解明し，その病態を的確に反映する検査が開発される必要がある。炎症現場（流産排出物や胎盤，髄膜脳炎における生検試料や髄液など）におけるトキソプラズマの同定は臨床的に極めて有用である。また，末梢血中からのトキソプラズマの同定はトキソプラズマが活動期であることを示している。しかしトキソプラズマが細胞内寄生原虫であることから，ウイルスや細菌とは異なり同定できる効率は低い。これらのことから，トキソプラズマ症の診断は，1）抗トキソプラズマ抗体測定，2）トキソプラズマの同定，3）臨床所見・検査，の総合判定による診断が必要である。トキソプラズマ症の診断方法は第1章Vに述べた。

　以下に挙げるのは，トキソプラズマ症に特異的にみられる血清学的所見および他の所見である。

(1) 免疫能のある人への急性感染

　スクリーニングでは，感染の有無を確認する上で信頼性の高いIgG抗体を最初に検査する。少数の患者では，初回感染から3週間以内は抗体が見つからない。急性感染が疑われる場合は，3週間後にもう一度検査する。診断は，陰性から陽性への変換，またはいずれかの検査により血清抗体価が急性期の4倍以上の変動があれば確定する。また，急性感染は，組織中の急増虫体の検出，原虫の分離，または血液や体液におけるトキソプラズマDNA増幅によって診断することができる。推定診断は，1：64を上回る単独IgM抗体価および非常に高いIgG抗体価（>1：1,000）に基づく。しかし，IgM検査は偽陽性の頻度が比較的高いため，できれば基準となる研究所で確認検査を必ず行う。

(2) 免疫不全患者の再燃性感染

　AIDS患者では，血液からトキソプラズマを分離できることがある。一方，確定診断は，脳脊髄液中（ライト-ギムザ染色またはPCR増幅）のトキソプラズマの検出か脳生検のみによる。脳生検を回避するために，一般にMRI（感度が高い検査）またはCT（典型例：複数の等濃度または低密度のリング状占拠性病変）によって推定根拠を得た後に経験的抗菌薬治療を開始する。単一光子放出型CTは，高特異的診断方法として評価段階にある。抗体価が信頼できないのは，患者のほとんどが過去の感染を反映するIgG抗体価を有しており，有意な上昇がめったに起きず，IgM抗体が存在するのはまれだからである。IgGが欠如していても，トキソプラズマ性網脈絡膜炎の診断を除外できない。脳脊髄液は，軽度の細胞増加（主にリンパ球と単球），蛋白増加，および正常グルコー

（3） トキソプラズマ性網脈絡膜炎

一般に，本疾患は安定した通常低値の IgG 抗体価および IgM 抗体の欠如を伴う。眼房水の IgG 抗体価が血清中の IgG 抗体価より高値であれば，診断が裏付けられる。

（4） その他の検査所見

白血球数は正常であるか減少しており，しばしばまれな異型細胞を伴うリンパ球増加または単球増加が認められるが単核球症にみられるヘテロフィル抗体は認められない。胸部単純 X 線撮影では，間質性肺炎の所見を示すことがある。HIV 感染者を対象とする脳画像検査では，トキソプラズマ症は概して大脳基底核に好発する複数の病変として現れる。

III. 鑑別診断

急性発熱性疾患では，サイトメガロウイルス感染症，伝染性単核球症をはじめとする肺炎，心筋炎，筋炎，肝炎，および脾腫をきたす疾患を考える。リンパ腺症が認められれば，サルコイドーシス，結核，野兎病，リンパ腫，ネコひっかき病，および転移性癌が考えられる。免疫不全状態の宿主に脳病変が認められればリンパ腫，結核腫，脳腫瘍，転移性癌および真菌病変を考える。

網膜萎縮巣の近くの炎症があれば，匐行性脈絡網膜炎を，視神経乳頭炎ではサイトメガロウイルス性乳頭炎や真菌感染，サルコイドーシス，視神経炎，前部虚血性視神経症を考える。また，真菌や細菌による感染性ぶどう膜炎やヘルペスウイルス属の感染症である急性網膜壊死症候群を鑑別しなくてはならない。急性後極部多発性斑状網膜色素上皮症（APMPPE）も視野に入れておく。

IV. 治療法

（1） 抗トキソプラズマ薬

代表的な抗トキソプラズマ薬としては，pyrimethamine, sulphonamides,（acetyl）spiramycin, clarithromycin, roxithromycin, azithromycin, および atovaquone がある。pyrimethamine（dihydrofolic acid reductase 阻害剤）と sulphonamides（dihydrofolic acid synthetase 阻害剤）は sequential step かつ synergistic に働く。骨髄抑制には folinic acid（Leucovorin®）を併用する。サルファ剤過敏症，Stevens-Johnson 症候群に注意。マクロライド系（acetyl）spiramycin および新マクロライド系薬剤（clarithromycin, roxithromycin, azithromycin）があり，共に薬効機序は不明である。atovaquone（ミトコンドリア電子伝達系阻害剤）はシスト殺虫作用があると言われているが，著者らは無効例も経験しており，今後の問題として残されている。噴霧型抗トキソプラズマ剤として，triclosan[20] がある。

（2） 後天性トキソプラズマ症に対する化学療法

A. 免疫能正常者におけるトキソプラズマ症

免疫機能が正常な患者におけるトキソプラズマ症発症率は 10% 以下であり，主な症状は頭頸部・腋下リンパ節腫張で，そのほとんどが未治療で自然消退する。しかし，トキソプラズマ性リンパ節

表 3–1　後天性トキソプラズマ症に対する化学療法

1. 免疫能正常のトキソプラズマ症患者
    a.
    1 日目：pyrimethamine 200 mg p.o. + sulphadiazine 1–2 g + folinic acid 10–50 mg/日，2 日以後：pyrimethamine 100 mg p.o. + sulphadiazine 1–2 g + folinic acid 10–50 mg/日　4 週間　1 クール
    b.
    Fansidar® (pyrimethamine 25 mg + sulphadoxine 500 mg)/錠　3 錠を 2 週間に 1 回，あるいは 1 錠を 1 週間に 1 回
    c.
    acetylspiramycin 2–3 g/日　4 週間　1 クール

    　　a. b. サルファ剤過敏症，Stevens-Johnson 症候群に注意。骨髄抑制に対して folinic acid 5–10 mg/回 3 回/週。

2. 免疫不全患者におけるトキソプラズマ症
    a.
    1 日目：pyrimethamine 200 mg p.o. + sulphadiazine 1–2 g + folinic acid 10–50 mg/日，2 日以降：pyrimethamine 100 mg p.o. + sulphadiazine 1–2 g + folinic acid 10–50 mg/日　6–8 週間　1 クール
    b. 上記 pyrimethamine と clindamycin 1 g/日，あるいは azithromycin 1,200–1,500 mg/日　6–8 週間　1 クール
    維持療法
    pyrimethamine 100–200 mg p.o. + sulphadiazine 0.5–1 g（あるいは chindamycin + folinic acid 10–50 mg/日

3. 難治性トキソプラズマ症
    2.a および 2.b の clindamycin や azithromycin が難治性網脈絡膜炎ではよく使用される。網膜浮腫，脳圧亢進・浮腫にはステロイドが使用される。根治療法を目指して，atovaquone/proguani 合剤（atovaquone 250 mg, proguanil hydrochloride 100 mg）の 1 日 1 錠 7 日間投与が試みられている。

炎・腫張に対しては，悪性腫瘍との鑑別診断（併発症例の可能性も考慮）として重要であり，トキソプラズマ症の診断がついたときには pyrimethamine を主体にした積極的治療（表 3–1）が必要である。

B.　免疫不全患者におけるトキソプラズマ症

免疫不全患者（抗トキソプラズマ抗体陽性 AIDS 患者は 30–40% がトキソプラズマ性髄膜脳炎を起こす）や免疫抑制剤使用患者（移植患者）においては，原疾患の病状を考慮した上で，初感染（抗体産生開始 seroconversion）・慢性感染や臨床症状の有無を問わず予防的治療（表 3–1）を開始する。急性期および維持療法のレジメはそれぞれ表 3–1 に示した。

感染臓器（特に心臓）移植患者におけるトキソプラズマ症の急性期症状は拒絶反応に似ており，AIDS 患者に対する方針と同じであるが，一般に難治性で予後が悪い。治療後の維持療法の続行が必要である。予防的治療の効果が認められており[21,22]，表 3–1 の維持療法に準じる。

C.　難治性トキソプラズマ症

表 3–1 を参照。

V. 予防およびペットを含む動物のトキソプラズマ感染

　後天性トキソプラズマ症を予防するには，ネコ糞便への注意を喚起することや，豚肉などの雑食性食肉をはじめとする肉料理の十分な加熱処理が重要である．ネコの糞便中に排出されるオーシストは微塵中やネコの尻尾に付着しており肉眼では見えないことから，実際にはネコとの直接接触以外にも間接的に経口感染する機会はあり得るため，砂場遊びやガーデニング後の手洗いの励行やハイキングなどでの川や湖での汚染水との接触に配慮する（第1章IIIとIV参照）．我々は最近，トキソプラズマ症への遺伝子ワクチンを確立した[23]．この遺伝子ワクチンはネコのオーシスト排出を抑えるワクチン効果も得られる．

VI. 症　　例

（1）　網脈絡膜炎[7, 8, 24–29]

A：硝子体液からトキソプラズマDNAを定量的競合的PCR（QC–PCR）法で同定した症例（文献24より一部改変）

症例：35歳男性，日系2世ブラジル人

主訴：1年ほど前より右眼の視力低下．数ヵ月前より視力障害の増強あり．

経過：某開業医を受診し，右ぶどう炎，続発性緑内障と診断され，ステロイド点眼，β遮断剤点眼，ステロイド（Predonine® 15 mg/日）の経口投与をうけたが改善せず，紹介受診．初診時眼科所見：視力：R.E.＝(0.02)，L.E.＝(1.2)，右眼圧：28 mmHg．右虹彩炎，硝子体混濁，網脈絡膜萎縮巣，黄斑部混濁，網膜血管炎が認められた．

初診時検査所見：抗単純ヘルペスウイルスIgG抗体価：128

入院後経過と初期治療：抗単純ヘルペスウイルスIgG抗体価が上昇していたため，急性網膜壊死の可能性もあるとして経口ステロイド剤（prednisolone 32 mg/日），抗ウイルス剤の

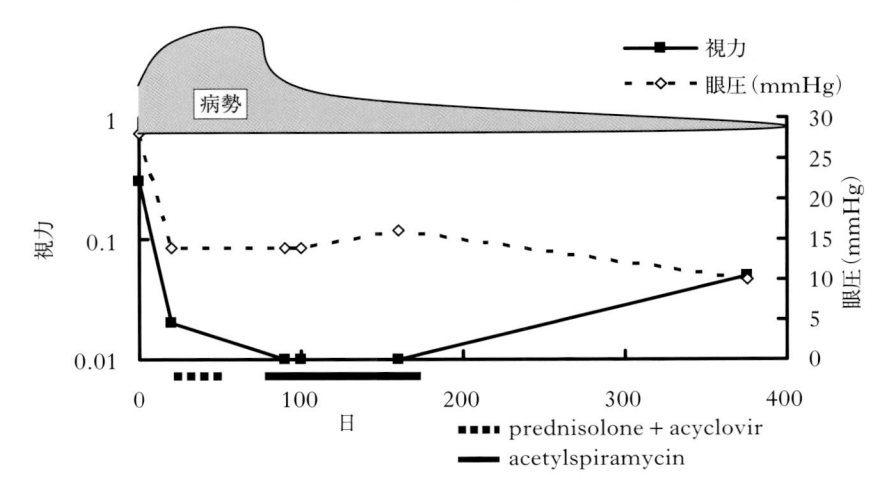

図 3–1　臨床経過．prednisoloneとacyclovir投与期間中に病勢は急激に悪化したが，acetylspiramycin投与後は急激に沈静化した．

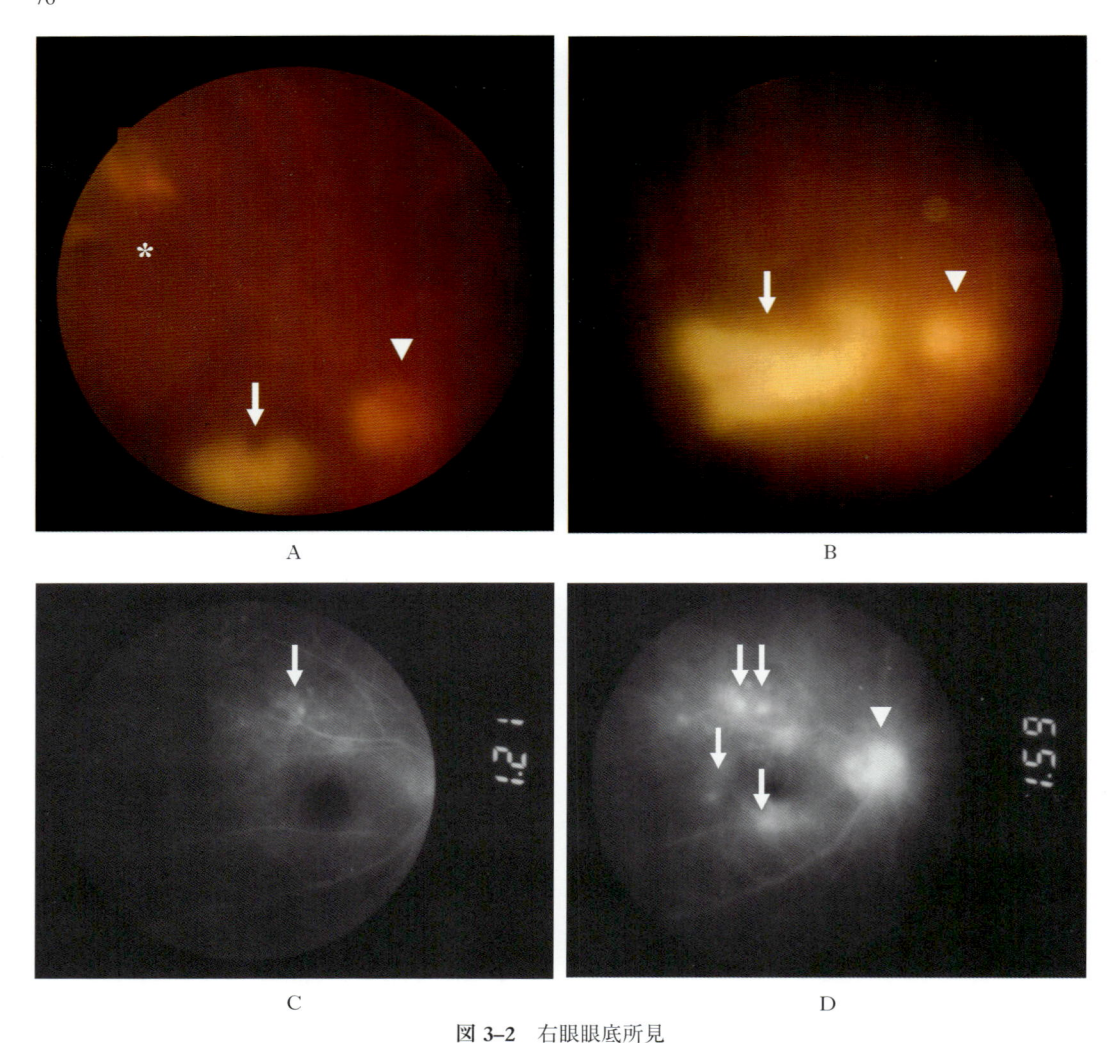

図 3-2　右眼眼底所見
A：上耳側に黒色色素斑を伴う網脈絡膜萎縮層（*），黄斑部（矢印）に濃厚黄白色滲出病巣。矢先：視神経乳頭。
B：黄斑部の黄白色滲出病巣（矢印）は拡大し，硝子体混濁の増強が見られた。C：初診時の蛍光眼底造影。後極部に点状漏出（矢印）。D：後極部の点状漏出部位の増多，視神経乳頭（矢先）からの蛍光漏出。

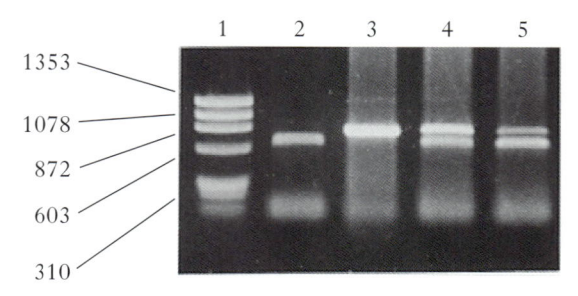

図 3-3　定量的競合的 PCR 法によるトキソプラズマ特異的 SAG1 遺伝子の検出
レーン 1：DNA サイズマーカー，レーン 2：競合的 SAG1 遺伝子，レーン 3：トキソプラズマ急増虫体，レーン 4：競合的 SAG1 と急増虫体の混合，レーン 5：競合的 SAG1 と患者硝子体液の混合。（文献 24 より）

acyclovir（5 mg/kg BW）の点滴を2回/日施行した（図3-1）が，黄斑部黄白色濃厚な滲出斑が新たに出現し（図3-2A），急激に拡大（図3-2B）。蛍光眼底造影で，後極部に，点状蛍光漏出部があり（図3-2C），さらに，漏出部位は増多した（図3-2D）。

入院後検査所見：抗トキソプラズマ IgG 抗体 99.9 U/ml（正常10以下），IgM 抗体10以下。硝子体液を採取し，定量的競合的 PCR 法（QC-PCR 法）を施行したところ，図3-3に示すように，トキソプラズマ DNA が検出された。

確定診断後の治療および経過：acetylspiramycin 1,200 mg/日の投与を開始したところ，症状は劇的に改善した。治療は18週間続行し，その後11ヵ月の経過で再発は見られていない。右視力：0.05（矯正不能）

症例検討のポイント

1. 初診時に硝子体混濁のため，詳細な眼底の透見が不能で，診断が困難であった。
2. 黒色色素沈着のある網脈絡膜萎縮巣があることから，以前に炎症が存在したことが明らかであるが，本人は自覚していなかった。今回の炎症が先天性トキソプラズマ症の再発である可能性は否定できない。
3. 抗単純ヘルペスウイルス抗体価が高く，早期のステロイド治療を要する急性網膜壊死を疑われ，ステロイド治療をしたことにより，病勢が悪化した。
4. 抗トキソプラズマ IgG 抗体価が高かった。
5. 硝子体よりトキソプラズマ DNA が QC-PCR 法で確認できた。
6. acetylspiramycin が著効した。
7. ブラジル人は20歳までにほぼ100%トキソプラズマに感染しており[30]，この症例は日系ブラジル人であった。

B：動脈周囲炎，網膜静脈分枝閉塞症，視神経炎を伴った後天性眼トキソプラズマ症（文献25より一部改変）

症例：20歳女性，日系ブラジル人
主訴：左視力低下。左眼深部痛。
現病歴：左眼の視力低下を自覚し，近医で黄斑部変性症を指摘される。
初診時所見：左視力：0.2（矯正不能）。左眼 swinging flashlight test 陽性。左眼前房中に虹彩炎，硝子体混濁。黄斑部近傍に滲出斑，動脈周囲炎，網膜静脈分枝閉塞症，視神経炎を認めた（図3-4）。網膜電図（ERG）はa波b波共に左眼減弱。フリッカー ERG で左眼減弱。
経過：原因不明のぶどう膜炎として副腎皮質ステロイド剤（Rinderon®）の点眼を開始したところ，硝子体混濁の増強，滲出斑の拡大，視力も指数弁まで低下。
検査所見：抗トキソプラズマ抗体（赤血球凝集反応）2,048倍，抗トキソプラズマ IgG 抗体 290 IU/ml。抗トキソプラズマ IgM 抗体 0.4 IU/ml。
治療：clindamycin 600 mg/日を185日間，300 mg/日を68日間，副腎皮質ステロイド剤（Predonine®）25 mg/日の隔日投与を1週間，5 mg/日を150日間投与。以後，2ヵ月かけて漸減し，Predonine® 総投与量は944 mg となった。眼所見は徐々に改善し，瘢痕化し，黒色色素斑も出現した。8ヵ月の経過で左視力は 0.3（0.9）に回復した。

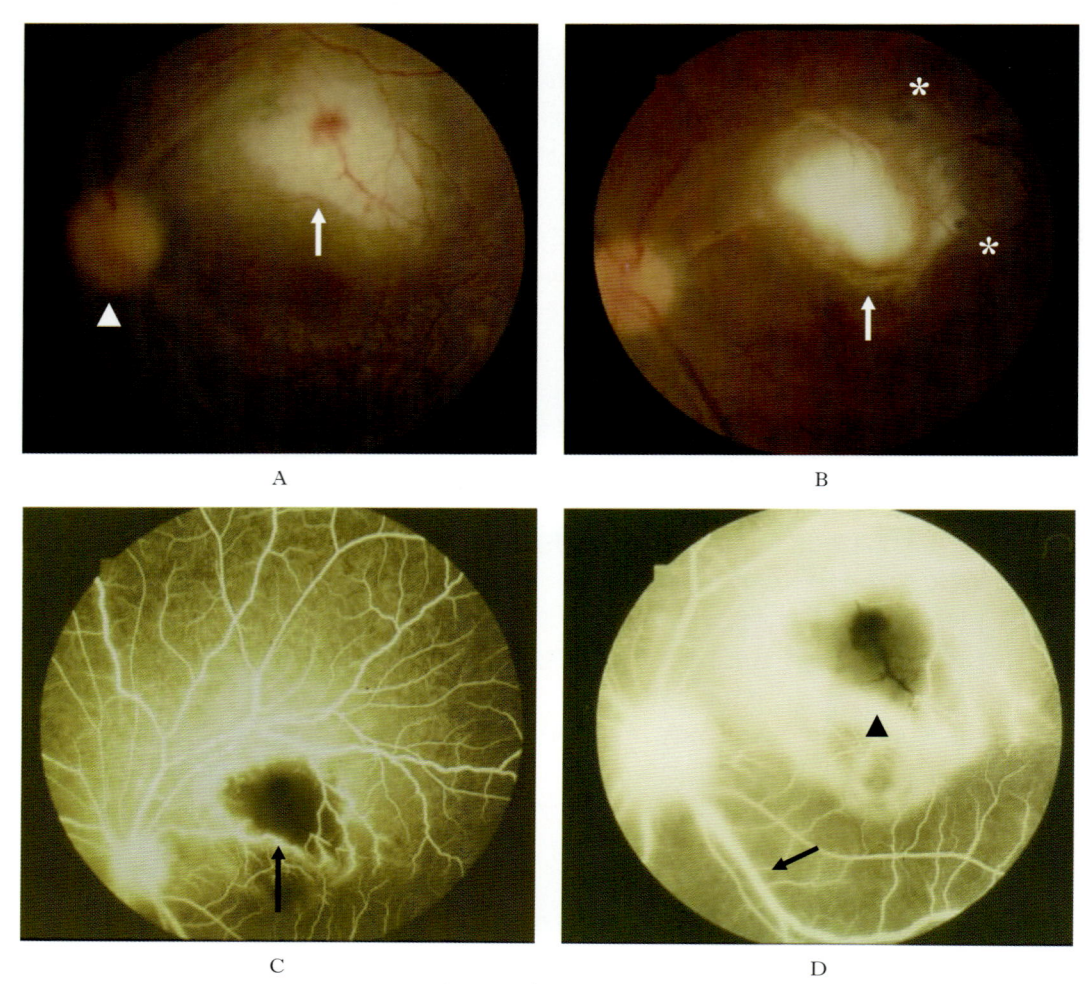

図 3-4 左眼眼底所見

A：初診時の眼底所見。視神経乳頭（矢先）の発赤，黄斑部上部の黄白色滲出斑（矢印）には，中央にしみ状出血。B：4ヵ月後の眼底所見。瘢痕形成（矢印）と黒色色素沈着（*）。C：初診時の蛍光眼底造影初期所見。滲出斑（矢印）は低蛍光，その周囲は過蛍光を呈している。D：造影後期所見。網膜静脈閉塞（矢先），静脈炎（矢印）が見られた。

症例検討のポイント
1. 原因不明のぶどう膜炎としてステロイド治療したため病状悪化。
2. 動脈周囲炎，網膜静脈分枝閉塞症，視神経炎を伴っていた。
3. clindamycin と副腎皮質ステロイド剤の併用で著明に改善。
4. ブラジル人はトキソプラズマ感染率が高く[30]，この症例も日系ブラジル人であった。

(2) リンパ節炎[31-35]
　A：秋田市およびその近郊におけるトキソプラズマ症7例の報告――5例の外注検査での抗トキソ

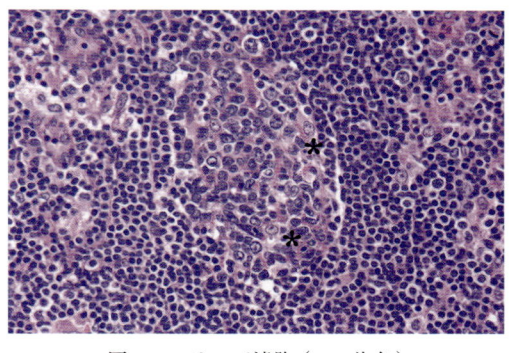

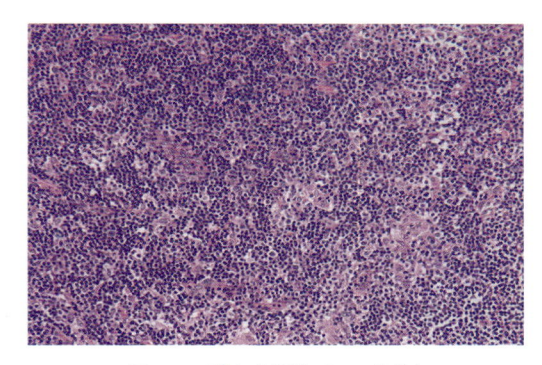

図 3-5　リンパ濾胞（HE 染色）　　　　　　　　　　　図 3-6　類上皮細胞（HE 染色）

リンパ節全体に散在性ないし少数の集簇を形成して類上皮細胞(*)がみとめられる。その類上皮細胞はリンパ濾胞の胚中心内にも時に及ぶ。

プラズマ抗体陰性例，定量的競合的 PCR（QC-PCR）法で確定診断した症例を含む——（文献 31, 32 より一部改変）

症例 1：50 歳男性
現病歴：平成 13 年 4 月から頭痛，発熱あり。5 月，右頸部のリンパ節腫張に気づき，初診。
検査所見および治療：頸部リンパ節炎の診断で levofloxacin 投与するが改善みられず，リンパ節生検施行。リンパ節組織診断は reactive hyperplasia with epithelioid cell infiltration であった。（図 3-5, 3-6）
　　抗トキソプラズマ抗体価（FAT 法）IgG 640 倍，IgM 160 倍。
　　トキソプラズマ症と診断，ST 合剤（sulfamethoxazole-trimethoprim）投与開始，リンパ節は縮小傾向となった。
生活習慣歴：ネコを 10 匹ぐらい飼っている。野良ネコも含む。

症例 2：59 歳男性
現病歴：1 年前から右頸部のリンパ節腫張に気づいていたが，消退を繰り返していた。平成 13 年 8 月初診。
検査所見：リンパ腫疑いでリンパ節生検施行，reactive hyperplasia の診断。抗トキソプラズマ抗体価（FAT 法）IgG 10 倍未満，IgM 10 倍未満。
生活習慣歴：家の中に近所のネコがよく入ってくる。3 匹くらい。畑仕事，ガーデニングが趣味。

症例 3：53 歳女性
現病歴：糖尿病，高血圧で他院通院中，左腋窩リンパ節腫張を指摘され，某病院乳腺外科を 7 月 25 日に受診。両腋窩リンパ節腫張あり。
検査所見：7 月 28 日リンパ節生検を施行，reactive hyperplasia の診断。抗トキソプラズマ抗体価（EIA 法）IgG 10 倍未満，IgM 10 倍未満。
生活習慣歴：野良ネコを飼っている。ガーデニング，生肉（馬刺，牛肉）を好む。

症例 4：22 歳女性
現病歴：平成 13 年 7 月から，頸部リンパ節腫張あり，8 月頸部リンパ節生検，壊死性リンパ節炎の診断。一時リンパ節の縮小がみられていたが，平成 14 年 3 月，鼠径部リンパ節腫大もみられている。
検査所見：抗トキソプラズマ抗体価は陰性。
生活習慣歴：ネコを飼っている。

症例 5：31 歳女性
現病歴：平成 13 年 9 月から，頸部リンパ節腫張あり。
検査所見：抗トキソプラズマ抗体価は陰性。
生活習慣歴：ネコを 3 匹飼っている。
経過：minocycline 投与により，リンパ節は縮小している。

症例 6：37 歳女性
現病歴：平成 13 年 12 月から発熱，頸部リンパ節腫張あり。minocycline 投与後も頸部リンパ節腫張続くため平成 14 年 2 月リンパ節生検施行したところ，reactive hyperplasia, follicular pattern with monocytoid B lymphocytes の診断で，トキソプラズマ症が疑われた。
検査所見：抗トキソプラズマ抗体価は陰性。
生活習慣歴：仕事の訪問先でネコを多数飼っている。
経過：ST 合剤投与により，リンパ節はやや縮小傾向である。

症例 7：68 歳女性
現病歴：平成 13 年 10 月，頸部リンパ節腫大に気づく。11 月，頸部リンパ節生検施行。reactive hyperplasia with abundant epithelioid cells の診断で，トキソプラズマ症が疑われた。
検査所見：抗トキソプラズマ抗体価（EIA 法）IgG 240 IU/ml，IgM 2.2 IU/ml でトキソプラズマ症の診断。
経過：ST 合剤投与によりリンパ節の縮小がみられた。

症例検討のポイント

1. 7 例中 6 例でリンパ節生検を施行。6 例中 5 例は reactive hyperplasia の診断で，リンパ濾胞の増大と monocytoid B lymphocyte の反応があり，一部では類上皮細胞の増殖を認め，トキソプラズマ症が疑われた。
2. 外注検査で抗トキソプラズマ抗体価は 2 例で上昇していたが，他の 5 例は陰性であった。
3. リンパ節 DNA のトキソプラズマ特異遺伝子 SAG1 を標的にした定量的競合的 PCR（QC-PCR）[36, 37] 法を施行した。施行した 3 例すべて陽性であった。
4. *T.g.*HSP70（トキソプラズマ急増虫体毒性分子），SAG1（トキソプラズマ急増虫体特異分子），および *T.g.*HSP30（トキソプラズマ緩増虫体特異分子）に対する抗体価を ELISA で測定した[38, 39]。施行した 6 例（症例 1-6）すべてにおいて，*T.g.*HSP70，SAG1，*T.g.*HSP30 の抗体価の上昇を認めた（表 3-2）。症例 4，6 においては *T.g.*HSP30 の抗体価の上昇は軽度であった。

表 3-2 抗トキソプラズマ抗体価および PCR 検査結果

症例	外注検査		千葉大学 IgG 抗体価（ELISA）			QC-PCR
	IgG	IgM	T.g.HSP70	SAG1	T.g.HSP30	
1	640 倍	160 倍	1.145	0.257	0.790	+
2	—	—	0.949	0.452	0.403	+
3	—	—	1.124	0.246	0.272	+
4	—	—	1.165	0.158	0.099	n.d.
5	—	—	1.518	0.203	0.105	n.d.
6	—	—	1.290	0.223	0.091	n.d.
7	240 IU/ml	2.2 IU/ml	n.d.	n.d.	n.d.	n.d.

Interpretation of results of antibody index: Negative < 0.083, 0.083 ≦ Intermediate < 0.1, Positive ≧ 0.1

5. トキソプラズマ症は，診断の困難な症例が多く，一般的な抗体検査では陰性となる可能性があることを念頭に置くべきである．

B：急激なリンパ節腫脹を呈し，病理像と血清抗体価より本症を疑い，QC-PCR 法により確定診断に至った後天性トキソプラズマ症の 1 例（文献 40 より一部改変）

症例：47 歳男性
主訴：頸部リンパ節腫脹
既往歴・家族歴：特記すべきことなし．
現病歴：1997 年 11 月 20 日ごろより無痛性の右頸部リンパ節腫脹に気付いた．リンパ節腫脹が次第に増大し両側化したため，同月 28 日耳鼻咽喉科を受診し，悪性リンパ腫の疑いで翌月 16 日に右リンパ節生検を施行した．生検リンパ節の病理組織像は反応性リンパ節炎の像を呈し，感染性病原体の抗体価測定では，風疹，サイトメガロ，EB の各ウイルスは既感染パターンであったが，抗トキソプラズマ抗体は IgM 3.7 IU/ml（正常値＜0.7），IgG 440 IU/ml（正常値＜5）と，両者ともに増加していた．トキソプラズマの初感染の疑いで同月 26 日内科入院となった．
入院時現症：身長 175 cm，体重 72.5 kg，右顎下部に母指頭大の弾性硬のリンパ節を触知した．胸腹部，眼底には異常所見を認めなかった．
入院時検査所見：血算，一般生化学検査，髄液に異常所見を認めなかった（表 3-3）．抗トキソプラズマ IgG, IgM 抗体の高値を認めた（表 3-4）．
臨床経過：以上の結果より，後天性トキソプラズマ症を疑い，1997 年 12 月 31 日より sulfamonomethoxine 2,000 mg/日，acetylspiramycin 1,000 mg/日の投与を開始した．投与後 10 日目ごろよりリンパ節の縮小を認めた．翌月 16 日に退院し，4 週間内服を継続した後に投与を中止したが再発は認めていない．また治療に伴い抗トキソプラズマ IgM 抗体は次第に低下した（表 3-4）．治療開始とともに血清，脳脊髄液および生検リンパ節組織を用いて PCR 法によるトキソプラズマ特異的遺伝子（SAG1）の検索を行い[36]，リンパ節組織で SAG1 を同定した（図 3-7）．

表 3–3　入院時検査所見

WBC	6,780/μl	Cl	104 mEq/l
RBC	$4.77 \times 10^6/\mu l$	CRP	<0.25 mg/dl
Hb	14.7 g/dl	IgG	1,470 mg/dl
Ht	42.7%	IgA	127 mg/dl
Plt	$32.7 \times 10^4/\mu l$	IgM	58 mg/dl
TP	7.6 g/dl	TPHA	(−)
Alb	4.6 g/dl	HBs抗原	(−)
T-Bil	0.6 mg/dl	HCV抗体	(−)
AST	25 IU/l	HIV	(−)
ALT	37 IU/l	風疹, CMV, EBV	
LDH	275 IU/l	既感染パターン	
ALP	151 IU/l	髄液所見	
γ-GTP	39 IU/l	TP	44 mg/dl
ChE	5.7 IU/l	糖	66 mg/dl
BUN	15.4 mg/dl	Cl	127 mEq/dl
Cr	0.8 mg/dl	LDH	20 IU/l
Na	139 mEq/l	細胞数	5/3
K	3.8 mEq/l		

表 3–4　血清抗トキソプラズマ IgG, IgM 抗体価の推移

	12/9	1/7	1/14	1/22	1/29	2/19
IgG (IU/ml)	440	480	570	400	330	320
IgM (IU/ml)	3.7	3.4	3.3	3.1	2.9	1.5

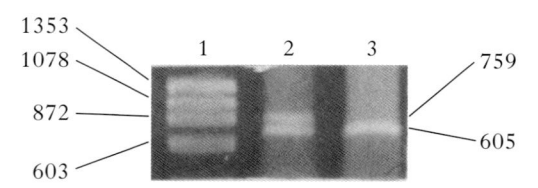

図 3–7　リンパ節組織を用いたトキソプラズマ特異的遺伝子 (SAG1) の検出
患者リンパ節組織より DNA を抽出し，SAG1 特異的プライマーを用いて PCR を行った。605bp のバンドは定量用の competitor による増幅産物。Lane 2 において 759bp の SAG1 遺伝子の PCR 産物を認める。
Lane 1：size marker
Lane 2：患者リンパ節組織
Lane 3：competitor alone

症例検討のポイント

1. 本症例は，臨床的に発熱，無痛性のリンパ節腫脹をきたし，悪性リンパ腫との鑑別が問題となった。
2. 早期のリンパ節生検と血清学的診断により後天性トキソプラズマ症を疑い，治療を開始することが可能であった。
3. 生検リンパ節組織の QC-PCR 法により SAG1 を検出し，確定診断を得ることができた。

(3) 髄膜脳炎[41-44]
麻疹ウイルス持続感染とトキソプラズマ感染を伴った脳炎の 1 例(文献 41 より一部改変)

症例：13歳女児
主訴および現病歴：右眼の視力低下を訴え眼科にて網脈絡膜炎の診断のもと，ステロイド療法を受けた．網脈絡膜炎は瘢痕化し，ステロイドを漸減中に発熱，左眼の視力低下，上下肢の脱力，流涎，発語困難となり，入院となった．
経過：入院時，意識レベル10，右眼の対光反射減弱，両側網脈絡膜炎，両側眼球運動障害，右顔面神経麻痺・構音障害・嚥下困難，右上肢の深部腱反射亢進を認めた．その後，意識障害は急速に進行し，顔面・舌・両上肢にミオクローヌスが出現，4病日には意識レベル200，17病日には呼吸不全のため人工換気を開始した．また入院時より39℃以上の発熱が約1ヵ月続いた．
検査所見：一般血液，生化学検査は異常なし．ESR 52/hr，抗核抗体 40x，液性・細胞性免疫学的検査：異常なし．HIV陰性．ウイルス分離：陰性．髄液所見は細胞数 39/3（Mo 37, Pol 2），蛋白 22，糖 65，髄液抗麻疹抗体価異常高値．抗トキソプラズマ抗体価は陰性であったが，臨床的にトキソプラズマ感染症を強く疑い，髄液をサンプルとし，トキソプラズマ表面抗原（SAG1）をプライマーとして用いたPCR法の解析にてトキソプラズマに一致するDNA断片が検出され，その塩基配列が99％トキソプラズマの塩基配列と一致し，トキソプラズマ感染症と診断した．しかし，髄液抗麻疹抗体価の有意な上昇も認められることから，亜急性硬化性汎脳炎（SSPE）も考え，シャント手術時の生検脳で，麻疹ウイルスゲノムの分析を行った．その結果，本児から得られたゲノムはH, N, P, M, F, L領域の全てにおいて，1985年以前の麻疹ウイルスの特徴を有しており，初感染時のゲノムが持続感染しているものと考えられた．

症例検討のポイント
1. トキソプラズマ抗体価は陰性であったが，髄液をPCR法で解析したところトキソプラズマDNAが確認された．
2. 髄液中の抗麻疹抗体価が異常高値であることから，生検脳で麻疹ウイルスゲノムの分析を行った結果，初感染時のゲノムが持続感染していた．

（4）肺炎[45-48]
肝移植後にトキソプラズマ性肺炎を起こした症例（文献47より一部改変）
症例：53歳女性
現病歴および経過：1996年9月にC型肝炎ウイルス感染による肝硬変と肝癌のため，肝移植をうける．移植前の検査で，抗トキソプラズマ抗体は陽性（IFI IgG: 1/128（1996年2月），1/64（1996年9月）．術後34日に退院したが，tacrolimus, prednisone, 予防的ST合剤（sulfamethoxazole-trimethoprim）を投与されていた．術後41日に呼吸困難と発熱，胸部レントゲン写真上のびまん性両側性肺浸潤像がみられたため，再入院．ヘマトクリット 28.5％，ヘモグロビン 9.6 g％，白血球数 2,480/mm^3，好中球 77％，リンパ球 14％，血小板 40,300/mm^3，血糖 140 mg％，尿素 77 mg％，血清クレアチニン 1.25 mg％；総ビリルビン 0.5 mg％，直接ビリルビン 0.2 mg％；SGOT 56 U/L，SGPT 65 U/L；ALP 281 U/L，アルブミン 2.6 g/L，総蛋白 4.6 g/L，プロトロンビン 88％，コレステロール 141 mg％，pH 7.47，

pCO$_2$ 31 mmHg, pO$_2$ 43 mmHg, HCO$_3^-$ 22.7 mEq/L, 飽和ヘモグロビン 82.5%, 乳酸 1.55 mmol/L, CD4 80/mm^3。血液, 尿培養は陰性。気管支ファイバースコープで気管支肺胞洗浄を行い, ST 合剤, vancomycin, meropenem と amphotericin B の静注を開始。気管支肺胞洗浄標本からトキソプラズマが確認され, さらに, 直接免疫染色および PCR 法でも確認された。気管支肺胞洗浄で細菌, 真菌, 抗酸菌, ウイルスは陰性であった。ST 合剤の静注を継続し, 腸閉塞のため, sulfadiazine と pyrimethamine は使用できなかったので clindamycin と leucovorin を追加した。vancomycin, meropenem と amphotericin B は, 投与中止した。抗トキソプラズマ抗体価は 1/64,000（IFI IgG）であった。脳の CT スキャンで異常はなかった。再入院後 9 日に pyrimethamine と sulfadiazine の経口投与に切り替え, 8 週間投与を継続し, さらに pyrimethamine を 1 年間投与した。抗トキソプラズマ抗体価の高値は 1997 年 12 月まで持続したが次第に低下した。IgM は常に陰性であった。18 ヵ月の経過観察で特に異常を認めていない。

症例検討のポイント
1. 肝移植後に肺炎が発症し, 気管支肺胞洗浄標本からトキソプラズマが検出された。
2. 早期の抗トキソプラズマ剤投与で予後良好であった。
3. 実質臓器移植後の肺炎にはトキソプラズマ性肺炎を鑑別診断に入れておくべきである。

(5) 心筋炎・心膜炎[49]

心膜液 PCR 法によって診断された基礎疾患のないトキソプラズマ心膜炎の 1 例（文献 49 より一部改変）

症例：29 歳女性
主訴：呼吸困難。
既往歴：虫垂炎手術（9 歳）。
家族歴：脳出血（父方祖母）, 甲状腺機能亢進症（母方祖母）, 胃癌（父）
現病歴：小児期より地域的食習慣として, 毎日鳥の生肉を摂取しており, 他の生肉摂取の機会も多かった。また, 祖母宅でネコと遊ぶ機会も多かった。1998 年 1 月半ば牛生肉摂取あり。この時期, 仕事は多忙で睡眠不足, 過労であった。同年 1 月 30 日より発熱（約 39℃）し, 抗生物質ならびに感冒薬服用するが, 軽快せず持続した。同年 2 月 17 日頃より咳嗽出現, 2 月 22 日には起坐呼吸となり, 2 月 23 日当院外来受診。心不全を疑われ, 精査加療目的で集中治療室に入院した。
入院時現症：身長 159 cm, 体重 50 kg。意識清明, 血圧 90/60 mmHg, 脈拍 152/min, 整。体温 38.2℃。眼瞼結膜貧血なし。肺ラ音, 心雑音なし。肝約 2 cm 触知, 右鼠径リンパ節小指頭大触知, 浮腫なし。神経学的所見に異常を認めなかった。
入院時検査所見：入院時データを表 3-5 および表 3-6 に示す。白血球軽度上昇, 肝胆道系酵素および C 反応性蛋白の上昇を認めた。クレアチンキナーゼ（creatine kinase: CK）, CK-MB, トロポニン T, ミオシン軽鎖の上昇は認めなかった。血液凝固検査では, 凝固線溶系とも亢進が認められた。入院時心電図では心拍数 150/min の洞性頻脈, 全誘導で ST 軽度上昇を認め, 末梢静脈圧は 150 mmH$_2$O と上昇していた。また, 眼底所見には異常を認めな

表 3-5 血液検査所見

WBC	8,100/μl
Differential count	
Neutrophils	65.5%
Eosinocytes	1.0%
Monocytes	12.0%
Lymphocytes	21.5%
RBC	$359 \times 10^4/\mu l$
Hb	11.2 g/dl
Ht	33.9%
Plt	$24.7 \times 10^4/\mu l$
PT	61.3%
APTT	36.3 sec
Fibrinogen	332 mg/dl
TT	53.8%
HPT	64.9%
AT III	75%
TAT	8.7 μg/l
D-dimer	2.4 μg/ml
Serum FDP	24.1 μg/ml
Erythrocyte sedimentation rate	12 mm/hr

表 3-6 血液生化学および血清学的検査結果

GOT	96 IU/l	TP	6.8 g/dl
GPT	132 IU/l	Alb	3.4 g/dl
LDH	615 IU/l	Protein Fraction	
ALP	257 IU/l	Alb	51.6%
γ-GTP	87 IU/l	α_1-glb	4.8%
CHE	149 IU/l	α_2-glb	10.2%
AMY	43 IU/l	β-glb	11.4%
CK	101 IU/l	γ-glb	22.0%
CK-MB	4 IU/l	IgG	1,523 mg/dl
T-Bil	0.6 mg/dl	IgA	430 mg/dl
TC	142 mg/dl	IgM	144 mg/dl
TG	72 mg/dl	Myosin light chain	1.1 ng/ml
Na	139 mEq/l	Troponin T	< 0.05 ng/ml
K	4.8 mEq/l	CEA	< 0.5 ng/ml
Cl	100 mEq/l	SCC	0.7 ng/ml
UA	3.2 mg/dl	*Toxoplasma* antibody (PHA)	
BUN	16.7 mg/dl		1 : 20,480
Cr	0.9 mg/dl	Anti-*toxoplasma* IgG antibody	
CRP	4.5 mg/dl		1,600.0 IU/ml
BS	116 mg/dl	Anti-*toxoplasma* IgM antibody	
			0.1 IU/ml

かった。入院時胸部 X 線所見(図 3-8)では心陰影の拡大(心胸郭比 59.9%)および両側胸水軽度貯留を認めた。経胸壁心エコー図(図 3-9)では,大量の心膜液貯留を全周性に認めたが,明らかな壁運動の低下は認めなかった。胸部 CT 所見(図 3-10)では縦隔リンパ節腫大,両側胸水ならびに心膜液貯留を認め,腹部 CT では少量の腹水貯留を認めた。また,頭部 CT には異常所見を認めなかった。^{201}Tl chloride(^{201}Tl-Cl) および ^{123}I beta-methyl-p-iodophenyl-pentadecanoic acid(^{123}I-BMIPP)心筋シンチグラムではともに異常所見を認めず,心プールシンチグラムでも壁連動良好で,左室駆出分画は 68% であった。Ga シンチグラム(図 3-11)では胸部正中ならびに心周囲に一致する集積亢進を認め,縦隔リンパ節腫大ならびに心膜炎に一致する所見であった。

入院後経過:入院後,心膜穿刺を施行し,心膜液 638 ml を排出した。心膜液は表 3-7 に示すごとく血性,滲出性で,結核菌 PCR 法では陰性,細胞診では class II であった。入院時および 2 週間後のペア血清ウイルス抗体価に有意な上昇を示したものはなかったが,血清抗トキソプラズマ抗体価が 20,480 倍(受身赤血球凝集反応)と異常高値を認めた(表 3-6)ため,心膜液のトキソプラズマ PCR 検査を施行したところ,陽性であった(図 3-12)。心膜ドレナージ後は自覚症状消失し,心膜液再貯留なく,胸水,腹水も自然消失,白血球数,肝胆道系酵素,CRP も正常化した。その後,無投薬下に経過観察していたが,血沈軽快せず,Ga シンチグラム上,心膜,縦隔に一致した取り込みは継続していた。同年 4 月 17 日より,再度発熱(38.2°C),咳嗽,深呼吸により増強する胸痛が出現し,CRP は上昇した。心電

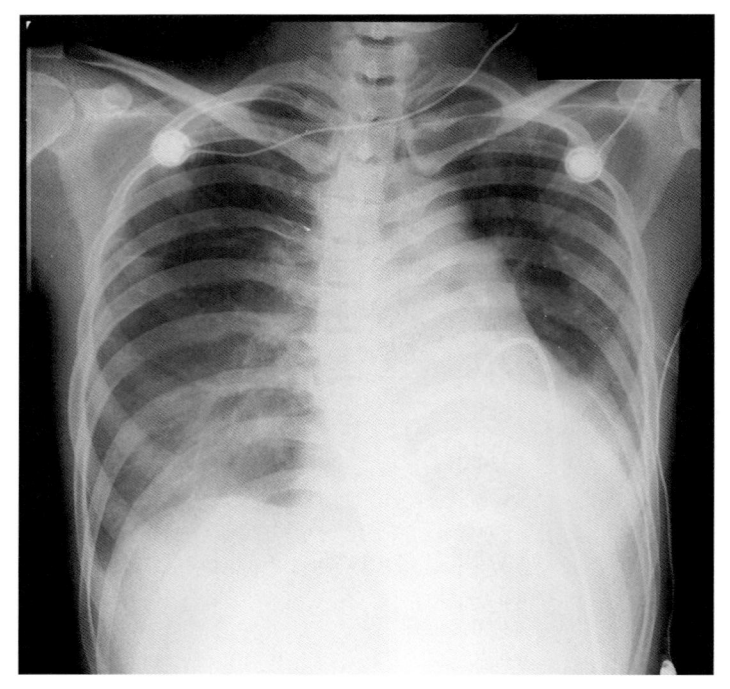

図 3-8　入院時胸部レントゲン写真。心肥大と両側性胸膜滲出液が見られる。

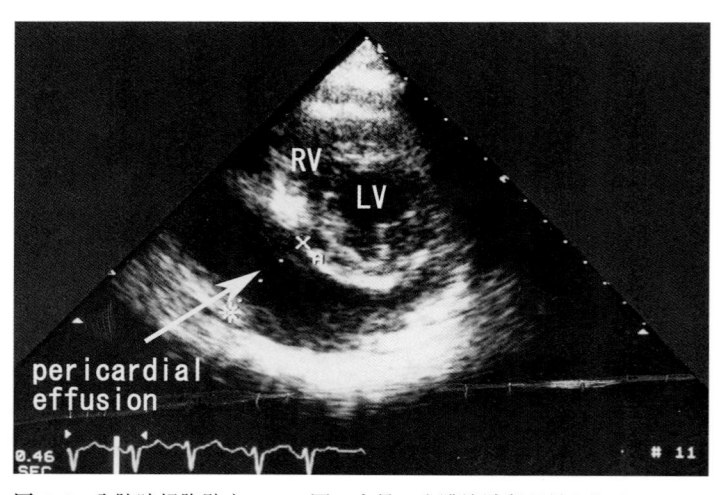

図 3-9　入院時経胸壁心エコー図。大量の心膜液貯留が見られる。

図上も全誘導で ST 再上昇を認め，心膜液の再貯留は認めなかったものの，心膜炎の再燃と考えられた。また，肝胆道系酵素および CK の上昇は認めなかった。4 月 17 日より，acetylspiramycin 800 mg/日投与を開始したが症状軽快せず，右胸水出現したため，4 月 22

第 3 章　臨床編：後天性トキソプラズマ症

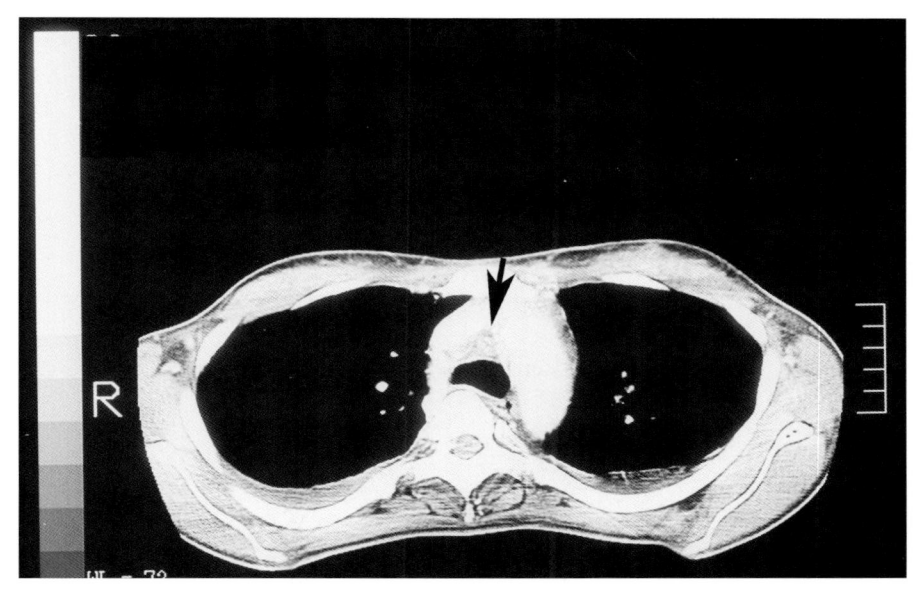

図 3-10　入院時胸部 CT。矢印は縦隔リンパ節の腫脹を示している。

表 3-7　心膜液の検査結果

Quantity of fluid	638 ml
Appearance of fluid	Bloody
WBC	6,500/μl
RBC	109×10^4/μl
Hb	3.5 g/dl
Ht	10.3%
pH	8.0
Gravity	1.023
Total protein	5.8 g/dl
Glucose	73 mg/dl
LDH	1,098 IU/l
ADA	78.3 U/l
SCC	31.0 ng/ml
CEA	< 0.5 ng/ml
Cultures	(−)
Acid-fast stain	(−)
Mycobacterium tuberculosis PCR	(−)
Toxoplasma PCR	(+)
Cytologic examination	Class II

PCR = polymerase chain reaction

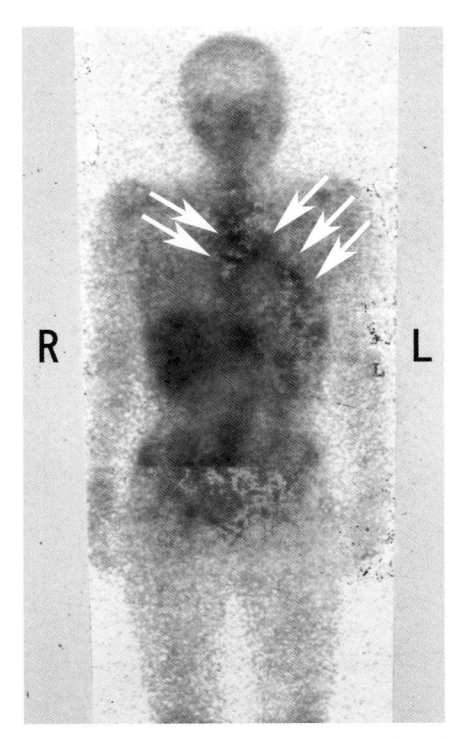

図 3-11　入院時 Ga シンチグラム。異常集積が心臓と縦隔部に見られる。

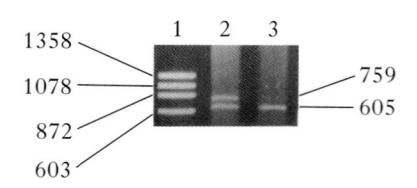

図 3-12 定量的競合的 PCR によるトキソプラズマ特異的 SAG1 遺伝子の検出。レーン 1：分子量マーカー。レーン 2：心膜液よりの DNA 1 μg と競合的 SAG1 遺伝子の混合物。レーン 3：血液よりの DNA 1 μg と競合的 SAG1 遺伝子の混合物。SAG1 遺伝子と競合的遺伝子の分子量は 759 と 605。

日より Fansidar®（合剤 1 錠中 sulphadoxine 500 mg および pyrimethamine 25 mg 含有）2 錠/日投与に変更したところ，5 月 6 日，CRP は正常化し，胸水も消失した。

症例検討のポイント

1. トキソプラズマの感染経路：本症例を初感染の急性期とするなら，1 月に摂取した牛生肉が感染源として疑われるが，本例の入院時抗トキソプラズマ IgM 抗体価は正常であった。しかし，抗トキソプラズマ IgM 抗体価は感染の 1 週目で上昇し，1-3 ヵ月で正常化する例が多いと言われており[50]，本症例では，すでに抗トキソプラズマ IgM 抗体価が低下してしまった可能性も考えられる。一方，ネコとの接触，生肉摂取の習慣など，小児期に感染の機会が多かったと考えられ，慢性感染の急性増悪とも考えられる[51-53]。
2. 宿主要因：一般的に先天性トキソプラズマ症以外で本感染症が問題となるのは，心移植，AIDS 発症者など免疫不全状態にある患者，あるいは網脈絡膜炎，リンパ節炎などの局所症状のみである。基礎疾患のない例で全身症状としての発症は極めてまれであり[54]，発症時の不眠，多忙が誘因となったと考えられる。

（6）皮膚科領域症例[55-59]

抗トキソプラズマ抗体高値を示した皮膚筋炎の 1 例（文献 59 を一部改変）

症例：62 歳女性

初診：1991 年 3 月中旬

主訴：前頸部および手背の浮腫性紅斑

家族歴：特記事項なし

既往歴：特記事項なし

現病歴：1991 年 2 月初め頃より，前頸部および手背に紅斑が出現してきた。近医を受診し，抗アレルギー剤の内服，ステロイド外用を試みるも効果なく，また，軽度の肝機能障害を疑われたため，精査目的で紹介され，3 月中旬に受診した。

現症：顔面下部から前頸部にかけて，赤紫〜深紅色の比較的境界明瞭な浮腫性紅斑を認めた（図 3-

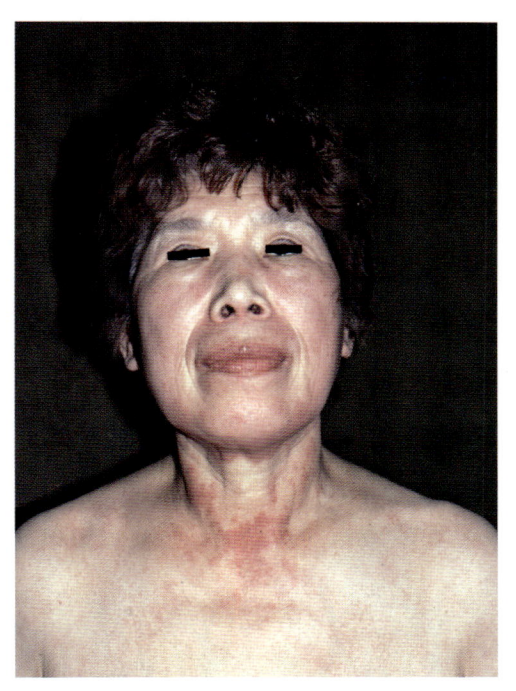

図 3–13　初診時の臨床像
顔面・頸部　比較的境界明瞭な浮腫性紅斑

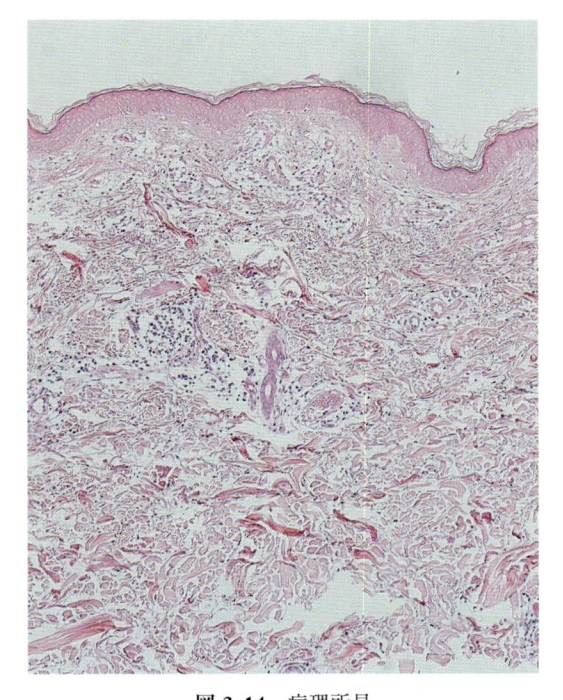

図 3–14　病理所見
右前胸部皮膚の病理組織像（HE 染色，×100）
基底層にわずかな液状変性あり。真皮では毛細血管拡張と浮腫が強く，毛細血管周囲性，中層では毛包周囲性に小円形細胞浸潤（主としてリンパ球）が見られる。

13)。手関節背面には角化を伴う紅斑が見られ，爪囲にも紅斑を認めた。皮疹は痒みを伴わず，明らかなリンパ節腫張はなかった。外来通院にて精査を進めていくうち，3月下旬頃からは労作時の上肢の脱力・筋痛が出現した。その後下肢の脱力感，歩行時のつまずきを自覚するようになった。皮膚筋炎を疑い検査を進めていたが，初診の1ヵ月後には，両側眼瞼周囲に紫紅色調の浮腫性紅斑，肩から上背と腰部にかけては，一部掻破痕に一致し線状を呈する淡紅色の浮腫性紅斑，肘関節伸側に角化を伴う紅斑などが出現してきた。さらに採血上も GOT・GPT の上昇が見られたため，4月下旬より入院加療を行った。

臨床検査所見：末梢血；白血球 7,000/μl（好中球 77%，リンパ球 11%，好酸球 4%），赤血球 401×10^4/μl，血小板 20.8×10^4/μl，血沈 40mm/hr，血液生化学所見；GOT 155 IU/l，GPT 162 IU/l，ALP 112 IU/l，LDH 747 IU/l，γ-GTP 16 IU/l，CPK 3,774 IU/l，アルドラーゼ 46.8 mU/ml，ミオグロビン 980 ng/ml，総ビリルビン 0.3 mg/dl，免疫血清蛋白；総蛋白 6.6 g/dl（アルブミン 41%，$α_1$-グロブリン 2.0%，$α_2$-グロブリン 9.3%，$β$-グロブリン 6.6%，$γ$-グロブリン 41.3%），IgG 3,379 mg/dl，IgA 198 mg/dl，IgM 260 mg/dl，CRP（−），免疫学的所見；RA テスト（−），抗核抗体（−），抗 DNA 抗体×80，抗 RNP 抗体（−），抗 Sm 抗体（−），抗 Jo-1 抗体（−），抗トキソプラズマ抗体（ラテックス凝集反応）×16,384，抗トキソプラズマ抗体（間接蛍光抗体法）IgG 10,240 IU/ml，IgM 80 IU/ml，呼吸器機能

検査；異常なし，徒手筋力テスト；上下肢とも左右対称性・近位筋優位の中等度の筋力低下あり，画像検査所見；上下部内視鏡；異常なし，上部消化管造影；異常なし，腹部超音波検査；異常なし，胸部 CT；背側下肺野を中心とした網状索状影を認めた。腹部・骨盤部 CT；明らかな内臓悪性腫瘍の所見なし。

病理組織学的所見：前胸部の皮膚生検では，基底層にわずかな液状変性を認め，真皮では浮腫と毛細血管拡張が強く，血管周囲性に円形細胞浸潤が見られ，皮膚筋炎に矛盾しない所見であった（図 3-14）。また，アルシアンブルー染色では，真皮上層にムチンの沈着を認めた。左三角筋よりの筋生検では，好酸性が増強し変性した筋細胞と，一部には炎症細胞浸潤を受けた筋が見られた。

診断：抗トキソプラズマ抗体高値を伴う皮膚筋炎

治療および経過（図 3-15）：入院後，安静保持および prednisolone 60 mg/日の投与を開始したところ，自覚的な筋症状・皮膚症状は改善され，それに伴って CPK・LDH などの筋原性酵素の値も正常化していった。一方，入院時の採血にて抗トキソプラズマ抗体が ×16,384 と高値を示したため，6 月上旬から 7 月中旬までの期間，トキソプラズマに対する治療として acetylspiramycin と sulfamonomethoxine の投与を行った。

皮膚筋炎に対する治療は順調に経過し，prednisolone 30 mg/日まで減量した時点で退院とした。以後は外来通院にて経過を観察しつつ，prednisolone の漸減を行った。最終的には prednisolone 5 mg/日の維持療法を続けたが，その後皮膚筋炎の再燃を認めることはなかった。抗トキソプラズマ抗体価の経時的な観察も続けたが，その後は追加の抗トキソプラズマ療法を行うことなく，ゆるやかに低下していった。

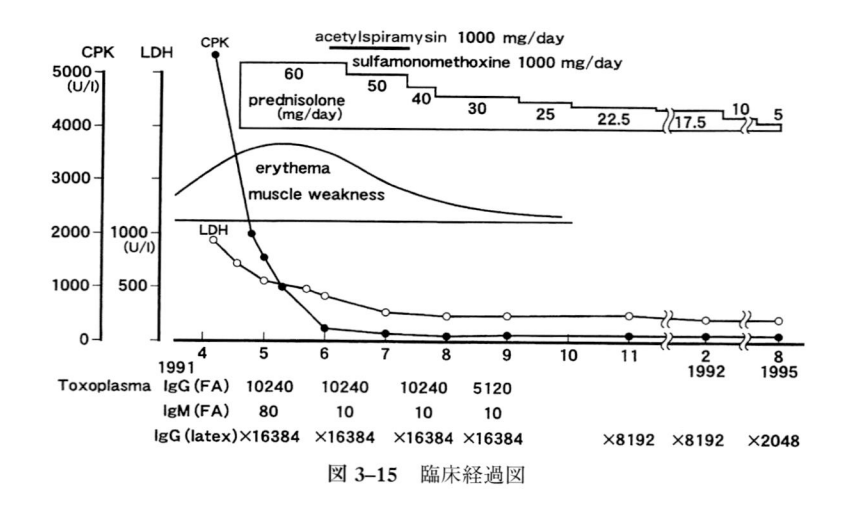

図 3-15 臨床経過図

症例検討のポイント

1. 抗トキソプラズマ抗体高値であった皮膚筋炎の一症例で同様の症例は本邦では本症例が 7 例目。ステロイドの投与に反応し皮膚筋炎の皮膚症状・筋症状，臨床検査成績ともに改善してきたにもかかわらず，抗トキソプラズマ抗体価は高いままであったため，途中トキソプラズマに

2. 皮膚筋炎は，特徴的な皮疹を呈し筋力低下をきたす疾患であり，その真の病因は不明であるが，様々な血中自己抗体の出現を見ることから，発症には自己免疫的な機序が働くと考えられている。
3. 皮膚筋炎とトキソプラズマ症の因果関係については 1961 年に Rowland[60] が論じて以来，欧米で報告例は比較的多く，皮膚筋炎と診断される症例の一部とトキソプラズマ症との関連が強く示唆されている。
4. その根拠として，① 皮膚筋炎患者においては，外来抗原に対して過剰な免疫反応が起きるのではないか，② 皮膚筋炎の筋症状・皮膚症状に対する治療のため用いられるステロイドや免疫抑制剤の投与により，続発性免疫不全の状態に陥り，不顕性感染が顕症化されるのではないか[56]，③ トキソプラズマ抗原と自己抗原の間には共通性があり（molecular mimicry），自己抗原に対する免疫的寛容を維持できなくなることが皮膚筋炎発症のトリガーになっている[61]という 3 つの考え方があげられている。
5. 膠原病およびその類縁疾患について血中トキソプラズマ抗体価の測定を行い，他疾患と比較して皮膚筋炎において有意に陽性率が高値であるとの報告がある[61]。
6. 抗トキソプラズマ剤による治療のみで皮膚筋炎の皮膚症状・筋症状までもが改善した例[56]や，ステロイドや免疫抑制剤の投与により皮膚筋炎の症状が軽快するとともに抗トキソプラズマ抗体価が低下した例[55]など，両者の間の積極的な相関を示唆するものがある。しかし一方では，抗トキソプラズマ抗体が高値の皮膚筋炎でも，抗トキソプラズマ剤が無効であった例の報告[62]もある。
7. 皮膚筋炎の患者の診療にあたる場合においては，トキソプラズマ症についても念頭に置き，より多くの症例において抗トキソプラズマ抗体価を測定していくことが重要と考えられる。
8. 両者の合併は皮膚筋炎という疾患の多様性をうかがわせ，その発症要因・治療法を検討するうえで注目に値すると考えられた。

（7） 耳鼻科領域症例[63]

診断困難な頸部腫瘤で病理所見よりトキソプラズマ症が疑われ，抗トキソプラズマ抗体価が高くトキソプラズマ症による頸部リンパ節腫脹と診断された症例（文献 63 より一部改変）

症例：26 歳女性
主訴：右頸部多発性リンパ節腫脹
現病歴：2 週間前頃より右頸部のリンパ節腫脹に気付き，近医内科を受診。発熱や咽頭痛等の感冒症状は認められなかった。
局所所見：右後頸部に母指頭大に腫大したリンパ節を 1 個，小指頭大に腫大したリンパ節を 3 個触知した。自発痛，圧痛はともに認められなかった。
経過：頸部 CT にて右後頸部に多発する，径約 1 cm，円形，平滑で，造影剤にて均一に造影されるリンパ節腫脹が認められた。血液・生化学検査は異常なく，ツベルクリン反応は陽性であった。抗 HIV 抗体は陰性。穿刺吸引細胞診は class II。確定診断を下すため，局所麻酔下にて右後頸部リンパ節 1 個を摘出し，病理検査を施行した。

病理組織：リンパ節の基本構築は保たれており，成熟リンパ球やリンパ芽球が副皮質に多数認められた．さらに淡エオジン好性の豊富な胞体を持つ類上皮細胞が多く認められた．悪性所見は認められなかった．病理医よりトキソプラズマ症を疑わせる所見と指摘されたが，標本中よりトキソプラズマを同定することはできなかった．

血清抗トキソプラズマ抗体価：1,280 倍（正常 160 倍未満）（PHA）．トキソプラズマ症による頸部リンパ節腫脹と診断した．

治療：acetylspiramycin 800 mg 分 4 にて内服を開始した．治療開始後 1 ヵ月の時点で内服は中止し，治療開始後 2 ヵ月において頸部リンパ節腫脹は消失した．

症例検討のポイント
1. 診断困難な頸部腫瘤
2. 病理組織でトキソプラズマ症が疑われたが，標本中よりトキソプラズマの同定はできなかった．
3. 血清抗トキソプラズマ抗体が 1,280 倍（正常 160 倍未満）（PHA）と高値を示した．
4. acetylspiramycin が奏功した．

(8) 精神・神経科領域症例[64-71]
A：失語，異常行動などを呈した AIDS に伴うトキソプラズマ脳炎と思われる 1 例（文献 64 より一部改変）

症例：45 歳・右利き男性

現病歴および経過：1991 年他院で HIV 感染症と診断．1993 年 11 月頭痛，発熱，喚語困難等出現．CT で左側頭葉が中心の広範囲の低吸収域が認められ入院．さらに右上下肢の不随意運動出現，ベッド上での放尿などの異常行為出現．精神科で自発性低下や感情鈍麻，失見当識を指摘された．言語面では超皮質性感覚失語像を呈し，構成失行や知能低下，視覚的記銘力低下も見られた．その後の造影 CT で輪状に増強される多発病変を認め，トキソプラズマ脳炎が疑われ，pyrimethamine を投与したところ，解熱傾向がみられ，異常行動や不随意運動は消失した．CT 上での画像所見も明らかに改善したが，失語症や自発性低下，感覚鈍麻に変化は見られなかった．

症例検討のポイント
1. HIV 感染症
2. 精神・神経科疾患を伴った．
3. 造影 CT で輪状増強多発病変
4. pyrimethamine の投与で改善した所見あり．

B：急性横断性ミエロパチーを伴ったトキソプラズマ症の 1 例（文献 71 より一部改変）

症例：21 歳男性．学生

主訴：胸部絞扼感，背部痛，対麻痺，胸部乳首以下の感覚脱失，尿閉

家族歴：高血圧，脳出血，結核症，胃癌の負荷がある他は特記すべきことなし．

生活歴：13歳からネコ2匹を飼育している。

既往歴：12歳右第1趾瘭疽。15歳虹彩炎，17歳高血圧を指摘された。

現病歴：1979年2月3日頭重感，全身倦怠感および嘔気を伴った全身の違和感が出現し，夕方39°Cの発熱があった。翌日39°Cの発熱は持続し，夕方食物残渣を吐出した。2月5日背部痛が出現し，圧迫すると針で刺されたようなチクチクした痛みがあるため背臥位では寝られずうつぶせになって寝ていた。2月7日から背部痛はさらに増強し，2月11日両下肢遠位部のビリビリ感が出現，次第に上行し，午後には下肢全体に拡がり，両下肢の脱力に気づいた。夕方には起立不能となり，排尿が困難になった。胸部乳首以下10 cmの帯状の胸部絞扼感が出現し，乳首以下の感覚がほとんどないのに気づいた。午後11時近医に救急車で入院した。胸部乳首以下の感覚障害，両下肢対麻痺，尿閉を指摘され，以後持続導尿を受けた。2月13日転院。38°Cの発熱，軽度の呼吸困難，腸音の消失，胸椎刺突起Th_{5-6}の叩打痛を認め，Th_6レベル以下の全感覚脱失，痙性対麻痺があり，Kernig徴候，Lasègue徴候いずれも両側陽性で，項部硬直を指摘された。同日腰椎穿刺を施行され，初圧300 mmH$_2$O，xanthochromiaを認め，細胞数 1/3，髄液蛋白400 mg/dlと著明に増加，髄液糖50 mg/dlであった。赤沈1時間値25 mm，2時間値46 mm，白血球10,800，GOT 75 KU，GPT 78 KU，γ-GTP 88 mIUいずれも増加を認めた。2月14日腸音が聴取されるようになり，排ガスもみられるようになったが，下肢対麻痺は次第に増悪し，2月16日には完全麻痺となり，下肢深部反射は全て消失し，弛緩性麻痺の状態となった。2月17日再転院した。

入院時現症：身長165 cm，体重80 kg，+37%の著明な肥満があり，顔貌はやや無欲状，脈拍100/分，整，左右差なく，動脈壁硬化なし。血圧130/90 mmHg，体温37.2°C，呼吸数20回/分，整，胸式。結膜に貧血，黄疸なく，頸部では甲状腺，リンパ節とも触知しない。肺肝境界は第6肋間，肺下界の呼吸性移動は不良。右肋骨弓下に肝を1横指触知し，圧痛を認め，腹部グル音は低下。心，肺，腹部にその他の理学的異常所見はない。脊柱では第5，6，7の胸椎棘突起の叩打痛を認めた。

神経学的所見：意識正常，精神状態は抑うつ的。見当識，記銘力，計算力は正常。項部硬直があり，Kernig徴候，Brudzinski徴候は両側陽性。眼底は正常，うっ血乳頭なし。瞳孔正円同大，対光反射は直接，間接とも正常。眼球運動正常，眼振なく，その他の脳神経領域にも異常を認めなかった。言語は正常。嚥下障害なし。体幹・上下肢では筋萎縮なく，両下肢とも外旋位をとり，筋緊張は上肢正常，下肢は著明に低下。不随意運動なく，筋力は上肢は全て正常。握力は右35 kg，左30 kg，下肢筋力は近位筋，遠位筋とも全て0で，自発的に動かすことは全く不能。上肢では協調運動障害なく，Holmes-Stewart現象も陰性。起立，歩行は不能。深部反射は上肢正常，下肢では右ATRが低下している他は消失，Babinski徴候は両側陽性。感覚は第6胸髄レベル以下で痛覚，触覚，温冷覚の低下を認め，第1腰髄レベル以下で，痛覚，触覚，温冷覚の脱失，振動覚，位置覚の著明な低下を認めた（図3-16）。便秘，尿閉があり，持続カテーテルを挿入した。

検査所見：赤沈；1時間値38 mm，2時間値62 mm。赤血球数610万，ヘモグロビン17.9 g/dl，ヘマトクリット値50.8%と軽度増加，白血球数10,400（桿状核球5，分葉核球58，単球4，リンパ球28，好酸球0，その他5%）と軽度増加。血小板数32.2万，プロトロンビン時間

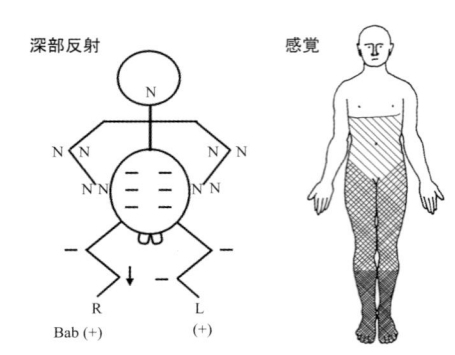

図 3-16 神経学的所見
下肢深部反射は減弱ないし消失し，腹壁反射の消失，両側 Babinski 徴候があり，第 6 胸髄レベル以下（斜線部）の温，痛，触覚および深部感覚の著明な低下を認めた。

11.3 秒，部分トロンボプラスチン時間 22.4 秒。fibrinogen は 340 mg/dl と軽度増加。化学では GOT 62 KU，GPT 115 KU，BUN 26 mg/dl と増加している他は電解質，血清鉄，アミラーゼとも正常。血清学的検査では Blue ASO（−），梅毒血清反応（−），CRP（+），RA（−），総蛋白 6.4 g/dl（albumin 61.0↓，α_1–globulin 2.9，α_2–globulin 11.4↑，β–globulin 10.9，γ–globulin 13.5%），IgG 1,110 mg/dl，IgA 234 mg/dl，IgM 204 mg/dl。HBs 抗原（−），空腹時血糖 93 mg/dl，100 g 経口糖負荷試験は糖尿病型（1 時間値 190 mg/dl，2 時間値 180 mg/dl）。腰椎穿刺：初圧 160 mmH$_2$O，5 ml 採取し，終圧 120 mmH$_2$O，細胞数 38/3（リンパ球 27，好中球 11），xanthochromia（+），総蛋白 330 mg/dl，Cl 126 mEq/l，糖 77 mg/dl，IgG 45.2 mg/dl。血清ウイルス抗体価；麻疹，風疹，日本脳炎，マイコプ

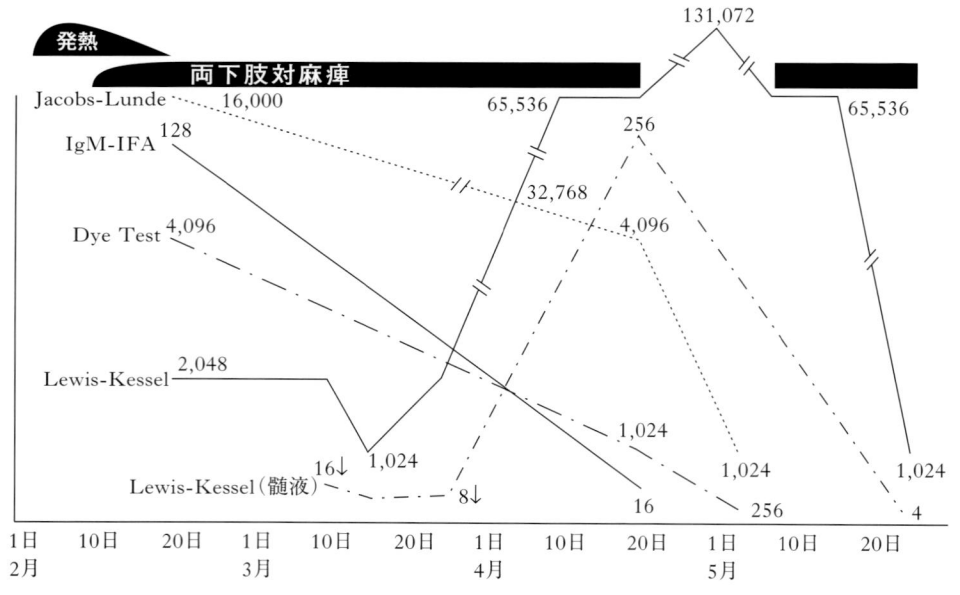

IgM-IFA　間接蛍光抗体法によるトキソ IgM
Jacobs-Lunde　ヒツジ血球間接凝集反応
Lewis-Kessel　ヒト O 型血球間接凝集反応

図 3-17　抗トキソプラズマ抗体価の変動

ラズマ，ポリオ，ヘルペス，パラインフルエンザ，インフルエンザ，ムンプス，RA，アデノ，サイトメガロ，エコー，コクサッキー等，各種の抗ウイルス抗体価で有意の上昇を認めなかった。血清抗トキソプラズマ抗体価；色素試験 4,096×，抗トキソプラズマ IgM 間接蛍光抗体 128×，Jacobs-Lunde 法 16,000× と著明に高値。Lewis-Kessel 法の titer は約 6 週間後より著明に上昇し最高 131,072× を示した。髄液抗トキソプラズマ抗体価；Lewis-Kessel 法で 16×。以後最高 256× の高値を示した。Lewis-Kessel 法を除き，これらの血清抗トキソプラズマ抗体価は経過と共に次第に減少した(図 3-17)。眼科所見；異常所見なし。心電図；II，aV_F で陰性 T 波がある他は異常所見なし。肺機能検査；肺活量 980 ml，比肺活量（%VC）は 23% と著明に低下し，一秒率（$FEV_{1.0}$%）は 73% と正常で拘束性障害を示した。血液ガス；pO_2 が 66.4 mmHg と軽度低下している他は正常，骨髄穿刺(胸骨)；有核細胞数 33 万，巨核球数 19.15，骨髄像は正常。頭部，頸部，胸部 X 線写真；異常所見なし。異常な石灰化陰影なし。^{99m}Tc phytate 肝シンチ所見；RI uptake が全体的に低下し，肝，脾の腫大が認められた。脊髄腔造影所見；通過障害はなく，欠損像などの異常所見はみられなかった。肝生検所見；グリソン鞘周囲の円形細胞浸潤が強くみられ，肝小葉内に巨細胞，リンパ球，星状細胞を伴った小肉芽腫(図 3-18)が散在してみられた。

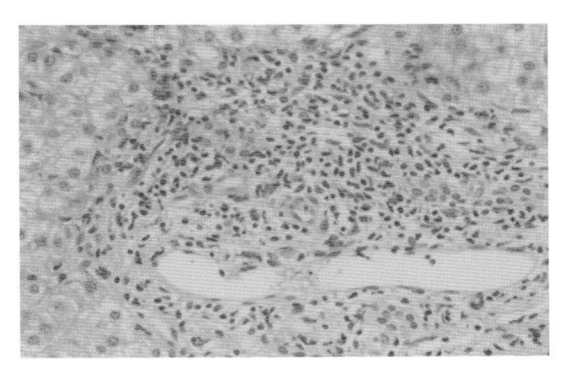

図 3-18 肝生検。HE 染色。巨細胞，リンパ球，星状細胞の浸潤を伴った小肉芽腫性病変を形成している。(200×)

入院後経過：入院後下肢深部反射が出現しはじめ，2 月末からは両下肢深部反射は著明に亢進し，筋緊張も亢進し，痙性対麻痺の状態を来し，以後，神経学的所見はほとんど不変のままであった。入院時より Predonine® 80 mg からの漸減投与を開始したが，両下肢弛緩性麻痺から痙性麻痺へと変化したのみで，症状の改善はみられず，4 月から抗トキソプラズマ剤の Diameton®（sulfamonomethoxine）2.0 g を投与しはじめたが，症状は不変のままである。

症例検討のポイント

1. 本例は 2 月初めに 39°C の発熱，全身倦怠感などの急性感染症状があり，急性トキソプラズマ感染に最も特異的とされる IgM 間接蛍光抗体試験が 128× と高値を示し，しかも国際的標準とされ，他の原虫や微生物との間に交叉反応がないとされる色素試験が 4,096× と異常高値で

あり，その後両者とも速かに減少していることから，2月初めにトキソプラズマの急性感染が起こったことは確実と考えられる[72-74]。Lewis-Kessel法のような間接赤血球凝集反応はトキソプラズマ感染後，色素試験，トキソプラズマ間接蛍光抗体よりも数週間遅れて上昇することが知られており[75]，本例でもLewis-Kessel法の価は約6週間遅れて上昇しており，しかも最高131,072×と著明な高値を示し，このことからも本例が急性感染であることが支持される。

2. トキソプラズマの感染方法としては感染動物の糞便内に存在する成熟oocystの摂取によるとされており，本例では家の中にネコ2匹を飼っており，ネコの糞便等により汚染された食物の摂取による経口感染が考えられる。

3. 本例の両下肢対麻痺，Th₆レベル以下の全感覚脱失などの横断性ミエロパチーは急性感染症状につづいて発症し，髄膜刺激症状を示し，髄液の著明な蛋白増加と軽度の細胞増多を伴い，かつ髄液中の抗トキソプラズマ抗体価の上昇をみたことからトキソプラズマによるものと考えられる。

4. 一般にトキソプラズマの検出は非常に困難とされているが，本例でも髄液からトキソプラズマを検出できなかった。これは髄液のマウス腹腔内接種を急性期が過ぎた後に行ったことと，トキソプラズマ自体の微妙な宿主選択性のために用いたマウスが本例のトキソプラズマ株と適合しなかったことの2点が考えられ，トキソプラズマ感染を否定することにはならない。

5. トキソプラズマとは別に他のウイルス感染により横断性ミエロパチーが起こった可能性も考えられたが，麻疹，ヘルペス，コクサッキー，エコー等の各種のウイルス血清学的検査では有意な上昇をみたものはなく否定的である。

6. 本例は軽度のGOT，GPTの上昇があり，肝生検でみられた巨細胞を伴った小肉芽腫はトキソプラズマ症でみられる肉芽腫性病変に類似しており，トキソプラズマは検出されなかったが，トキソプラズマの感染による肝炎の可能性が考えられる。

7. 寄生蠕虫症ではよくみられる好酸球増多症はトキソプラズマのような原虫症ではないのが特徴とされており[76]，本例でも好酸球増多症はみられなかった。寄生蠕虫症における好酸球増多症の機序としてはIgEの関与したI型アレルギー，細胞性免疫の関与したIV型アレルギーおよび補体系に依存する局所への好酸球増多が関与しているといわれているが[77]，原虫疾患ではIgEの上昇は認められず[78]，このことが原虫疾患で好酸球増多症がみられないことと関連していると考えられる。

8. 本例の特徴は第6胸髄レベル以下の全感覚脱失，両下肢対麻痺，膀胱直腸障害などが数日内に出現しており，いわゆる急性横断性ミエロパチーを呈したことである。従来の報告でも緩徐進行性の両下肢脱力を呈し，脊髄に肉芽腫を形成し，脊髄腫瘍と誤った症例[79]，下肢のズキズキした痛み，深部感覚の低下で発症し，進行性の両下肢感覚，運動障害を来たし，3ヵ月後にグラム陽性球菌感染症を併発し死亡した壊死性脊髄炎の報告[80]がわずかにみられるが，本例の如く，数日内に完成した急性横断性ミエロパチーを来たした報告はみられない。Slavickら[81]は脳幹部に限局したトキソプラズマ症でWeber症候群を来たし死亡したホジキン氏病の1例を報告しているが，トキソプラズマ症は宿主の状態，年齢，またトキソプラズマ株自体の毒力の強弱などさまざまな因子が複雑にからみ，全身撒布型から限局型までさまざまな病型をとりうるものと考えられる。

(9) HIV 感染に関連した症例[82-90]
トキソプラズマ性脳炎を発症した AIDS 患者 4 症例(文献 82 より一部改変)
症例 1：63 歳日本人男性
主訴：右片麻痺
所見：MRI で左頭頂葉および右側頭葉に著明な浮腫を伴うリング状増強効果のある占拠性病変
（図 3-19）

図 3-19 症例 1。左：ガドリニウム造影 T_1 強調 MRI 像。左前頭葉にリング状の増強効果のある占拠性病変が見られる。右：術後 2 週間の造影 CT 画像。多数の新たな増強効果のある病変が見られる。

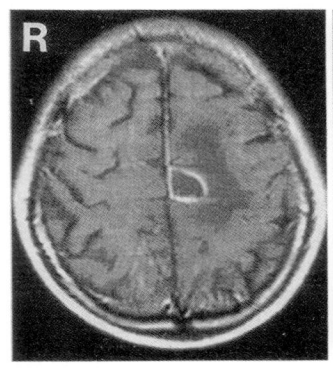

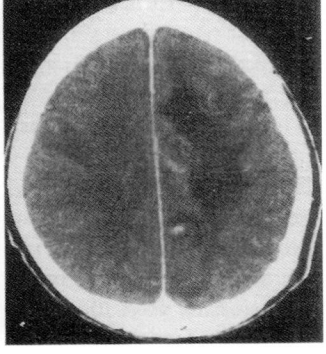

初期診断：多発性脳腫瘍
入院後経過：右片麻痺は下肢により著明となった。血液所見：白血球数：5,300, 好酸球：12.2% の他，特に異常なし。入院 1 週間後，麻痺は急速に進行した。減圧的頭蓋骨局部切除術で不鮮明な境界の占拠性病変が見られた。手術後，意識障害はより悪化した。術後の造影 CT で新たな多発病巣が見られた。病理所見で著明な凝固壊死巣内にトキソプラズマシストが見られた。診断はトキソプラズマ性脳炎であった。抗トキソプラズマ抗体価は 4,096 で抗 HIV 抗体陽性。神経学的に回復せず AIDS 治療の専門病院へ転院した。

症例 2：40 歳ペルー人男性

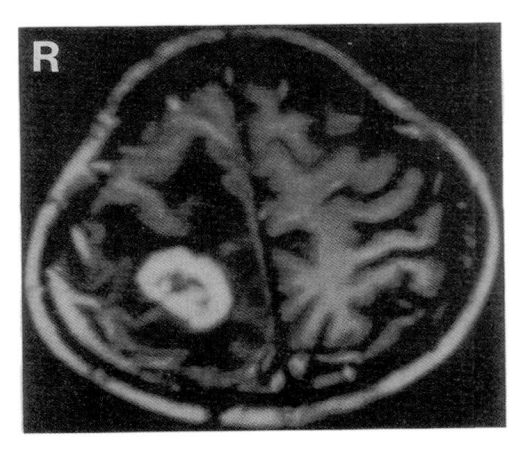

図 3-20 症例 2。ガドリニウム造影 MRI 像。右前頭頭頂部に著しい脳浮腫を伴うリング状の増強効果のある占拠性病変が見られる。

主訴：てんかん発作
所見：左筋力低下。血液所見に異常なし（後に HIV 陽性が判明）。
入院後経過：ガドリニウム MRI は右前頭頭頂葉に著明な浮腫を伴うリング状増強効果のある占拠性病変を認めた（図 3–20）。転移性脳腫瘍を疑い検査。片麻痺と意識混濁は進行し，CT で占拠病変による影響が増悪したことが認められた。入院 1 週間後，開頭術により境界不鮮明で炎症性髄膜肥厚を伴う占拠性病巣が認められた。意識混濁は回復せず，手術後 12 日で死亡した。病理所見はトキソプラズマ性脳炎に適合していた。

症例 3：49 歳日本人男性
主訴：てんかんの出現。
所見：MRI で右頭頂葉および側頭葉に著明な浮腫を伴うリング状占拠性病変が見られた（図 3–21）。白血球数：5,400。好酸球：37％。抗トキソプラズマ抗体価：4,096。抗 HIV 抗体陽性。

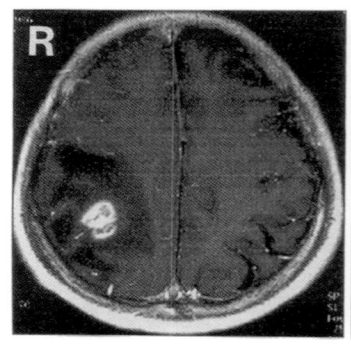

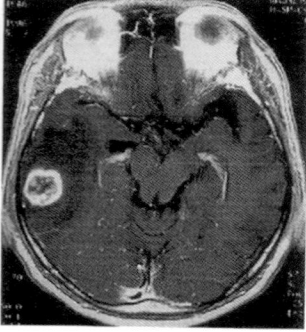

図 3–21　症例 3。ガドリニウム造影 MRI 像。右の頭頂葉と側頭葉にリング状の増強効果のある占拠性病変が見られる。

診断：HIV に伴うトキソプラズマ性脳炎
入院後経過：ST 合剤（sulfamethoxazole-trimethoprim）と pyrimethamine で治療。入院 5 日で神経学的状態と画像所見は一時悪化。2 週間後，神経症状は消失。2 年後，神経学的障害はない。

症例 4：64 歳日本人男性
主訴：肺炎で治療されていた。左の筋力低下の出現。
所見：軽度意識障害と左片麻痺。MRI で右大脳基底核に著明な浮腫を伴うリング状の増強効果のある占拠性病変が見られた（図 3–22）。胸部レントゲン写真で肺炎に適合した所見あり。血液検査所見：白血球：4,200。好酸球 24.2％。抗 HIV 抗体陽性。抗トキソプラズマ抗体価 32,768。
診断：HIV 感染に伴うカリニ肺炎とトキソプラズマ性脳炎。
治療：抗トキソプラズマ化学療法を開始。3 週間後意識状態と画像所見は改善。左片麻痺は持続し，AIDS 治療専門病院に転院。

症例検討のポイント
1. 4 人とも MRI で著明な浮腫を伴う大きなリング状の増強効果のある占拠性病変を認めた。ト

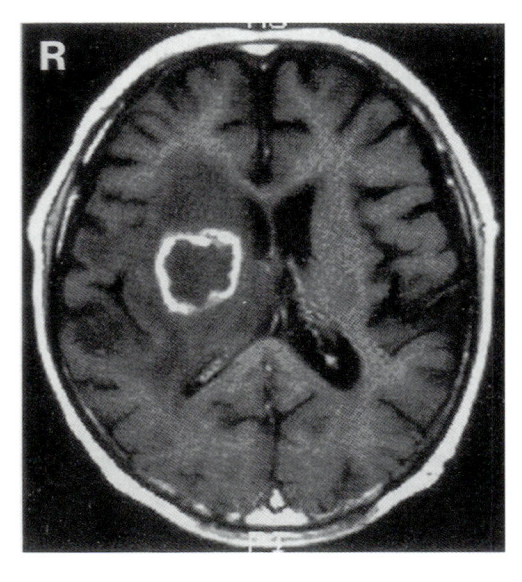

図 3-22 症例 4。ガドリニウム造影 MRI 像。右大脳基底核にリング状の増強効果のある占拠性病変が見られる。

キソプラズマ性脳炎は特異的な所見はなく，特に転移性脳腫瘍との鑑別が問題となった。
2. 中等度ないし著明な好酸球増多が 3 人に見られたがトキソプラズマ感染と好酸球増多症の間には関連はない。一方，AIDS 患者の 77% に末梢血好酸球増多症があるので，今回の症例はおそらく AIDS による好酸球増多症であろう。好酸球増多症は AIDS やアレルギー反応の非特異的所見であるが，頭蓋内の占拠性病変のある患者においては HIV 感染を疑わせる鍵となる指標であろう。
3. トキソプラズマ性脳炎は一般には抗トキソプラズマ抗体価から診断されるが，AIDS に関連したトキソプラズマ症の約 10% は血清中に抗トキソプラズマ抗体反応を示さないので抗トキソプラズマ抗体価が陰性であることはトキソプラズマ症を全く否定するものではない。
4. 日本において，HIV 検査は入院の際のスクリーニング検査としてはなされない。
5. 症例 1 の CT 所見でトキソプラズマ性脳炎は限局性ではなく多発性であった。多くの病理所見は主にトキソプラズマシストなしの非特異的凝固壊死である。組織所見に基づくトキソプラ

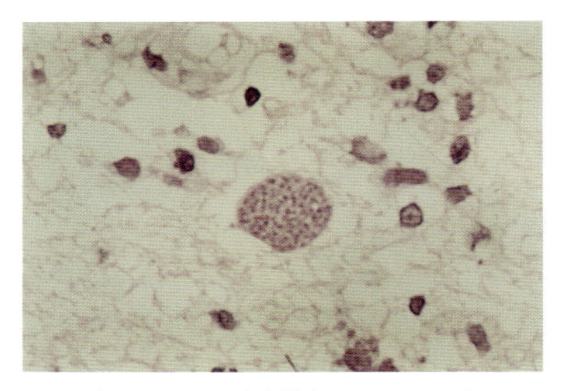

図 3-23 AIDS 患者脳内 *T. gondii* シスト

ズマ性脳炎の確定診断は時に困難である．脳生検は少数の症例のみに診断的に必須である．AIDS 患者における脳生検死亡率は 10% と高く，他の患者と比べて非常に高い．

6. 初期に化学療法をうけた患者はよい経過をたどった．逆に手術をうけた 2 人の患者は神経学的症状が悪化した．HIV 感染を伴ったトキソプラズマ性脳炎患者には化学療法が選択すべき治療であり，外科的治療は補助的と考えている（外科的治療は選択すべきでないと考えられた）．外科的治療が選択された理由として，正しい診断ができなかったことに加え，入院後神経学的所見の急激な悪化が手術を急がせたことも背景として考えられた．

7. AIDS 治療における最近の進歩は著しく，化学療法は効果的であり，より早期の化学療法を開始すれば予後はよりよくなる．トキソプラズマ性脳炎が疑われれば化学療法をできるだけ早く開始すべきである．

8. 本章 VI (8) A においても AIDS に伴うトキソプラズマ脳炎と思われる 1 例を記載したが，日本において，今後，HIV 感染患者の数は増加すると考えられ，トキソプラズマ性脳炎の可能性は鑑別診断として常に考えておくべきである．

9. 早期発見と早期化学療法で良好な予後が得られる．

文　献

1. Dubey JP, Beattie CP. Toxoplasmosis of animals and man. Boca Raton, Florida, CRC Press, Inc., 1988.
2. Goldsmith RS. Infectious diseases: protozoal & helminthic. In: Tierney LM Jr, McPhee SJ, Papadakis MA, eds. Current Medical Diagnosis & Treatment 2004. Forty-Third Ed, New York, NY: McGraw-Hill Co. 2004: 1400–1470.
3. 矢野明彦，青才文江：AIDS ではびこる寄生虫病．別冊・医学のあゆみ．現代寄生虫病事情．多田功編．東京，医歯薬出版．2006: 84–88.
4. Norose K, Mun HS, Aosai F, Chen M, Hata H, Tagawa Y, Iwakura Y, Yano A. Organ infectivity of *Toxoplasma gondii* in IFN-γ knockout mice. J Parasitol. 2001; 87: 447–452.
5. Norose K, Mun HS, Aosai F, Chen M, Piao LX, Kobayashi M, Iwakura Y, Yano A. IFN-γ-regulated *Toxoplasma gondii* distribution and load in murine eye. Invest Ophthalmol Vis Sci. 2003; 44: 4375–4381.
6. Perkins ES. Ocular toxoplasmosis. Br J Ophthalmol. 1973; 57: 1–17.
7. Norose K, Yano A. Toxoplasmic retinochoroiditis in Japan. In: Yano A, Nam HW, Anuar AA, Shen J, Saito A, Igarashi I. eds. Asian Parasitology. Vol. 4. Toxoplasmosis and babesiosis in Asia. Tokyo: The Federation of Asian Parasitologists. 2005: 111–125.
8. 鬼木信乃夫：トキソプラズモーシス．眼科 Mook No. 12. ぶどう膜炎．三島濟一，塚原勇，植村恭夫編．東京，金原出版．1980: 162–174.
9. Friedman AH. Uveitis affecting the retina and posterior segment. In: Freeman WR ed. Practical atlas of retinal disease and therapy. New York, NY: Raven Press. 1993: 37–70.
10. Rao NA, Forster DJ, Spalton DJ. Posterior Uveitis. In: Rao NA, Forster DJ, Augsburger JJ. eds. The Uvea, New York, NY: Gower Medical Publishing. 1992: 7.1–7.5.
11. Holland GN, O'Connor GR, Belfort R Jr, Remington JS. Toxoplasmosis. In: Pepose JS, Holland GN, Wilhelmus KR. eds. Ocular Infection & Immunity. St. Louis, MO: Mosby. 1996: 1183–1223.
12. Eichenwald HF. A study of congenital toxoplasmosis: with particular emphasis on clinical manifestations, sequellae and therapy. In Siim JC, eds: Human toxoplasmosis, Baltimore, Williams & Wilkins, 1959: 41–49.
13. Fair JR. Congenital toxoplasmosis: chorioretinitis as the only manifestation of the disease. Am J Ophthalmol. 1958; 46: 135–154.
14. Wilson CB, Remington JS, Stagno S, Reynolds DW. Development of adverse sequelae in children born with subclinical congenital *Toxoplasma* infection. Pediatrics. 1980; 66: 767–774.

15 Friedmann CT, Knox DL. Variations in recurrent active toxoplasmic retinochoroiditis. Arch Ophthalmol. 1969; 81: 481–493.
16 Hogan MJ, Kimura SJ, O'Connor GR. Ocular Toxoplasmosis. Arch Ophthalmol. 1964; 72: 592–600.
17 Canamucio CJ, Hallett JW, Leopold IH. Recurrence of treated toxoplasmic uveitis. Am J Ophthalmol. 1963; 55: 1035–1039.
18 Rothova A, Meenken C, Buitenhuis HJ, Brinkman CJ, Baarsma GS, Boen-Tan TN, de Jong PT, Klaassen-Broekema N, Schweitzer CM, Timmerman Z, de Vries J, Zaal MJ, Kijlstra A. Therapy for ocular toxoplasmosis. Am J Ophthalmol. 1993; 115: 517–523.
19 Norose K, Aosai F, Mizota A, Yamamoto S, Mun HS, Yano A. Deterioration of visual functions as examined by electroretinograms in *Toxoplasma gondii*-infected IFN-γ knockout mice. Invest Ophthalmol Vis Sci. 2005; 46: 317–321.
20 McLeod R, Muench SP, Rafferty JB, Kyle DE, Mui EJ, Kirisits MJ, Mack DG, Roberts CW, Samuel BU, Lyons RE, Dorris M, Milhous WK, Rice DW. Triclosan inhibits the growth of *Plasmodium falciparum* and *Toxoplasma gondii* by inhibition of apicomplexan Fab I. Int J Parasitol. 2001; 31: 109–113.
21 Wreghitt TG, Hakim M, Gray JJ, Balfour AH, Stovin PG, Stewart S, Scott J, English TAH, Wallwork J. Toxoplasmosis in heart and heart and lung transplant recipients. J Clin Pathol. 1989; 42: 194–199.
22 Wong SY, Remington JS. Toxoplasmosis in pregnancy. Clin Infect Dis. 1994; 18: 853–861.
23 Mohamed RM, Aosai F, Chen M, Mun HS, Norose K, Belal US, Piao LX, Yano A. Induction of protective immunity by DNA vaccination with *Toxoplasma gondii* HSP70, HSP30 and SAG1 genes. Vaccine. 2003; 21: 2852–2861.
24 Norose K, Tokushima T, Yano A. Quantitative polymerase chain reaction in diagnosing ocular toxoplasmosis. Am J Ophthalmol. 1996; 121: 441–442.
25 徳島忠弘, 野呂瀬一美, 米山穣二：動脈周囲炎, 網膜静脈分枝閉塞症, 視神経炎を伴った後天性眼トキソプラズマ症. 日本眼科紀要. 1996; 47: 227–231.
26 尾花明, 徳山孝展, 井上一紀, 三木徳彦, 中川美那子：硝子体切除術および眼内光凝固術を施行した眼トキソプラズマ症の1例. 臨床眼科. 1991; 45: 983–986.
27 米山高仁, 竹田美奈子, 米山高道, 米山杏子：後天性トキソプラズマ性網脈絡膜炎の1例. 日本眼科紀要. 1994; 45: 1198–1201.
28 深井徹, 後藤浩, 市側稔博, 村松隆次, 臼井正彦, 根路銘恵二：後天性眼トキソプラズマ症の3症例. 臨床眼科. 1996; 50: 1537–1542.
29 葉田野孝, 根路銘恵二, 松村哲, 新垣均：眼トキソプラズマ症に続発した網膜剥離治療の1例. 日本眼科紀要. 1998; 49: 964–966.
30 Kobayashi M, Malagueño E, Santana JV, Perez EP, Yano A. Prevalence of toxoplasmosis in children in northeastern Brazil. Jpn J Trop Med Hyg. 2002; 30: 305–310.
31 北林淳, 佐伯重昭, 安藤英樹, 新津秀孝, 矢野明彦, 一迫玲：秋田市およびその近郊におけるトキソプラズマ症3例の報告—2例の外注検査でのトキソプラズマ抗体陰性例を含む— 秋田県医師会雑誌. 2002; 53: 39–42.
32 北林淳, 佐伯重昭, 安藤英樹, 新津秀孝, 山口昭彦, 矢野明彦, 一迫玲：秋田県内におけるトキソプラズマ症の報告—外注検査でのトキソプラズマ抗体陰性例を含む— Clinical Parasitology. 2002; 13: 60–62.
33 森川秀広, 森士朗, 佐藤敦, 松田耕策, 一迫玲, 越後成志：上顎歯肉癌患者にみられた頸部リンパ節炎型トキソプラズマ症の1例. 日本口腔外科学会雑誌. 2001; 47: 420–423.
34 神部芳則, 大多和薫, 野口忠秀, 草間幹夫, 小林馨：リンパ節型トキソプラズマ症の1例. 歯科放射線. 2004; 44: 240–241.
35 河本勝之, 野坂彩, 竹内裕美, 北野博也：トキソプラズマ性頸部リンパ節炎の2例. 耳喉頭頸. 2003; 75: 174–175.
36 Luo W, Seki T, Yamashita K, Aosai F, Ueda M, Yano A. Quantitative detection of *Toxoplasma gondii* by competitive polymerase chain reaction of the surface specific antigen gene-1. Jpn J Parasitol. 1995; 44: 183–190.

37 Luo W, Aosai F, Ueda M, Yamashita K, Shimizu K, Sekiya S, Yano A. Kinetics in parasite abundance in susceptible and resistant mice infected with an avirulent strain of *Toxoplasma gondii* by using quantitative competitive PCR. J Parasitol. 1997; 83: 1070–1074.

38 Mun HS, Aosai F, Norose K, Chen M, Hata H, Tagawa YI, Iwakura Y, Byun DS, Yano A. *Toxoplasma gondii* HSP70 as a danger signal in *Toxoplasma gondii*-infected mice. Cell Stress Chaperones. 2000; 5: 328–335.

39 Chen M, Aosai F, Mun HS, Norose K, Hata H, Yano A. Anti-HSP70 autoantibody formation by B-1 cells in *Toxoplasma gondii*-infected mice. Infect Immun. 2000; 68: 4893–4899.

40 木村美奈子，鹿間幸弘，林朋博，矢野明彦，片桐忠：生検リンパ節組織よりトキソプラズマ原虫特異的遺伝子（SAG 1）を証明しえた後天性トキソプラズマ症の1例．内科．2001; 87: 1012–1014.

41 神村直久，田中茂樹，松坂哲應，辻芳郎，矢野明彦，山口真也，中山哲夫：麻疹ウイルス持続感染とトキソプラズマ感染を伴った脳炎の1例．日本小児科学会雑誌．1996; 100: 354.

42 川﨑渉一郎，矢澤省吾，矢野辰志，衛藤光明：Toxoplasma 脳症の頭部 CT 像とその剖検脳病理所見．神経内科．2000; 53（suppl. 2）: 126–127.

43 小西哲郎，森村達夫，久保洋昭，武内重二，大久保貴子：脳トキソプラズマ症．神経内科．2000; 53（suppl. 2）: 52–53.

44 広田修，安元佐和，小川厚，山口覚，満留昭久，太田辰彦：後天性トキソプラズマ髄膜炎の脳波．臨床脳波．2000; 42: 134–138.

45 永井英明：日和見肺感染症―画像でせまる呼吸器疾患― 感染性疾患．Medicina．2002; 39: 1904–1908.

46 杉浦孝彦，山本正彦：呼吸器疾患診断へのアプローチとその評価―気管支肺胞洗浄法―．日本胸部疾患学会雑誌．1983; 21: 1146–1151.

47 Barcán LA, Dallurzo ML, Clara LO, Valledor A, Macías S, Zorkin E, Gerona S, Livellara B. *Toxoplasma gondii* pneumonia in liver transplantation: survival after a severe case of reactivation. Transpl Infect Dis. 2002; 4: 93–96.

48 Ortonne N, Ribaud P, Meignin V, Sarfati C, Esperou H, Devergie A, Gluckman E, Socie G, Janin A. Toxoplasmic pneumonitis leading to fatal acute respiratory distress syndrome after engraftment in three bone marrow transplant recipients. Transplantation. 2001; 72: 1838–1840.

49 佐野純子，斉藤寛和，小林義典，池田真人，小谷英太郎，高山守正，岸田浩，高野照夫，矢野明彦：心膜液ポリメラーゼ連鎖反応によって診断された基礎疾患のないトキソプラズマ心膜炎の1例．J Cardiol. 2000; 35: 47–54.

50 辻守康：人獣共通寄生虫症の診断と治療．本邦における人獣共通寄生虫症，第1版　東京，文永堂，1983: 76–84.

51 Syverton JT, Slavin HB: Human toxoplasmosis. JAMA. 1946; 131: 957–959.

52 Leak D, Meghji M. Toxoplasmic infection in cardiac disease. Am J Cardiol. 1979; 43: 841–849.

53 Sagristá-Sauleda J, Permanyer-Miralda G, Juste-Sánchez C, de Buen-Sánchez ML, Pujadas-Capmany R, Arcalís-Arce L, Soler-Soler J. Huge chronic pericardial effusion caused by *Toxoplasma gondii*. Circulation. 1982; 66: 895–897.

54 竹内勤：トキソプラズマ．医動物学，第1版，東京，医学教育出版社．1996: 57–63.

55 杉本正毅，西海正彦，佐藤昭雄：トキソプラズマ抗体高値を示した皮膚筋炎の1症例．日本内科学会雑誌．1985; 74: 1098–1102.

56 深川雅史，油谷浩幸，本田英輔，高久史麿，井上聖啓，亀井喜世子，渋谷敏朗：トキソプラズマ症を合併した皮膚筋炎の1例．日本内科学会雑誌．1986; 75: 633–637.

57 濱松奈々子，新山史朗，新井達，勝岡憲生：抗トキソプラズマ抗体が高値を示し Sjögren 症候群を合併した皮膚筋炎．皮膚科の臨床．2004; 46: 719–722.

58 菅原京子，小寺雅也，臼田俊和，東省薫，岩田洋平，市川一夫：膠原病に伴ったトキソプラズマ感染症―様々な膠原病患者のトキソプラズマ抗体価の比較―　日本皮膚科学会雑誌．2006; 116: 61–70.

59 渡辺幸恵，森田明理：抗トキソプラズマ抗体高値を示した皮膚筋炎の1例．西日本皮膚科．2006; 68: 138–141.

60 Rowland LP, Greer M: Toxoplasmic polymyositis. Neurology 1961; 11: 367–370.

61 Magid SK, Kagen LJ: Serologic evidence for acute toxoplasmosis in polymyositis-dermatomyositis: increased frequency of specific anti-toxoplasma IgM antibodies. Am J Med 1983; 75: 313–320.
62 Behan WMH, Behan PO, Draper IT, Williams H. Does Toxoplasma cause polymyositis? Report of a case of polymyositis associated with toxoplasmosis and a critical review of the literature. Acta Neuropathol. 1983; 61: 246–252.
63 篠昭男：診断困難な頸部腫瘤．耳鼻と臨床．2004; 50: 195–200.
64 仲秋秀太郎，新畑敬子，吉田伸一，中嶋理香，中西雅夫，濱中淑彦，溝上雅史，小鹿幸生：失語，異常行動などを呈した AIDS に伴う toxoplasma 脳炎と思われる1例．精神神経学雑誌．1995; 97: 247.
65 土井英樹，向井栄一郎，星野彰宏，高橋立夫，峯村信嘉，山中克郎：出血性梗塞が疑われたトキソプラズマ脳症の1例．臨床神経学．2003; 43: 448.
66 横手裕明，竹尾一寿，新谷周三，椎貝達夫：トキソプラズマ脳症を発症した69歳健常男性の1例．茨城県臨床医学雑誌．2003; 39: 18–19.
67 黒川克朗，山田滋雄，湯浅龍彦，小林康生，菅根一男：HIV 非感染者に発症したトキソプラズマ脳炎の1例 その画像と治療経過．臨床神経学．2000; 40: 285.
68 滝沢始，小沢英輔，久冨龍夫，日高紀子，小須田達夫，宮地純樹，北島拓弥：多発性根神経炎を伴った成人トキソプラズマ症の1例．日本内科学会雑誌．1985; 74: 1270–1275.
69 森山俊男，平野良郎，横山誠之，網島康博，片山宗一：基底核石灰化および dystonia を合併したトキソプラズマ症の11歳女児例．臨床神経学．1985; 25: 103–104.
70 高橋典三，岡本進，宮原誠一，島袋博美：Toxoplasma 症に伴った polyneuropathy の1例．神経内科．1984; 21: 412–414.
71 高昌星，塚田直敬，柳沢信夫，谷島定一，塚越廣：急性横断性ミエロパチーを伴った toxoplasma 症の1例．臨床神経学．1981; 21: 158–164.
72 Saari M, Vuorre I, Neiminen H, Räisänen S. Acquired toxoplasmic chorioretinitis. Arch Ophthalmol. 1976; 94: 1485–1488.
73 Remington JS, Miller MJ, Brownlee I. IgM antibodies in acute toxoplasmosis. II. Prevalence, and significance in acquired cases. J Lab Clin Med. 1968; 71: 855–866.
74 Remington JS. Toxoplasmosis in the adult. Bull N Y Acad Med. 1974; 50: 211–227.
75 Couvreur J, Desmonts G. Toxoplasmosis. In: Vinken PJ, Bruyn GW, eds. Handbook of Clinical Neurology. Vol. 35, Infection of the nervous system. Part 3, Amsterdam: North-Holland Pub. Co. 1978: 115–141.
76 横川定，森下薫，横川宗雄：III．宿主・寄生虫相互関係．人体寄生虫学提要．東京，杏林書院．1974: 3–14.
77 大友弘士，粕谷志郎：寄生虫疾患と好酸球．臨床医．1979; 5: 673–678.
78 小島荘明：寄生虫疾患と IgE および IgE 抗体—特に病態との関連において— 臨床医．1979; 5: 679–685.
79 Mishra DN, Gupta RC, Atal PR, Shukla SP. Toxoplasmosis in an adult presenting as paraparesis (a case report). J Assoc Physicians India. 1975; 23: 779–781.
80 Wolf A, Kaufman MA, Cowen D. Adult toxoplasmosis; a report and a review. Trans Am Neurol Assoc. 1953; 3 (78th meeting): 284–286.
81 Slavick HE, Lipman IJ. Brain stem toxoplasmosis complicating Hodgkin's disease. Arch Neurol. 1977; 34: 636–637.
82 Nakazaki S, Saeki N, Itoh S, Osato K, Watanabe O, Hamada N, Mitsuhashi H, Shin H, Kiuchi I, Kobayashi C, Yano A, Yamaura A. Toxoplasmic encephalitis in patients with acquired immunodeficiency syndrome-four case reports- Neurol Med Chir (Tokyo). 2000; 40: 120–123.
83 井阪俊彦，西田武生，熊谷哲也，佐藤雅春，花田正人：後天性免疫不全症候群に合併したトキソプラズマ脳炎の1例．市立豊中病院医学雑誌．2003; 4: 27–32.
84 小山雅司，石井美砂子，原英，大場覚：治療前後で特徴的な MR 所見を呈した脳トキソプラズマ症の1例．日本画像医学雑誌．2000; 19: 276–281.
85 鶴田和太郎，山本哲哉，伊藤政美，佐々木司，植草義史：頭蓋内多発占拠性病変を示した AIDS 患者の1例．茨城県臨床医学雑誌．2003; 39: 136.

86 Saito T, Takeuchi S, Taguchi H, Miyoshi I. Cerebral toxoplasmosis in an AIDS patient. Internal Medicine. 2003; 42: 131.
87 古庄健太郎，渡邊雅彦，大越教夫，玉岡晃，庄司進一：AIDS患者にみられた脳トキソプラズマ症．神経内科．2000; 53（suppl. 2）: 398–399.
88 向井栄一郎，渡辺英孝，内海真，今井昌利：AIDSの神経放射線所見．神経内科．2000; 53（suppl. 2）: 76–77.
89 岸田修二：HAART導入下でのHIVの神経系日和見感染．化学療法の領域．2004; 20: 1486–1494.
90 Murakami T, Nakajima M, Nakamura T, Hara A, Uyama E, Mita S, Matsushita S, Uchino M. Parkinsonian symptoms as an initial manifestation in a Japanese patient with acquired immunodeficiency syndrome and *Toxoplasma* infection. Internal Medicine. 2000; 39: 1111–1114.

（矢野明彦・野呂瀬一美）

第4章　トキソプラズマ症の将来に向けた基礎研究

　トキソプラズマはネコを終宿主とするが，ヒトをはじめイヌ，マウス，ウシ，ブタや，鳥類にも共通に感染し，種を越えた宿主生体防御系にしたたかに生きる術を持ち合わせている．寄生虫感染症における宿主の生体防御反応については，さまざまな免疫反応様式や関連遺伝子機能の重要性が明らかになってきている．一般的に，多細胞よりなる蠕虫感染に対してはTh2免疫反応(抗体産生など)が予防免疫として機能し，単細胞の原虫感染に対してはTh1免疫反応（IFN-γなど）が予防免疫として機能しているが，最近の詳細な解析により生体防御反応がそんなに単純でないことが明らかになってきた．

　特にここでは典型的日和見菌としてのトキソプラズマと，我々がクローニングに成功したトキソプラズマ由来ストレス蛋白HSP70（$T.g.$HSP70）の病原分子としての免疫生物学的機能解析を踏まえ，最近，解明が進められたトキソプラズマ感染による生体防御機序，およびトキソプラズマによる生体防御修飾機能(エスケープ機序)について触れてみたい．

I.　日和見感染性寄生虫病と防御反応修飾因子

　トキソプラズマ症は細胞内寄生原虫トキソプラズマの感染による典型的な日和見感染性寄生虫病である．一般に日和見感染とは，さまざまな理由により宿主生体の感染抵抗性が低下したことによる広義免疫不全患者において，平素は毒力・病原性の低いあるいは無害の寄生体によって臨床症状を呈する感染症を意味する．表4-1に宿主の生体防御機能を低下させる要因を記した[1]．

　日和見感染性寄生虫病を理解するためには，以下のような，ウイルスや細菌など他の病原体とは異なる寄生虫の原則的な生物学的特異性について理解しておく必要がある．① 寄生虫はその生活史のなかで，a) 虫卵あるいは幼虫が増殖（無性生殖）・発育・分化するための場としての中間宿主と，b) 成虫に分化し有性生殖を営む場としての終宿主をもつ．② 蠕虫類では終宿主体内の成虫数（個体数）を原則的に増やさない．蠕虫の次世代（虫卵あるいは幼虫）は親虫が寄生している終宿主から一度排出されて，あらたな中間宿主に寄生し分化した後，最終的に終宿主に感染して成虫に分化し，そこで有性生殖によってふたたび次世代を産出するという生活史をもつ．このことから，③ 成虫が寄生する終宿主における寄生虫病は慢性感染症としての性格が強く，寄生虫は種の保存のために終宿主には優しく（限りなき共生への指向）次世代の産出期間を長く営み，一方，中間宿主には厳しく（病原性を発現し）中間宿主を弱らせて食物連鎖による終宿主への到達効率を上げるという寄生感染戦略をとる．これらの特徴から，ヒトを終宿主とする多くの蠕虫類の寄生虫感染も広義の日和見感染性寄生虫病ととらえることができる．

　一方，原虫では終宿主内で有性生殖のみならず無性生殖でも増殖できるものや，とくに終宿主をもたず無性生殖のみで増殖するものまで存在する．また，生活史にシスト型やオーシスト型などの

表 4–1　生体防御機能低下をきたす要因

1) 先天性免疫不全と機能障害
    抗体障害型：Bruton 病，IgA 欠損，低ガンマグロブリン血症
    細胞性免疫障害：Wiskott-Aldrich 症候群，Ataxia-telangiectasia，DiDeorge 症候群，severe combined immunodeficiency (SCID)
    補体欠損：C3, C3b inactivator, Factor B, C6, C7, C8 欠損など
    好中球障害：好中球減少症，Chediak-Higashi 症候群，Job 症候群
    大村病：高 IgE 血症，易感染性
2) 後天性免疫不全（AIDS）と機能障害
    $CD4^+$ T 細胞機能障害
3) 非免疫的防御機構の障害
    外傷，熱傷
4) 低栄養状態
5) 慢性疾患，代謝障害
    尿毒症，肝硬変，糖尿病，アルコール中毒，膠原病（RA, SLE），蛋白漏出性腸炎，ネフローゼ症候群，火傷，剝離性皮膚炎
6) 悪性腫瘍
    リンパ腫，多発性骨髄腫，CLL
7) ストレス
    手術襲撃（気管切開，バイオプシーなどを含む），体内への人工物（カテーテル，人工弁，シャントなど）の挿入，火傷，人工透析，精神的（更年期障害なども含む），重労働
8) 妊娠
9) 加齢
10) 感染症
    ウイルス感染（麻疹，風疹，ムンプス，肝炎，HTLV-1，HIV など），細菌や寄生虫の混合感染
11) 医原病
    ステロイド，免疫抑制剤，細胞傷害性化学療法，放射線，中心静脈内栄養
12) 医療行為中の以上の複合要因の組合わせ

休眠型をもつことにより，生体防御反応からのエスケープ機能を獲得し，化学療法に抵抗性を示すものもいる。原虫の種類によって日和見菌としての性格の強さと，その性状は幅広く異なるが，一般的に言われる日和見感染性寄生虫病の多くのものが原虫感染症であるのはこれらの理由による。進化論的には日和見感染の性状をもつ寄生虫（原虫）のほうが優れているのかもしれない。生物学的にも興味深い，寄生現象の解明に最も適した研究領域である[2]。

トキソプラズマ症をはじめとする日和見感染性寄生虫病に関するもっとも重要な問題点のひとつは，その病原性発現機序である。その基礎的解析のもとで臨床的予後判定法，治療法の開発，予防方法やワクチン開発が進められるものと考える。

II.　生体防御反応とその統御遺伝子・分子

典型的な日和見感染原虫（細胞内寄生）であるトキソプラズマの感染においては，従来から IFN-γ を産生する T 細胞や NK 細胞，NO 産生するマクロファージなどが予防免疫の主役と考えられてきた[3]（表 4–2）。しかし，最近我々は自己抗体を産生したり B リンフォーマとの関連が考えられている特殊な B 細胞サブセットである B–1 細胞がトキソプラズマ感染に対して予防免疫のエフェクター

表 4–2 各種サイトカインのトキソプラズマ感染における役割

Cell type	Cytokines	Actions to *T. gondii* infection	Acute Toxoplasmosis	Chronic Toxoplasmosis
CD4$^+$ cells CD8$^+$ cells NK cells NKT cells Dendritic cells	INF–γ	トキソプラズマ増殖抑制，マクロファージ活性酸素，NO，エイコサノイド，IDO 誘導	防御作用 流産因子	防御作用
Macrophages	TNF–α	IL–12 と共同作用で NK 細胞の INF–γ 産生誘導	防御作用（?）	防御作用
Macrophages	IL–12	TNF–α と共同作用で NK 細胞の IFN–γ 産生誘導	防御作用（?）	防御作用（?）
CD4$^+$ T cells	IL–2	NK 細胞による IFN–γ の産生誘導，細胞傷害性 CD8$^+$ T 細胞の活性化	防御作用	防御作用
CD4$^+$ T cells	IL–4	Th1 による抗トキソプラズマ作用の抑制	二面性（防御作用と増悪作用）	二面性（防御作用と増悪作用）
CD4$^+$ T cells	IL–10	Th1 による抗トキソプラズマ作用の抑制	二面性（防御作用と増悪作用）	二面性（防御作用と増悪作用）
Macrophages	TGF–β	IFN–γ の拮抗性作用	不明	不明
B–1 cells	IL–12 INF–γ IL–10 IL–4	抗トキソプラズマ作用	抗トキソプラズマ作用	二面性（防御作用と防御機能抑制作用）
B–2 cells	IL–4	抗トキソプラズマ作用の抑制	抗トキソプラズマ作用の抑制	宿主防御機能の抑制

機能を発揮することを発見した[4,5]。さらには従来から言われている regulatory T 細胞（CD4$^+$CD25$^+$）とはまったく異なる抑制性 B 細胞（B–2 細胞）を発見した[6]。これらの B 細胞サブセットによるダイナミックな免疫統御機構の存在が明らかになるにつれ，いわゆる免疫抑制の定義や概念を再構築する必要が出てきた（本章 IV.（2）B 新たなトキソプラズマ–宿主相互関係解明の展開参照）。

感染症に対する免疫応答性は遺伝的に統御されておりその代表遺伝子が主要組織適合遺伝子複合体（major histocompatibility complex; MHC）にあり，この MHC 遺伝子による獲得免疫の統御の重要性が知られている。また最近我々は，自然免疫をつかさどる Toll-like receptor（TLR）や TLR のシグナルアダプターである MyD88 がトキソプラズマ感染では必須不可欠であることを明らかにした（本章 V. TLR を介した病態像参照）[7–9]。

このほかにも表 4–3 に示すようにさまざまな遺伝子・分子が予防免疫に重要な役割を演じていることが明らかになってきており，これらの遺伝子機能不全がトキソプラズマ症の重症化を引き起こし，さらにそれぞれの遺伝子機能不全により臨床症状も異なることが解明されてきた。

表 4-3 トキソプラズマ感染に対する感受性/抵抗性統御遺伝子(マウスおよびヒト)

主要組織遺伝子関連:
　HLA (DR, DQ), H-2 (class I, II) など
サイトカイン関連遺伝子:
　IFN-γ, IL-3, IL-4, IL-5, IL-9, IL-18, IRF1, CSF2 など
シグナル関連遺伝子:
　IRF1, JAK2, MyD88, IRAK4 など
受容体関連遺伝子(TLR を含む)
　TLR2, TLR4
その他:
　NRAMP1, NOS2, SCYA1-5, Scl2

III. トキソプラズマ感染細胞による抗原提示機構

　寄生虫などの病原体感染に対して生体は恒常性維持のために免疫応答を起こし,その反応様式にはマクロファージや好中球などによる貪食作用や,抗体産性,細胞性免疫反応などがある。貪食作用は自然免疫,抗体産性や細胞性免疫反応は獲得免疫,とそれぞれ呼ばれ,従来は互いに独立した生体防御反応と考えられてきた。しかしながらサイトカインネットワークが明らかになり,また TLR とその下流シグナルが解析されるにつれ,自然免疫と獲得免疫が互いに密接な関係をもつことが分かってきた。蠕虫感染においては Th2 型 CD4+ T 細胞が誘導され活性化されることにより IL-4, 5, 6, 10 が産生分泌され,好酸球増多,IgE 抗体産生が起きるのに対して[10-12],原虫感染においては,Th1 型 CD4+ T 細胞が誘導され活性化されることにより IFN-γ や IL-2,TNF-α が分泌産生され抗原虫作用が発現される[13, 14]。寄生虫感染による Th0(p)T 細胞から Th1, Th2 T 細胞への分化を統御し,宿主の免疫応答惹起における司令塔ともいえるのが抗原提示細胞である。ここでは,寄生虫感染における抗原提示細胞の役割,特に細胞内寄生原虫が感染した宿主細胞による抗原提示機構について述べる。

(1) 原虫感染における抗原提示

　抗原提示細胞の研究は 1970 年代に盛んに行われた。免疫応答性を遺伝的に統御する免疫応答遺伝子が発見され[15],続いて主要組織適合遺伝子複合体 (MHC) の発見により[15-18],免疫応答遺伝子の実体の一つはこの MHC 遺伝子であることが分かり,さらに,免疫応答遺伝子が抗原提示細胞に発現し,その遺伝子産物である MHC 分子が抗原提示細胞による抗原提示機能分子であることが明らかになった。寄生虫感染における宿主の感受性が動物の種や系の遺伝的差異による理由の一つはこの免疫応答の遺伝的統御機構によるものである。そして,T 細胞は抗原のみでは活性化されず,T 細胞の抗原認識・抗原特異的活性化には抗原提示細胞が必要であり,抗原提示細胞と T 細胞の間に MHC 拘束性があることが明らかになった[19-27]。筆者はマウスを用いてマクロファージとは異なる性状の脾臓細胞が T 細胞を活性化させることを明らかにし,抗原提示細胞と日本語に翻訳・

命名した[22-27]。

寄生虫に対する免疫応答の遺伝的統御機構の研究は1980年代に日本で始められ，寄生虫感染や寄生虫抗原に対する宿主の抗体産生を始めとする免疫応答性が遺伝的に決定されていることが明らかにされた[28-33]。このような寄生虫感染に対する宿主免疫応答性の遺伝的統御機構については大きく2つの考え方がある。その第1は，抑制性細胞による免疫応答性の調節で免疫応答性を抑制することによって低応答性になるとする説である[34]。筆者らは[35]，トキソプラズマ症患者末梢血中にトキソプラズマ抗原特異的に誘導され，抗原非特異的抑制作用を示す$CD8^+$抑制性T細胞の存在を明らかにした。この抑制性T細胞を活性化する抗原提示細胞の働きにはHLA-DQ分子が関与することを示したが，抑制作用の発現の分子機構は明らかにされていない。Suzukiらは[36]トキソプラズマ感染マウス脾臓中のマクロファージが抗原非特異的抑制細胞として機能することを報告した。免疫応答性統御機構の第2のメカニズムは，抗原提示細胞の抗原提示機能によるT細胞の誘導・活性化の統御である。寄生虫感染生体内ではこのup-regulationとdown-regulationの微妙な相互作用により統御されているのであろう。

抗原提示細胞による抗原提示機序（図4-1A）には大きく2つの経路があり，抗原分子をどのように取り込み認識するかによって，内在性抗原提示経路（endogenous antigenのMHCクラスⅠ分子による抗原提示経路）（図4-1A, B）と外来性抗原提示経路（exogenous antigenのMHCクラスⅡ分子による抗原提示経路）（図4-1A, C）に分かれる。MHCクラスⅡ分子による外来性抗原提示では，抗原提示細胞は外来性の蛋白抗原をファゴサイトーシスやエンドサイトーシスにより取り込んだ後，ライソゾームとの融合により後期エンドゾームを形成する。そして抗原を蛋白分解酵素によ

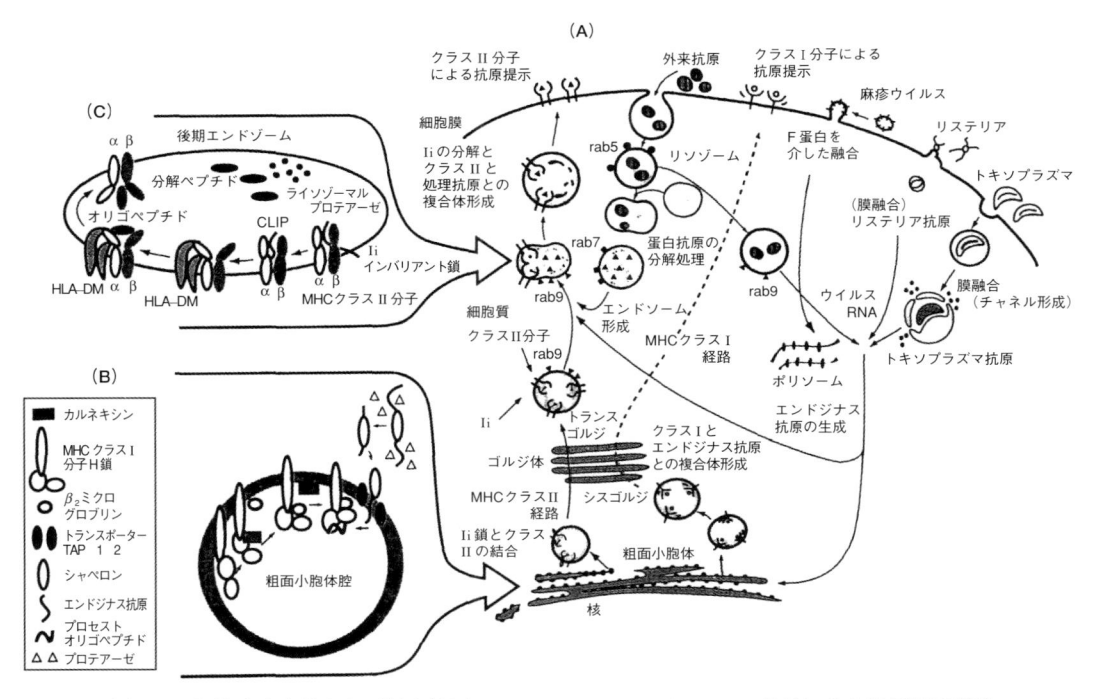

図4-1 細胞内寄生体および外来抗原のMHCクラスⅠ, クラスⅡ分子による抗原提示経路

り14前後のアミノ酸残基よりなるオリゴペプチドに分解し，MHCクラスII分子と複合体を形成しCD4⁺T細胞を活性化する(赤痢アメーバなどの細胞外寄生原虫感染における原虫抗原の提示はこの経路による)。一方，細胞質内に生じた抗原は内在性抗原と呼ばれ，細胞質内蛋白分解酵素により9アミノ酸残基前後のオリゴペプチドに分解された後に粗面小胞体腔内に運ばれ，MHCクラスI分子と$β_2$ミクログロブリンと抗原ペプチドの3分子複合体を形成し，ゴルジ体を通って細胞表面に運ばれCD8⁺T細胞を活性化する。筆者らはトキソプラズマ感染細胞がトキソプラズマ抗原をMHCクラスI分子によって抗原提示することを明らかにし[37-40]，この報告により，細胞内寄生原虫が感染細胞の内在性抗原提示経路により抗原提示されることが世界ではじめて明らかになった。

抗原提示細胞によるT細胞の活性化には，抗原提示細胞膜上にあるペプチド-MHC複合分子とT細胞のレセプターとの結合の他に様々な副分子，接着分子が関与している(図4-2A)。これらの接着分子はT細胞の活性化における抗原提示細胞-T細胞間相互作用のみならず，細胞内寄生原虫の病因論的意義を考える上でも重要である(例えば，脳マラリアにおけるマラリア原虫感染赤血球が脳に集積するメカニズムは脳血管に接着分子が多量に発現されているためと考えられている)。

MHC分子のみならず抗原提示に重要な役割を演じるHSP，TAP，LMP遺伝子は第6染色体短腕上に存在することから，主要組織適合遺伝子複合体は抗原提示機能を有する分子をコードする遺伝子の集合体と考えることができる。

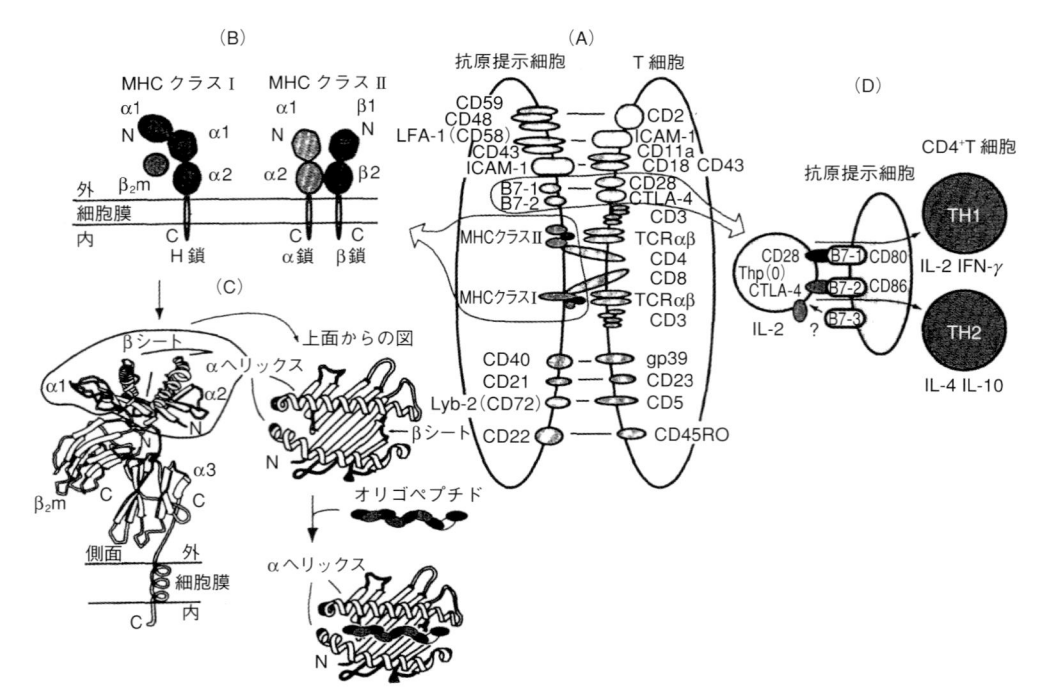

図4-2 MHC分子と抗原提示細胞-T細胞間相互作用機能分子

（2） トキソプラズマのエスケープ機構と感染宿主細胞の防御反応

トキソプラズマは細胞内寄生原虫で，細胞内に寄生することにより，抗体や補体による殺虫機構や細胞性免疫から逃れる。また，シスト(休眠体)の形をとり，無駄な宿主へのダメージを減らすと同時に自らも抗原性を減弱し宿主の免疫反応から逃れる。しかし，細胞内にも異物排除機序があり，細胞内における原虫と宿主細胞とのやりとりが見られる。

トキソプラズマはマクロファージ内に寄生すると，宿主細胞膜上分子やエンドソーム膜上にみられるリソゾーム糖蛋白（Igp）を欠損した特殊な膜構造（parasitophorous vacuole membrane）を形成する。この膜構造によりリソゾームとの融合が阻止されトキソプラズマが殺されなくなる[41]。しかし，Fc 受容体を介したトキソプラズマの取込みや死んだトキソプラズマを包含したファゴゾームではこの膜構造が形成されず，リソゾームとの融合が起こりトキソプラズマは殺され消化される。このように，原虫に対する抗体の役割には補体依存性の殺虫作用のみならず，間接的な殺虫作用がある。また，細胞内寄生原虫に対する抗体の防御反応の意義として，原虫そのものに対する殺虫活性と同時に，原虫の細胞内侵入における原虫側あるいは宿主細胞側レセプターをブロックすることによる抗原虫作用もある。この意味においては，ある種の自己抗体は防御反応としての役割を演じる。

感染マクロファージに IFN-γ や寄生虫由来物質が作用すると活性酸素や reactive nitrogen intermediates（NO_2^-, NO_3^-, NO）の活性を増幅し殺虫作用を発現させることが出来る。逆に IL-4, IL-10 が IFN-γ の作用を阻害し，L-arginine から iNOS によって生成される reactive nitrogen intermediates などの抗原虫作用を阻止することが明らかにされた。このように IFN-γ の直接的，間接的エフェクター機能と同時に図 4-3 に示すようなサイトカインネットワークによる免疫応答の統御因子としての役割が重要と考えられる。

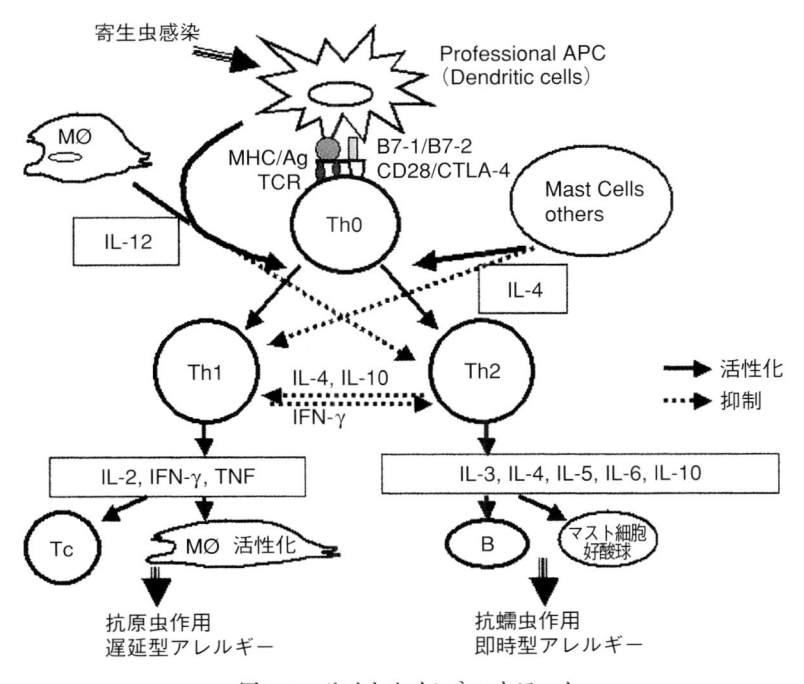

図 4-3 サイトカインネットワーク

(3) トキソプラズマ感染細胞による抗原提示機構

細胞内寄生原虫トキソプラズマが宿主細胞内でしたたかに生存，増殖していることを述べたが，実は感染細胞もまた，したたかに自らの細胞内に寄生した原虫に対応していることが分かった。筆者らは[37-39]トキソプラズマ症患者末梢血中にトキソプラズマ感染細胞に特異的な細胞傷害性 CD8+T 細胞が誘導されていることを証明し，細胞内寄生原虫の場合においても，ウイルス，リケッチア，細胞内寄生細菌感染の場合と同様に，感染細胞による寄生体抗原の提示機構が働いていることを世界に先駆けて明らかにした。その後，米国の 2 グループの研究者達がトキソプラズマ感染マウス実験モデルで筆者らの実験を追試し，筆者らが提唱した細胞内寄生原虫感染細胞による抗原提示機序の存在が確認され，さらにその後，リーシュマニア，トリパノソーマ，マラリア原虫などで，同様の感染細胞による抗原提示機構の研究が始められることになった。細胞性免疫や抗体産生におけるヘルパー T 細胞の活性化が細胞内寄生原虫感染症に対する防御免疫に必須不可欠なことから，この発見はその後のワクチン開発に大きなインパクトを与えた。

筆者ら[37, 38, 42-44]がトキソプラズマ症患者の末梢血中に明らかにした感染細胞特異的細胞傷害性 CD8+T 細胞の働きは抗 MHC クラス I 抗体によって阻止されることから，MHC クラス I 分子による内在性抗原提示経路によってトキソプラズマ感染細胞特異的細胞傷害性 CD8+T 細胞が誘導されていることが明らかになった(図 4-4)。前述したように，トキソプラズマを内包する parasitophorous vacuole membrane は特殊な膜構造をしており，MHC クラス I 分子による抗原提示経路に入る機序が不明であったが，筆者らは[38]，トキソプラズマの外膜と parasitophorous vacuole membrane が融合し，トキソプラズマ抗原が宿主細胞質内に入り込み，MHC クラス I 分子により抗原提示

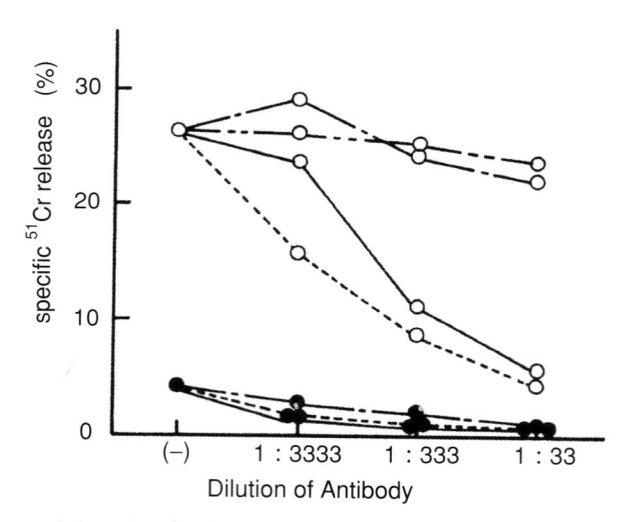

図 4-4 トキソプラズマ感染細胞特異的細胞傷害性 CD8+T 細胞の証明
トキソプラズマ症患者末梢血中に，トキソプラズマ感染細胞を特異的に傷害する CD8+T 細胞が誘導されていることが明らかになった。感染細胞に対する特異的細胞傷害性は，抗 HLA クラス I 抗体および抗 CD8 抗体によって阻止されるが抗 HLA クラス II 抗体(抗 HLA-DR, 抗 HLA-DQ 抗体)では阻止されないことから，トキソプラズマ感染宿主細胞が MHC クラス I 分子による抗原提示をしてトキソプラズマ感染細胞特異的細胞傷害性 CD8+T 細胞を誘導することが証明された。トキソプラズマ感染(白丸)および非感染(黒丸)ヒト B リンパ腫 ARH 細胞を標的細胞とした細胞傷害活性を示す。X 軸はモノクローナル抗体の希釈を示す。抗 HLA クラス I 抗体 ——, 抗 CD8 抗体 ----, 抗 HLA-DR 抗体 —·—, 抗 HLA-DQ 抗体 —··—。

されることを明らかにした（第 1 章 図 1–6 参照）。さらに筆者らは[39]，トキソプラズマ感染ヒト B 細胞腫より HLA–A2 分子を精製し，HLA–A2 分子に結合している T 細胞ペプチドエピトープのアミノ酸配列の解析に成功した。これらの実験結果は，MHC クラス I 分子による抗原提示がウイルスから原虫にいたる細胞内寄生体に対する免疫応答の惹起に機能していることを示している。

(4) トキソプラズマ感染宿主細胞の病因論的意義

同じトキソプラズマにおいても感染した宿主細胞の種類によって抗原提示に用いる MHC 分子のクラスは異なり，誘導される T 細胞の種類も異なる。このことがトキソプラズマ症における臨床症状の特異性を決めている可能性が示された。筆者らは[39,40]，トキソプラズマ感染宿主細胞が B 細胞では MHC クラス I 分子，メラノサイトでは MHC クラス II 分子によってトキソプラズマ抗原が提示され，それぞれ CD8+T 細胞や CD4+T 細胞のトキソプラズマ感染細胞特異的細胞傷害性 T 細胞を誘導することを明らかにした。トキソプラズマ感染メラノサイトによって CD4+ 細胞傷害性 T 細胞が誘導され，この CD4+ 細胞傷害性 T 細胞はトキソプラズマ感染細胞を破壊すると同時に IFN–γ と IL–6 を大量に産生する。IFN–γ はマクロファージを活性化すると共にトキソプラズマの microglia への感染を阻止することによっても抗原虫作用を発現する。一方，Th2 細胞が分泌する IL–10 が L–arginine 依存代謝系の reactive nitrogen intermediates を阻害し，抗原虫作用を阻害する。また IL–6 はそれ自体が炎症性蛋白として機能すると同時にトキソプラズマの増殖を刺激することが報告されており[45]，トキソプラズマ性網脈絡膜炎などの炎症の増悪因子として関与していることが示された。筆者らは[40]，先天性トキソプラズマ症でみられる網脈絡膜炎の炎症組織とメラノサイトの存在が一致しており，メラノサイトの抗原提示機能が原虫感染における臨床症状の発症機序に重要な役割を演じている可能性を示した。

(5) Th1, Th2 T 細胞分化における抗原提示細胞の役割

蠕虫感染の場合に Th2 細胞が優位に誘導され好酸球増多や IgE 抗体産生が惹起されることが知られているが，原虫においても同様の機序が機能していることが明らかにされている（Leishmania major の感染に対して感受性マウスでは Th2 細胞が誘導され IgE 抗体産生が起き，一方，抵抗性マウスでは Th1 細胞が誘導され，IFN–γ や TNF–α が産生分泌され抗原虫作用を発現する）。ところで，抗原提示細胞と T 細胞間相互作用における副分子として B7 分子が T 細胞の分化に重要な役割を演じると考えられている。T 細胞 precursor（Thp）の Th1, Th2 への分化に抗原提示細胞膜上 B7 分子の isotype が関係し，B7–1 分子（CD80）によって Th1 細胞が，B7–2 分子（CD86）によって Th2 細胞が誘導される（図 4–2D）。ところがその一方で，B7 分子を持たないトキソプラズマ感染メラノサイト（メラノーマ）が Th1 タイプの細胞傷害性 T 細胞を誘導し，B7–2 分子を持つ B 細胞が CD4+ 細胞を誘導できず，必ずしも T 細胞の Th タイプ分化に B7 分子が必須ではないことが筆者ら[40]や Kuchroo et al.[46] によって明らかとなった。このようにサイトカインの寄生虫感染における役割は一筋縄で理解することができない。これは，サイトカインネットワークによる免疫応答統御機序に互いに増幅・抑制作用が入り込んでいることに加え，寄生虫と宿主免疫応答との関係が多因子のバランスの上に成り立っているからである。寄生虫感染によってどのような機序で Th1, Th2 細胞が誘導されるのか，誘導された T 細胞がどのような機序で抗寄生虫活性を示すのか，あるいは起炎症機序，増悪機序に関する解明は，ワクチン開発を考える上でも今後の問題として残されている。

抗原提示機構の研究領域はリンパ球に関する研究領域と双璧をなす重要課題である。日本においては，感染防御学領域においてさえも世界をリードできる研究環境が十分整っていない。その一つの理由に，研究成果が直接的に実用性を持つ仕事を重んじる日本の研究風土があるように思える。抗原提示細胞自体はあくまでも，抗原情報を発信する司令塔であって，T細胞やB細胞やマクロファージや多核白血球のように，病原体に突撃するようなことはしない。研究成果は，常に華やかな役割を演じるエフェクター細胞に還元されていく。しかし，免疫反応を始めとする生体防御機構のイニシエーターとしての抗原提示機構の解析は，避けることができない研究領域であり，日本においても研究環境の整備と自らの研究努力の必要性を再認識するものである。

IV. トキソプラズマ感染症の制御機構

トキソプラズマ感染に対する生体防御反応としては，T細胞を主体とした細胞性免疫や抗体産生を始め，ありとあらゆる免疫応答系が活性化される。ここでは従来から知られている古典的防御機構に加えて，最近我々が発見したB-1エフェクター細胞とB-2抑制細胞による感染免疫系とトキソプラズマ感染における原虫−宿主相互関係について述べたい[47-51]。

（1） トキソプラズマ感染防御統御遺伝子群の解析

トキソプラズマ感染に対する感受性が遺伝的に決定されていることはよく知られている。トキソプラズマが細胞内寄生原虫であることからトキソプラズマ感染細胞による抗原提示機序について明らかにしてきたが，表4-2, 3に示すように抗原提示に機能する主要組織適合遺伝子，サイトカインおよびその情報伝達系などの関連遺伝子群などがトキソプラズマ症における病態統御遺伝子として発見・同定されてきた[47]。さらに最近，我々は自然免疫に機能する代表的分子であるTLRがトキソプラズマ感染にも大きな役割を演じていることを明らかにしてきた。TLRのシグナルアダプターであるMyD88はトキソプラズマ感染に対する防御免疫に必須である（図4-5, 6)[8]。またTLR2は濃厚感染に対する防御反応に必須のシグナルを活性化する[9]。TLR2とMyD88を介しIFN-γやNO産生シグナルが活性化される。またIFN-γはインドレアミンを活性化し，インドレアミンはトキソプラズマの必須アミノ酸であるトリプトファンのキヌレニンへの代謝を統御することから，トキソプラズマのトリプトファン枯渇による殺原虫作用をTLR2とMyD88は担っている[8,9]。このようにトキソプラズマ感染に対する防御免疫がTLRを介した自然免疫および従来から言われている獲得免疫により構築されていることが示された。

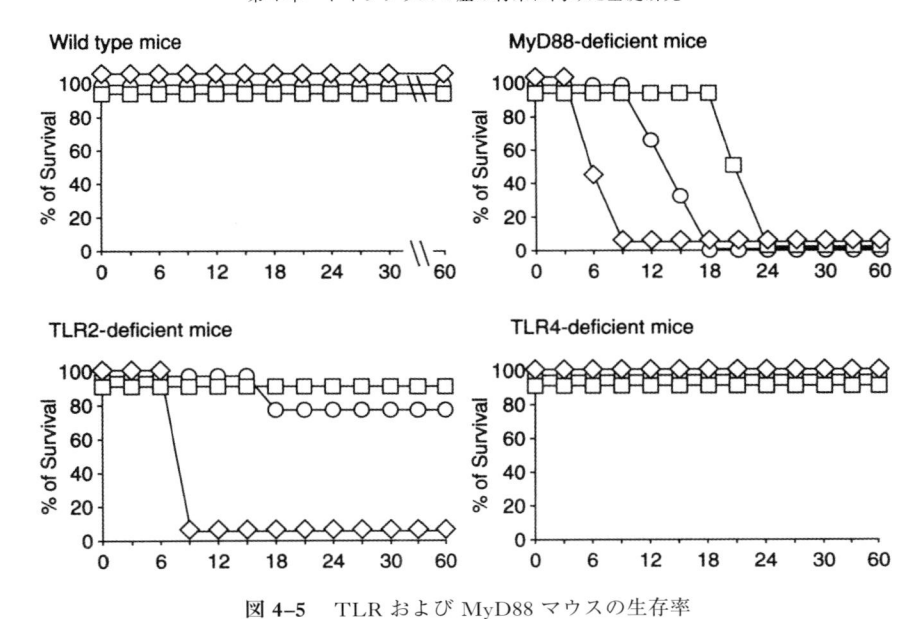

第4章　トキソプラズマ症の将来に向けた基礎研究

図4-5　TLR および MyD88 マウスの生存率
トキソプラズマのシスト腹腔内感染(濃厚感染◇，中等量感染○，少量感染□)マウスのトキソプラズマ感染抵抗性喪失による感染死を示す。

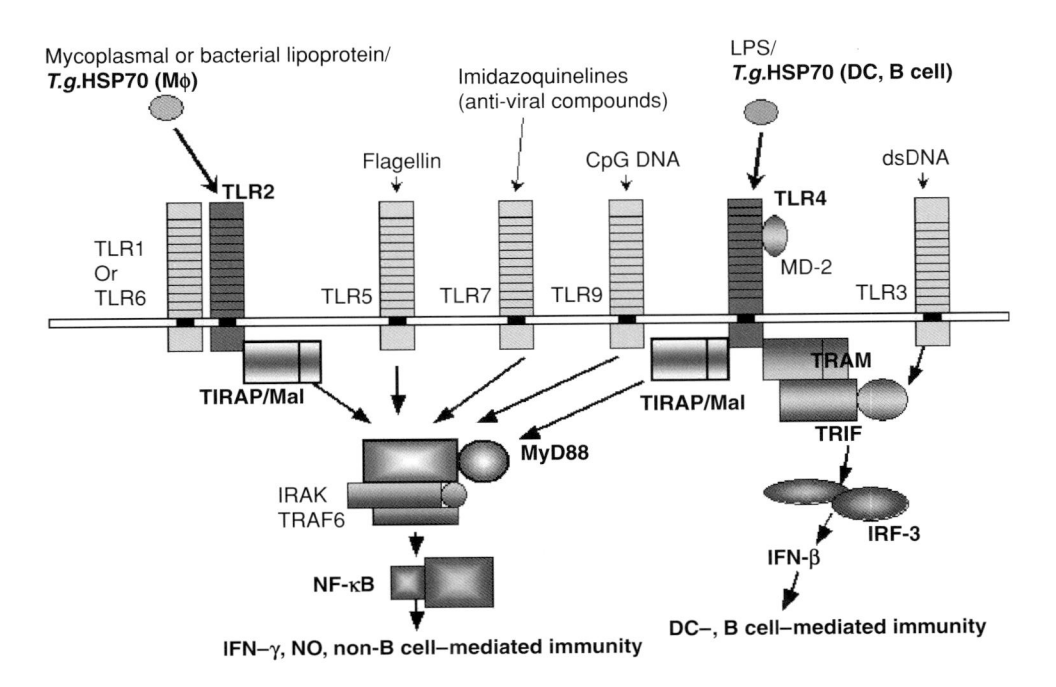

図4-6　トキソプラズマ感染における TLR および MyD88 の役割

（2） 抗トキソプラズマ エフェクター機序
　A． 古典的防御機構
　トキソプラズマ感染に対する生体防御反応としては，T細胞やマクロファージなどを主体とした細胞性免疫について解析が加えられてきた．
　今までに明らかにされたトキソプラズマ感染における宿主側生体防御に関与するサイトカインとその産生細胞と機能について表示した（表4–2）．宿主側の必須・不可欠なエフェクター分子がIFN–γである[3]．ところが，IFN–γによりNOや活性酸素が産生されるが，iNOSノックアウト（KO）マウスがトキソプラズマ感染に抵抗性を示すことからこれだけではトキソプラズマ症における生体防御機構として説明できない．IFN–γによるトキソプラズマ感染細胞の抗原提示が促進され，トキソプラズマ感染細胞特異的細胞傷害性T細胞の活性化が起きるが[3,35]，細胞傷害性T細胞による直接的トキソプラズマ殺虫作用は認められない[48]．このように，IFN–γを代表とするこれらのサイトカインの最終エフェクター機序，抗トキソプラズマ作用の詳細な殺虫機序は依然として不明で，その解明は今後の問題として残されている．
　ところで，トキソプラズマ感染で誘導されるIFN–γやNOが単に感染防御に働くのみでなく，状況によっては流産誘導因子や生体機能障害因子としても機能する二面性をもち，先天性トキソプラズマ症の病態像を複雑にする要因のひとつとなっている．

　B． 新たなトキソプラズマ–宿主相互関係解明への展開
　　　——エフェクター B–1 細胞と抑制性 B–2 細胞の発見——
　トキソプラズマが細胞内寄生原虫であることから従来から細胞性免疫が宿主防御反応の主体と言われているが，B細胞による生体防御系とその抑制作用が明らかになりつつある．最近，トキソプラズマ感染により誘導される生体防御エフェクター細胞に特異的なB細胞サブセットであるB–1細胞が名乗りをあげた．B細胞欠損マウスであるμMTマウスは弱毒性トキソプラズマ（深谷株）の少数感染に致死的である．そこにトキソプラズマに感染した野生型マウスのB–1細胞を移入すると，μMTマウスはIFN–γ，IL–12を産するようになり，感染死することなく生存することが示された（図4–7）[5]．
　一方，IFN–γ KOマウスに半致死量の放射線を照射するとトキソプラズマ感染後の生存日数が延長する．そこでトキソプラズマ感染したIFN–γ KOマウスのB–2細胞を野生型マウスに移入するとトキソプラズマ感染死するようになることが示され，抑制性B–2細胞の存在が示された（図4–8）[6]．トキソプラズマ感染により抑制性B–2細胞が活性化されIL–4産生細胞（マスト細胞やNK細胞など）を活性化し，さらにマクロファージやCD8⁺T細胞，NK細胞などのIFN–γ産生細胞の抑制を起こすとともに，マクロファージによるNO産生を抑制し宿主生体防御系を抑制修飾することが明らかにされた[6]．
　今後，我々が発見したエフェクターB–1細胞と抑制性B–2細胞によるB細胞免疫系と従来から言われてきたT細胞，NK細胞，マクロファージなどによる細胞性免疫系による防御系がいかなるインタープレーを行って感染免疫系を形作っているのか，その相互作用はどのようになっているのか，など興味は尽きない．

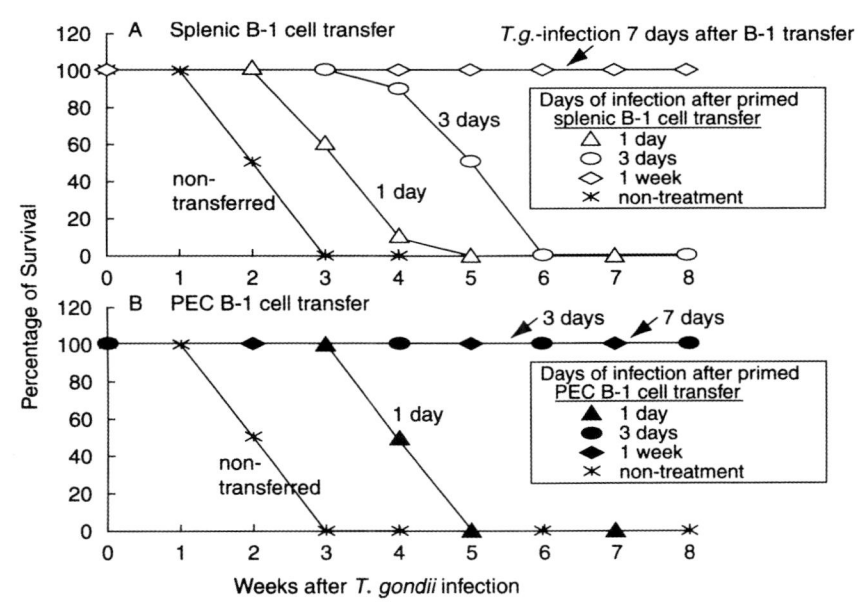

第 4 章　トキソプラズマ症の将来に向けた基礎研究　　117

図 4-7　B 細胞欠損マウス（μMT マウス）を用いた B-1 エフェクター細胞の解析
μMT マウスにはトキソプラズマ感染に対する防御免疫能が欠損している。トキソプラズマ感染野生型マウス由来の B-1 細胞を移入することにより防御免疫が惹起され感染死から免れる。脾臓 B-1（A）および腹腔内 B-1（B）エフェクターを μMT マウスへ移入した場合の経時的効果を示す。PEC：腹腔内滲出細胞

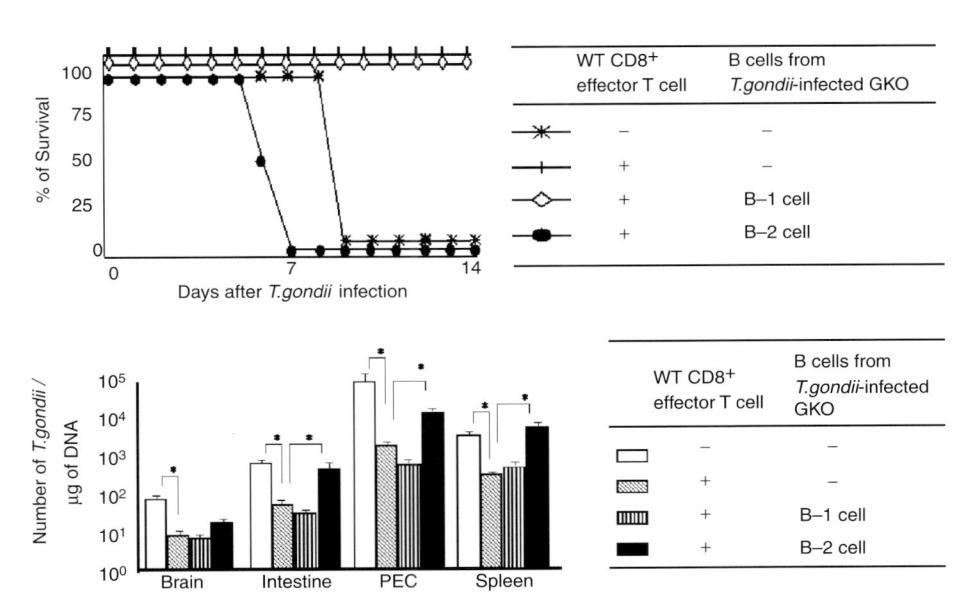

図 4-8　IFN-γ KO マウスを用いた B-2 抑制細胞の解析
IFN-γ KO マウスはトキソプラズマ感染に対する防御能を欠損するが，そこへトキソプラズマに感染した野生型 CD8+T 細胞を移入することにより防御免疫が発現される。そこへさらにトキソプラズマ感染野生型あるいは IFN-γ KO マウスより分離した B-2 細胞を移入すると防衛能が抑制され感染死することから抑制性 B-2 細胞の存在が証明された。$*p < 0.05$，WT：野生型，GKO：IFN-γ KO

V. トキソプラズマ毒性分子 *T.g*.HSP70 の TLR を介した病態像

トキソプラズマの病毒性については，細胞内寄生に伴う細胞内増殖による宿主細胞の破壊やアポトーシスの誘導などが言われているが，実際の生体における毒性発現機序の詳細は不明であり，トキソプラズマ症の病態形成機序やトキソプラズマ感染死の病態の詳細は未だ解明されていない（第1章 VI–(2) 参照）。

我々はトキソプラズマの急増虫体が産生・分泌するトキソプラズマ由来ストレス蛋白 HSP70（*T.g*.HSP70）（図 4–9）のクローニングに成功し，*T.g*.HSP70 が毒性分子として機能することを明らかにしてきた。*T.g*.HSP70 はさまざまな生理活性を有しており，① 宿主 NO 産生の抑制，② エフェクター B–1 細胞や免疫抑制性 B–2 細胞の誘導，③ 抗 HSP70 自己抗体産生の誘導，④ Th1 から Th2 タイプへのシフト誘導，などにより宿主免疫を抑制修飾し，トキソプラズマの病害性を発現させることが明らかになった[4, 5, 6, 52, 53]。*T.g*.HSP70 は感染宿主が死に至る直前に急増虫体から産生・分泌されることから，我々は *T.g*.HSP70 を "danger signal" と名付け，急増虫体をその毒性および発現分子により組織破壊型（宿主細胞内に寄生して増殖し細胞破壊を起こすことによる傷害性）と強毒型（*T.g*.HSP70 産生と分泌による毒性発現）に機能分類しその病態解明を進めている[47, 52]。さらに最近，我々は，*T.g*.HSP70 が宿主にアナフィラキシー反応を引き起こして感染死に導くことを明らかにし，トキソプラズマ感染死の病態の1つが *T.g*.HSP70 の病原性によることを明らかにした[54]。*T.g*.HSP70 によるアナフィラキシー反応は抗体を介する I 型アレルギーとは異なり，IFN–γ に依存し PAF（platelet activating factor）を介することが明らかになった[54]。

一方，*T.g*.HSP70 は B 細胞マイトゲン機能を有し，TLR4 を受容体として MyD88 非依存的シ

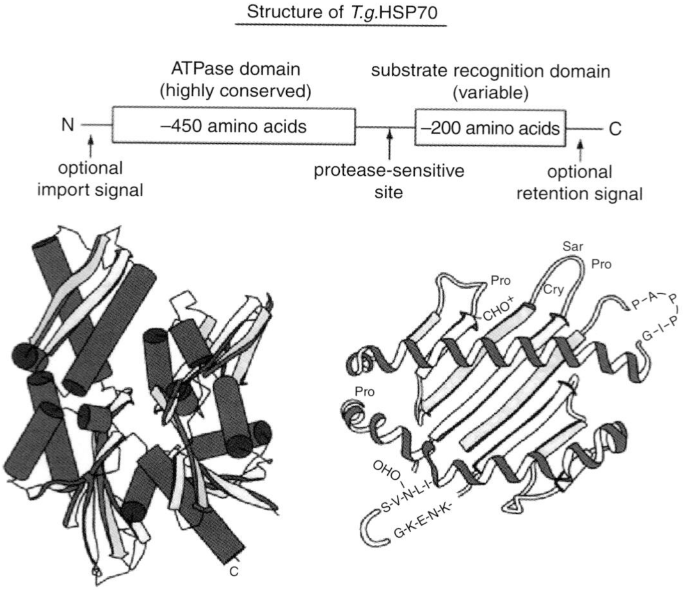

図 4–9　*T.g*.HSP70 の分子模式図
N 末端には ATPase ドメインがあり，C 末端にリガンド結合ドメインがある。

グナルを介して前述した抑制性 B (B-2) 細胞や自己抗体産生 B (B-1) 細胞を活性化し[7]，トキソプラズマ感染における宿主-トキソプラズマ相互関係を作り上げていることが明らかとなった。また興味あることに，TLR2 を介したシグナルはトキソプラズマ性腎炎発症の抑制に機能していることが明らかになった[55]。

最近，胎盤絨毛細胞に TLR4 が発現されており感染（LPS 刺激）による早産陣痛発現由来機序に TLR が機能していることが言われ始めている。先天性トキソプラズマ症をはじめとするトキソプラズマ感染における *T.g.*HSP70 および TLR を介したシグナルの防御反応や病態形成の役割について詳細な研究が今後待たれる。

VI. *T.g.*HSP70 によるトレランス誘導

トキソプラズマ感染および *T.g.*HSP70 刺激に対する防御免疫として宿主マクロファージは NO を産生するが，前述したように感染宿主の死亡直前に大量の *T.g.*HSP70 が急激に産生されることによりマクロファージからの NO 産生は抑制される。その機序として，*T.g.*HSP70 の 2 次刺激によりマクロファージの NO 産生に寛容（NO トレランス）が誘導され NO 産生低下が起こることが明らかになった[56]。さらに，初回の *T.g.*HSP70 刺激によるマクロファージからの NO 産生に TLR2/MyD88/IRAK4 を介するシグナル伝達系が働くのに対して，*T.g.*HSP70 の 2 次刺激による NO トレランス誘導には TLR4 が機能し，SOCS-1 を発現して TLR2 の下流シグナルを抑制することが明らかにされた[56]。トキソプラズマ感染患者が AIDS や臓器移植などの免疫抑制状態に陥ることにより発症するトキソプラズマ性脳炎などのトキソプラズマ症再燃の機序に，*T.g.*HSP70 による NO トレランスを介した NO 産生抑制が関与していることが考えられ，日和見感染症治療に向けて今後の研究が待たれる。

VII. 樹状細胞活性化とワクチン開発
―― レコンビナントワクチンと遺伝子ワクチン ――

トキソプラズマは細胞内寄生原虫であることから，抗体による直接的抗原虫作用を目的としたワクチンの有効性は一般的には乏しく，また，トキソプラズマ感染に対する生体防御系がエフェクター B-1 細胞や抑制性 B-2 細胞の B 細胞免疫系により修飾されることが明らかになってきたが，この B 細胞免疫系がトキソプラズマ感染における細胞性防御免疫系にどのような相互作用を示すかは今後の研究課題である。

トキソプラズマ感染に対する防御反応には，細胞性免疫を主体とした宿主防御免疫の惹起が必要であり，トキソプラズマ感染細胞を特異的に認識する細胞性防御免疫を誘導させるワクチン開発が待たれる。細胞性防御免疫の誘導には，抗原提示細胞による T 細胞活性化が必須であり，既に筆者らは，宿主のトキソプラズマ感染抗原提示細胞の MHC 分子によりトキソプラズマ抗原が提示され，トキソプラズマ感染患者の末梢血白血球および感染マウス脾臓細胞にトキソプラズマ感染細胞に特異的な細胞傷害性 T 細胞が誘導されることを明らかにし，さらに，*T.g.*HSP70 がこの細胞傷害性 T 細胞の T 細胞エピトープであることを解析した[35, 37-40, 57]。一方，*T.g.*HSP70 はトキソプラズマ急増虫体に発現する強毒病原分子で，リコンビナント *T.g.*HSP70 蛋白はその強毒性により

防御免疫を抑制修飾することから[53]，リコンビナント *T.g.*HSP70 蛋白によるワクチン開発の可能性は厳しいと考えられる。

　これらのことから筆者らは，細胞性防御免疫誘導のプロフェッショナル抗原提示細胞である樹状細胞（DC）を標的とした遺伝子ワクチンを考え，末梢皮膚の未熟 DC を標的として *T.g.*HSP70 遺伝子を直接導入することにより，未熟 DC が分化成熟しながら所属リンパ節に遊走して T 細胞を活性化することを明らかにし，マウス実験系において，*T.g.*HSP70 遺伝子を用いた有効な *in vivo* DC ワクチン開発に成功した[58]。さらに最近，ヒトおよびマウスの系において *T.g.*HSP70 刺激により未熟 DC が *ex vivo* で機能的に分化成熟し，IL-12 の産生が誘導されることを明らかにした[59,60]。このように DC を標的とする *T.g.*HSP70 遺伝子ワクチン実用化の段階にきており，ヒトに対する DC ワクチン実用化に向けて研究を進めている。また，*T.g.*HSP70 による DC の分化成熟・遊走は TLR4 依存性・MyD88 非依存性シグナルを介することが明らかにされ[60]，自然免疫シグナルによる細胞性防御免疫構築機構の解析を進めている。

VIII. トキソプラズマ感染による自己免疫誘導機序
——トキソプラズマ感染による自己免疫疾患発症予防——

　トキソプラズマ感染により自己抗体産生が誘導され，自己抗体産生に HSP70 が重要な役割を担っていることが分かってきた。B-1 細胞は自己免疫疾患や白血病に関与することが知られているが，トキソプラズマ感染に感受性である C57BL/6 マウスの B-1 細胞（V_H1-J_H1 陽性）から感染後に *T.g.*HSP70 と高いホモロジーのマウス HSP70 に対する自己抗体が産生され[4,61]，かつ，リンパ球末梢臓器である脾臓やリンパ節における RAG 遺伝子発現がトキソプラズマ感染の経過に伴う抗自己 HSP70 IgG 抗体の親和性上昇に関連することが示された[62]。この抗 HSP70 自己抗体は B-1 細胞自身が防御的エフェクター細胞として機能するのとは異なり，生体防御反応に抑制的である[61]。そこで次に，典型的自己免疫疾患である SLE のモデルマウスである（New Zealand Black × New Zealand White）F1 マウス（NZBW F1 マウス）にトキソプラズマを感染させ SLE 発症におけるトキソプラズマ感染の影響を調べたところ，トキソプラズマ感染 NZBW F1 マウスでは抗 DNA 抗体（IgM, IgG2a, IgG3）産生が低下し，腎炎発症が抑えられることが明らかとなった。感染 NZBW F1 マウスには著明な抗 HSP70 自己抗体産生がみられ，さらに，抗 HSP70 自己抗体を exogenous に与えることにより腎炎発症が著しく抑制されることが明らかとなり，トキソプラズマ感染による自己免疫応答が自己免疫疾患発症予防に効果を示すことが発見された[63]。

IX. 臨床応用への展望

　以上の基礎的研究を基にして，臨床医学分野への応用研究として，先天性トキソプラズマ症，トキソプラズマ性網脈絡膜炎，後天性トキソプラズマ症（臓器移植，AIDS における日和見トキソプラズマ脳炎），トキソプラズマ感染と自己免疫疾患発症促進あるいは抑制に関する研究，寄生虫感染症の診断・治療・分子疫学などの研究を進めている[64-74]。

　特に，先天性トキソプラズマ症は，① 母体・胎盤・胎児の 3 つの個体・臓器の有機的複合体としての感染症であり，3 者の生体防御能が妊娠経過に伴いそれぞれ分化・発育・発達・変化するこ

と，さらに，② 病原体であるトキソプラズマが弱毒性から強毒性のものまで存在し，かつ，③ 組織破壊性や $T.g.$HSP70 産生・分泌により病原性を発現する急増虫体と，冬眠型とも言える弱病原性の緩増虫体とのステージ変換を，母体・胎盤・胎児の免疫防御能の状態に応じて起こすことから，その発症機序と病態形成機序は極めて複雑である[67, 68]。我々は母体・胎盤のトキソプラズマ感染はみられるが胎児・新生児にトキソプラズマ感染が認められない症例の中に，胎児に子宮内発育不全（IUGR）を認める症例を経験し，「非感染性先天性トキソプラズマ症」の病型を確立した[66-69]。胎児期の抗原暴露による免疫寛容についてはよく知られているところであるが，さらに感染実験で解明されつつある病型として非感染性胎児・新生児に自己免疫疾患を起こす病型の存在が考えられ，感染性トキソプラズマ症と同様に生育経過での免疫学的観点からの観察が必要である。

また，トキソプラズマ感染でみられる抗 HSP70 自己抗体産生が重症筋無力症，原田病などさまざまな自己免疫疾患でみられ病勢を反映することを明らかにしてきたが[73, 74]，抗 HSP70 自己抗体の病因論的意義，トキソプラズマ感染と自己免疫疾患の発症促進あるいは抑制についてはさらに今後の研究が待たれる。

X. おわりに

トキソプラズマ症は典型的な日和見原虫症であるために，臨床的にはその病毒性や重症化機序が重要な意義をもつが，ここで述べたように我々が発見した毒性分子であるトキソプラズマ由来ストレス蛋白 HSP70 ($T.g.$HSP70) を基にした病態像の分子論的解析がようやく進められるようになった。トキソプラズマ感染により $T.g.$HSP70 特異的 B-1 エフェクター細胞や B-2 抑制細胞の存在が明らかになり，またトキソプラズマ感染により抗 HSP70 自己抗体産生を始めとする自己免疫反応が誘導されることが判明した。そして $T.g.$HSP70 による原虫-宿主相互関係に TLR が重要な役割を演じていることが明らかになってきており，この毒性分子である $T.g.$HSP70 を標的にした遺伝子ワクチンの開発が実現しつつある。

トキソプラズマは先天性感染を起こす典型的な病原体のひとつであるが，この先天性トキソプラズマ症の病態制御にも $T.g.$HSP70 と TLR が重要な役割を演じていることが明らかになってきた。最近，胎盤絨毛細胞に TLR4 が発現され，感染（LPS 刺激）による早産陣痛発現由来機序に TLR が機能していることが示唆されてきている。後天性トキソプラズマ症および先天性トキソプラズマ症の病態制御における，TLR を介したシグナルの防御反応や病態形成の役割についての詳細は今後の研究を待つところである。我々は新たな非感染性先天性トキソプラズマ症の病型を提案することで高度先進医療における先天性感染症への新たな戦略指針のモデルとした。今後，先天性トキソプラズマ症を始め先天性感染症における，抗 HSP70 自己抗体などの胎児・新生児に影響を及ぼしうる自己抗体系あるいは自己免疫反応系の解析を進め，典型的な先天性トキソプラズマ症とともに非感染性先天性トキソプラズマ症に対する診断法，治療法を確立することが必要であろう。高度先進医療が進めば進むほど，従来はその感染性や病原性に注意が払われなかったトキソプラズマ症などの日和見感染症に対して，医療経済を考慮した上でのテーラーメイドメディシンによる診断・治療・予防法の確立が期待されてくるであろう。

文　献

1. 矢野明彦：日和見感染性寄生虫症　医学のあゆみ．1999; 191: 43–49.
2. 矢野明彦：感染がもたらす免疫系の変調とその機序　寄生虫感染による免疫応答の変調．臨床免疫．1995; 27: 1421–1428.
3. Suzuki Y, Orellana MA, Schreiber RD, Remington JS. Interferon-gamma: the major mediator of resistance against *Toxoplasma gondii*. Science. 1988; 240: 516–518.
4. Chen M, Aosai F, Norose K, Mun HS, Hata H, Yano A. Anti-HSP70 autoantibody formation by B-1 cells in *Toxoplasma gondii*-infected mice. Infect Immun. 2000; 68: 4893–4899.
5. Chen M, Mun HS, Piao LX, Aosai F, Norose K, Mohamed RM, Belal US, Fang H, Ahmed AK, Kang HK, Matsuzaki G, Kitamura D, Yano A. Induction of protective immunity by primed B-1 cells in *Toxoplasma gondii*-infected B cell-deficient mice. Microbiol Immunol. 2003; 47: 997–1003.
6. Mun HS, Aosai F, Chen M, Piao LX, Norose K, Iwakura Y, Yano A. Pathogenicity of *Toxoplasma gondii* through B-2 cell-mediated downregulation of host defense responses. Microbiol Immunol. 2003; 47: 533–542.
7. Aosai F, Chen M, Kang HK, Mun HS, Norose K, Piao LX, Kobayashi M, Takeuchi O, Akira S, Yano A. *Toxoplasma gondii*-derived HSP70 functions as a B-cell mitogen. Cell Stress Chaperones. 2002; 7: 357–364.
8. Chen M, Aosai F, Norose K, Mun HS, Takeuchi O, Akira S, Yano A. Involvement of MyD88 in host defense and the down-regulation of anti-HSP70 autoantibody formation by MyD88 in *Toxoplasma gondii*-Infected Mice. J Parasitol. 2002; 88: 1017–1019.
9. Mun H-S, Aosai F, Norose K, Chen M, Piao LX, Takeuchi O, Akira S, Ishikura H, Yano A. TLR2 as an essential molecule for protective immunity against *Toxoplasma gondii* infection. Int Immunol. 2003; 15: 1081–1087.
10. Urban JF, Madden KB, Svetic A, Cheever A, Trotta PP, Gause WC, Katona IM, Finkelman FD. The importance of Th2 cytokines in protective immunity to Nematodes. Immunol Rev. 1992; 127: 205–220.
11. Neva FA, Ottesen EA. Tropical (filarial) eosinophili. N Engl J Med. 1978; 298: 1129–1131.
12. Sher A, Coffman RL, Hieny S, Scott P, Cheever AW. Interleukin 5 is required for the blood and tissue eosinophilia but not granuloma formation induced by infection with *Schistosoma mansoni*. Proc Natl Acad Sci USA. 1990; 87: 61–65.
13. Grau GE, Frei K, Piguet PF, Fontana A, Heremans H, Billiau A, Vassalli P, Lambert PH. Interleukin-6 production in experimental cerebral malaria: modulation by anti-cytokine antibodies and possible role in hypergammaglobulinemia. J Exp Med. 1990; 172: 1505–1508.
14. Amiri P, Locksley RM, Parslow TG, Sadick M, Rector E, Ritter D, Mckerrow JH. Tumour necrosis factor alpha restores granulomas and induces parasite egg-laying in schistosome-infected SCID mice. Nature. 1992; 356: 604–607.
15. Benacerraf B, McDevitt HO. Histocompatibility-linked immune response genes. Science. 1972; 175: 273–279.
16. Shreffler DC, David CS. The H-2 major histocompatibility complex and the I immune response region: Genetic variations, function, and organization. Adv Immunol. 1975; 20: 125–195.
17. Klein J. Biology of the mouse histocompatibility-2 complex: Principles of immunogenetics applied to a single system. Springer-Verlag. 1975; New York.
18. Sacks, DH. The Ia antigens. [Review]. Contemporary Topics in Molecular Immunology. 1976; 5: 1–33.
19. Rosenthal AS, Shevach EM. Function of macrophages in antigen recognition by guinea pig T lymphocytes. I. Requirment for histocompatible macrophages and lymphocytes. J Exp Med. 1973; 138: 1194–1212.
20. Shevach EM, Rosenthal AS. Funtion of macrophages in antigen recognition by guinea pig T lymphocytes. II. Role of the macrophage in regulation of control of the immune response. J Exp Med. 1973; 138: 1213–1229.
21. Zinkernagel RM, Doherty PC. Immunological surveillance against altered self components by sensitised T lymphocytes in lymphocytic choriomeningitis. Nature. 1974; 251: 547–548.

22 Yano A, Schwartz RH, Paul WE. Antigen presentation in the murine T-lymphocyte proliferative response. I. Requirement for genetic identity at the major histocompatibility complex. J Exp Med. 1977; 146: 828–843.

23 Yano A, Schwartz RH, Paul WE. Antigen presentation in the murine T-lymphocyte proliferative response. II. Ir-GAT controlled T-lymphocyte response requires antigen-presenting cells from high responder donor. Eur J Immunol. 1978; 8: 344–347.

24 Schwartz RH, Yano A, Paul WE. Interaction between antigen-presenting cells and primed T cells. Immunol Rev. 1978; 40: 153–180.

25 矢野明彦, 小島荘明：抗原呈示細胞の免疫生物学的機能 医学のあゆみ. 1981; 119: 958–964.

26 矢野明彦：抗原提示細胞と免疫応答遺伝子の機能. 山村雄一監修, 岸本忠三, 渡辺武編：「免疫学」. 中山書店. 東京. 1982; 123–136.

27 矢野明彦：抗原提示能 新生化学実験講座 第12巻. 日本生化学会編, 「分子免疫学 I」, 東京科学同人. 東京. 1989; 197–210.

28 Kaji R, Kamijo T, Yano A, Kojima S. Genetic control of immune response to *Schistosoma japonicum* antigen. Parasite Immunol. 1983; 4: 25–35.

29 Kojima S, Yano A, Sasazuki T, Ohta N. Associations between HLA and immune responses in individuals with chronic schistosomiasis japonica. Trans R Soc Trop Med Hyg. 1984; 78: 325–329.

30 Yano A, Kaji R, Kojima S, Ovary Z. Immune response to *Trichomonas vaginalis*. I. Genetic regulation of IgE antibody response to *T. vaginalis* in mice. Int Arch Allergy Appl Immunol. 1982; 67: 310–314.

31 Yano A, Yoshizawa K, Kojima S. Immune response to *Trichomonas vaginalis*. II. Genetic linkage of immune response gene(s) regulating IgE antibody response to *Trichomonas vaginalis* in mice. Jpn J Parasitol. 1982; 31: 211–217.

32 Yano A, Yui K, Aosai F, Kojima S, Kawana T, Ovary Z. Immune response to *Trichomonas vaginalis* IV. Immunochemical and immunobiological analyses of *T. vaginalis* antigen. Int Arch Allergy Appl Immunol. 1983; 72: 150–157.

33 Yano A, Aosai F, Yui K, Kojima S, Kawana T. Antigen-specific proliferative response of peripheral blood lymphocytes to *Trichomonas vaginalis* antigen in patients with *Trichomonas vaginitis*. J Clin Microbiol. 1983; 17: 175–180.

34 Tada T. Help, suppression, and specific factors. Fundamental Immunology, In William E. Paul eds. Raven Press, New York. 1984; 481–517.

35 Yano A, Norose K, Yamashita K, Aosai F, Sugane K, Segawa K, Hayashi S. Immune response to *Toxoplasma gondii*-analysis of suppressor T cells in a patient with symptomatic acute toxoplasmosis. J Parasitol. 1987; 73: 954–961.

36 Suzuki Y, Watanabe N, Kobayashi A. Nonspecific suppression of primary antibody responses and presence of plastic-adherent suppressor cells in *Toxoplasma gondii*-infected mice. Infect Immunol. 1981; 34: 30–35.

37 Yano A, Aosai F, Ohta M, Hasekura H, Sugane K, Hayashi S. Antigen presentation by *Toxoplasma gondii*-infected cells to CD4[+] proliferative T cells and CD8[+] cytotoxic cells. J Parasitol. 1989; 75: 411–416.

38 Yano A, Ohno S, Norose K, Baba T, Yamashita K, Aosai F, Segawa K. Antigen presentation by *Toxoplasma*-infected cells: Antigen entry through cell membrane fusion. Int Arch Allergy Immunol. 1992; 98: 13–17.

39 Aosai F, Yang TH, Ueda M, Yano A. Isolation of naturally processed peptides from *Toxoplasma gondii*-infected human B lymphoma cell line that are recognized by cytotoxic T lymphocytes. J Parasitol. 1994; 80: 260–266.

40 Yang TH, Aosai F, Norose K, Ueda M, Yano A. Enhanced cytotoxicity of IFN-γ-producing CD4[+] cytotoxic T lymphocytes specific for *T. gondii*-infected human melanoma cells. J Immunol. 1995; 154: 290–298.

41 Joiner KA. Cell entry by *Toxoplasma gondii*: All paths do not lead to success [Review]. Res Immunol. 1993; 144: 34–38.

42 矢野明彦, 野呂瀬一美, 大野伸一, 瀬川雄三：トキソプラズマ症における免疫反応. Med Immunol. 1991;

21: 429–438.
43 矢野明彦：トキソプラズマ感染 炎症と免疫．1993; 1: 208–214.
44 矢野明彦：トキソプラズマ症の最近の話題 感染・炎症・免疫．1993; 23: 225–241.
45 Beaman MH, Hunter CA, Remington JS. Enhancement of intracellular replication of *Toxoplasma gondii* by IL-6. J Immunol. 1994; 153: 4583–4587.
46 Kuchroo VK, Das MP, Brown JA, Ranger AM, Zamvil SS, Sobel RA, Weiner HL, Nabavi N, Glimcher LH. B7-1 and B7-2 costimulatory molecules activate differentially the Th1/Th2 developmental pathways: Application to autoimmune disease therapy. Cell. 1995; 80: 707–718.
47 Yano A, Mun HS, Chen M, Norose K, Hata K, Kobayashi M, Aosai F. Roles of IFN-γ on stage conversion of an obligate intracellular protozoan parasite, *Toxoplasma gondii*. Int Rev Immunol. 2002; 21: 405–421.
48 Yamashita K, Yui K, Ueda M, Yano A. Cytotoxic T-lymphocyte mediated lysis of *Toxoplasma gondii*-infected target cells does not lead to death of the intracellular parasites. Infect Immun.1998; 66: 4651–4655.
49 矢野明彦：感染防御 トキソプラズマ感染症の制御機構．血液・免疫・腫瘍．2002; 7: 385–391.
50 青才文江，矢野明彦：微生物の免疫回避機構 トキソプラズマ原虫による免疫抑制細胞の誘導 臨床免疫．2003; 39: 135–140.
51 矢野明彦：感染症における新知見 トキソプラズマ感染症の制御機構 臨床免疫．2004; 42: 46–55.
52 Mun HS, Aosai F, Norose K, Chen M, Hata H, Tagawa Y, Iwakura Y, Byun DS, Yano A. *Toxoplasma gondii* HSP70 as a danger signal in *Toxoplasma gondii*-infected mice. Cell Stress Chaperones 2000; 5: 328–335.
53 Ahmed AK, Mun HS, Aosai F, Piao LX, Fang H, Norose K, Yano A. Roles of *Toxoplasma gondii*-derived heat shock protein 70 in host defense against *T. gondii* infection. Microbiol Immunol. 2004; 48: 911–915.
54 Fang H, Aosai F, Mun HS, Norose K, Ahmed AK, Furuya M, Yano A. Anaphylactic reaction induced by *Toxoplasma gondii*-derived heat shock protein 70. Int Immunol. 2006; 18: 1487–1497.
55 Kudo M, Aosai F, Mun HS, Norose K, Akira S, Iwakura Y, Yano A. The role of IFN-γ and Toll-like receptors in nephropathy induced by *Toxoplasma gondii* infection. Microbiol Immunol. 2004; 48: 617–628.
56 Mun HS, Aosai F, Norose K, Piao LX, Fang H, Akira S, Yano A. Toll-like receptor 4 mediates tolerance in macrophages stimulated with *Toxoplasma gondii*-derived heat shock protein 70. Infect Immun. 2005; 73: 4634–4642.
57 Yang TH, Aosai F, Norose K, Mun HS, Yano A. Heat shock cognate protein 71-associated peptides function as an epitope for *Toxoplasma gondii*-specific CD4[+] CTL. Microbiol Immunol. 1997; 4: 553–561.
58 Mohamed RM, Aosai F, Chen M, Mun HS, Norose K, Belal US, Piao LX, Yano A. Induction of protective immunity by DNA vaccination with *Toxoplasma gondii* HSP70, HSP30 and SAG1 genes. Vaccine. 2003; 21: 2852–2861.
59 Kang HK, Lee YN, Lee HY, Jo EJ, Kim JI, Aosai F, Yano A, Kwak JY, Bae YS. *Toxoplasma gondii*-derived heat shock protein 70 stimulates maturation of human monocytes-derived dendritic cells. Biochem Biophys Res Commun. 2004; 322: 899–904.
60 Aosai F, Rodriguez Pena MS, Mun HS, Fang H, Mitsunaga T, Norose K, Kang HK, Bae YS, Yano A. *Toxoplasma gondii*-derived heat shock protein 70 stimulates maturation of murine bone marrow-derived dendritic cells via Toll-like receptor 4. Cell Stress Chaperones. 2006; 11: 13–22.
61 Chen M, Aosai F, Norose K, Mun HS, Yano A. The role of anti-HSP70 autoantibody-forming V_H1-J_H1 B-1 cells in *Toxoplasma gondii*-infected mice. Int Immunol. 2003; 15: 39–47.
62 Chen M, Aosai F, Mun HS, Norose K, Piao LX, Yano A. Correlation between the avidity maturation of anti-HSP70 IgG autoantibody and recombination activating gene expressions in peripheral lymphoid tissues of *Toxoplasma gondii*-infected mice. Microbiol Immunol. 2003; 47: 217–221.
63 Chen M, Aosai F, Norose K, Mun HS, Ishikura H, Hirose S, Piao LX, Fang H, Yano A. *Toxoplasma gondii* infection inhibits the development of lupus-like syndrome in autoimmune (New Zealand Black x New Zealand White) F1 mice. Int Immunol. 2004; 16: 937–946
64 He N, Aosai F, Luo WT, Ueda M, Yang TH, Yamashita K, Sekiya S, Yano A. Parasite load in pregnant mice infected by *Toxoplasma gondii* assayed by quantitaive competitive-PCR. Parasitol Int. 1997; 46: 143–

147.

65 He N, Aosai F, Mun HS, Sekiya S, Yano A. Cytokine production assayed by RT-PCR in pregnant mice infected by *Toxoplasma gondii* as a model of congenital toxoplasmosis. Jpn J Trop Med Hyg. 1997; 25: 59–67.

66 Yano A, Kubota N, Kasai T, Nakayashiro M, Norose K, Hata H, Kobayashi M, Aosai F. Congenital *Toxoplasma* infection at placenta resulting in intrauterine growth retardation. Jpn J Trop Med Hyg. 2001; 29: 52.

67 矢野明彦：先天性寄生虫症—スーパー複雑系分化感染病態学の確立へ向けて—第13回日本臨床寄生虫学会大会抄録集．2002; 11-14.

68 矢野明彦：非感染性先天性トキソプラズマ症—高度先進医療における新たな先天性トキソプラズマ症の確立へ向けて—感染・炎症・免疫．2004; 34: 2-13.

69 Shiono Y, Mun HS, He N, Nakazaki Y, Fang H, Aosai F, Yano A. Maternal-fetal transmission of *Toxoplasma gondii* in interferon-γ deficient pregnant mice. Parasitol Int. 2007; 56: 141–148.

70 Norose K, Mun HS, Aosai F, Chen M, Piao LX, Kobayashi M, Iwakura Y, Yano A. IFN-gamma-regulated *Toxoplasma gondii* distribution and load in the murine eye. Invest Ophthalmol Vis Sci. 2003; 44: 4375–4381.

71 Norose K, Aosai F, Mizota A, Yamamoto S, Mun HS, Yano A. Deterioration of visual function as examined by electroretinograms in *Toxoplasma gondii*-infected IFN-γ-knockout mice. Invest Ophthalmol Vis Sci. 2005; 46: 317–321.

72 Nakazaki S, Saeki N, Itoh S, Osato K, Watanabe O, Hamada N, Mitsuhashi H, Shin H, Kiuchi I, Kobayashi C, Yano A, Yamaura A. Toxoplasmic encephalitis in patients with acquired immunodeficiency syndrome. 5 Neurol Med Chir. 2000; 40: 120–123.

73 Munakata S, Chen M, Aosai F, Kawaguchi N, Nemoto Y, Norose K, Hattori T, Yano A. Clinical significance of anti-heat shock cognate protein 71 antibody in myasthenia gravis. J Clin Neurosci. 2007 in press.

74 Norose K, Mun HS, Chen M, Aosai F, Yano A. Serum antibodies to HSC 71 in Vogt-Koyanagi-Harada disease. British J Ophthalmol. 2000; 84: 1434–1435.

（矢野明彦・青才文江）

あとがき

　私達は1980年代からトキソプラズマとトキソプラズマ感染に対する宿主生体防御機構の研究を行ってきた。先天性トキソプラズマ症の症例に最初に遭遇した時のことは今でも記憶に新しい。長崎大学時代，新生児の髄液中に急増虫体を見つけ「冷や汗が出て背中が凍る思いがした」と言われた矢野先生の額には汗が溢れ，白衣の背中まで濡れていた。教室でトキソプラズマの遺伝子診断を開始すると，髄液，血液，胎盤，母乳からトキソプラズマ遺伝子が検出される症例が次々と続き，その頻度と事の重大さに身震いした。当時，日本では妊婦検診からトキソプラズマが外されていた地域が多く，矢野先生は，根気よく妊婦トキソプラズマ検診の重要性を訴えてこられたが，残念なことに，2005年11月に他界された。最後の仕事として，これまでに経験した貴重な症例を中心に，臨床医の診療に役立つトキソプラズマ症の本を一緒に出版しようと言われ，病床に資料を持ち込んで執筆された。亡くなられる前日の夜も，「本当に言いたいことはこれなのだ」と，先天性トキソプラズマ症の項に"このような臨床医と基礎研究者が真摯な姿勢で，ある疾患，特に症例数が少ない，難治性，そして，患者と精神的に母親が一番苦しむ本症のような先天性疾患の解決こそが，我々の任務であり夢である"と，ご自分でパソコンに打たれ，「もう無理だから後は頼む」と何度も握手をされた。ここに先生に頂いた宿題を何とか果たすことが出来，ほっとすると同時に，今後も先生のご遺志に沿って臨床医から寄せられるトキソプラズマ症診断の相談に応じて参りたいと決意を新たにしている。本書が臨床現場で努力される臨床医諸先生の診療に役立つことを心より希望致します。

　本書の発刊にあたり，終始励ましの言葉を下さった九州大学名誉教授多田功先生，快く推薦状を書いて下さった九州大学姫野国祐先生，および原稿作成に献身的に協力頂いた兼松理恵氏に深謝申し上げます。

　2007年6月

青才文江

索　引
（ABC 順）

acetylspiramycin　20, 40, 41, 45–47, 57, 58, 62, 74, 75, 77, 81, 86, 90, 92
affinity maturation　9, 35
AIDS　1, 7, 11, 25, 34, 35, 70, 72, 74, 88, 92, 97–100, 106, 119, 120
AIDS 脳炎　7, 32, 34, 69–72, 74, 82, 83, 92, 97–100, 119, 120
amphotericin B　84
Apgar score　43, 46, 48, 51, 53, 58, 59, 61
APR スコア　48, 53
Ataxia-telangiectasia　106
atovaquone　20, 40, 41, 73, 74
azithromycin　20, 40, 73, 74
アイソタイプ　→ isotype 参照
亜急性硬化性汎脳炎（SSPE）　83
悪性腫瘍　71, 74, 90, 106
悪性リンパ腫　81, 82
アジスロマイシン　→ azithromycin 参照
アセチルスピラマイシン　→ acetylspiramycin 参照
アデノシンキナーゼ（AK）　15, 16
アトバコン　→ atovaquone 参照
アナフィラキシー反応　13, 118
アプガースコア　→ Apgar score 参照
アポトーシス　1, 13, 118
アルコール中毒　106

B1　4, 11, 47
B–1 細胞　106, 112, 116–120
B–2 細胞　107, 112, 116–119
B6　4, 11
B7　110, 111, 113
Babesia　17
Babinski 徴候　93
bradyzoite　4, 11–13, 17, 33, 54
Brudzinski 徴候　93
Bruton 病　106
β₂ ミクログロブリン　110
病原性　1, 4, 6, 7, 11–13, 17, 28, 40, 105, 106, 118, 121
病態像　1, 11, 13, 25, 29, 72, 107, 116, 118, 121
病理学　8, 37, 38

ぶどう膜炎　70, 73, 77, 78
ブラディゾイト　→ bradyzoite 参照
ベジタリアン　6
防御反応修飾因子　105
防御免疫　1, 7, 12, 13, 17, 52, 112, 114, 117, 119, 120
防御免疫能　1, 13, 117
膀胱直腸障害　96
傍水道血管炎　29
傍脳室血管炎　29
母体　1, 8, 9, 12, 26–33, 35, 38–40, 42, 43, 48, 50, 62, 120, 121
母乳　8, 38, 48, 54–56, 58–60

carbamoyl phosphate synthetase II; CPSII　17
CD4⁺ T 細胞（CD4⁺ 細胞）　13, 30, 106, 108, 109, 113
CD8⁺ T 細胞　107, 109, 110, 112, 113, 116, 117
Chediak-Higashi 症候群　106
clarithromycin　40, 73
clindamycin　20, 42, 44, 56, 57, 74, 77, 78, 84
CLL　106
CT　12, 37, 43, 44, 46–49, 51–54, 56–61, 72, 84, 85, 87, 90–92, 97–99
チアノーゼ　62
致死性　4
中間宿主　1, 4–6, 11–13, 17, 105
中枢神経系　29, 41, 50, 52, 56, 60
超音波検査　37, 45, 46, 59, 62, 90
超音波診断（超音波画像診断）　8, 34, 37, 38
聴覚　32, 38
腸管膜リンパ節　13, 27
超皮質性感覚失語　92
超複雑系分化感染症学　29

danger signal　118
dapsone　20
de novo　14, 16–19, 40
dendritic cells（DC）　27, 107, 119, 120
diameton　95
DiDeorge 症候群　106

dihydrofolic acid reductase（DHFR） 18–20, 73
ダウン症候群　59
大泉門　43, 46, 51, 53, 59
脱落膜　27
ダプソン　→ dapsone 参照
伝染性単核球症　38, 69, 73
瞳孔膜遺残　51
動脈周囲炎　77, 78
毒性　1, 4, 11, 13, 28, 29, 33, 40, 80, 116, 118, 119, 121
毒性分子　4, 11, 13, 80, 118, 121
毒素　1
貪食　108

Electroretinogram（ERG） 71, 77
ELISA 法　8, 9, 12, 25, 35, 38, 43, 45, 53–55, 60, 80, 81
エイズ　→ AIDS 参照
エイメリア　3
疫学調査　5
壊死　13, 29, 30, 70, 73, 75, 77, 80, 96, 97, 99
壊死性リンパ節炎　80
エスケープ機序　105
エピトープ　9, 36, 112, 119
嚥下困難　83
炎症　1, 8, 10, 11, 13, 14, 20, 29, 30, 32, 34, 35, 38, 48, 54, 61, 70–73, 77, 90, 91, 98, 113
エンドサイトーシス　109
エンドソーム　111

false negative　33
Fansidar　19, 46, 74, 88
Fc 受容体　111
folinic acid　18–20, 40, 41, 73, 74
ファゴサイトーシス　109
ファゴゾーム　111
ファンシダール　→ Fansidar 参照
フェノバルビタール　42, 44, 58
深谷株　2, 116
腹水　85
副分子　110, 113
不顕性　1, 7, 14, 31, 32, 37–41, 59, 69–72
不顕性感染　1, 7, 14, 37, 41, 69–72, 91
不随意運動　92, 93

glycosylphosphatidylinositol（GPI） 18
GRA　4
ガーデニング　5, 6, 12, 26, 42, 75, 79
外来性抗原（外来性抗原提示経路） 109

画像診断　5, 8, 12, 25, 33, 34, 37, 38, 43
眼球陥凹　51
眼底所見　12, 37, 56, 76, 78, 84
眼房水　8, 11, 73
顔面神経麻痺　83
凝集反応　9, 48, 77, 85, 89, 94, 96
擬陽性　9, 33, 50
グルメ　4, 69
グローバリゼーション　4
下痢便　6, 7
原虫　1, 4, 11, 14, 17, 25, 29, 34, 35, 40, 51, 52, 56, 69, 72, 96, 105, 106, 108–114, 116, 119, 121
原虫−宿主相互関係　114, 121
ゴルジ体　109, 110

H–2　108
Hedman　9
hexokinase（HK） 17
high responder　10
HIV 感染　7, 71, 73, 92, 97–100
HLA　13, 27, 108, 109, 112
Hofbauer 細胞　27
Holmes-Stewart 現象　93
HSP　4, 8, 11–13, 28, 30, 36, 38, 80, 81, 105, 110, 115, 118–121
HXGPRT　15, 16
肺炎　8, 32, 33, 38, 59, 60, 69–71, 73, 83, 84, 98
ハイリスク（ハイリスク群） 35, 36, 43, 47
剝離性皮膚炎　106
白血病　38, 71, 120
発語困難　83
発展途上国　4
発熱　31, 43, 45, 48, 56, 59, 60, 70, 73, 79, 80, 82–85, 91–93, 95
原田病　121
半月状　2
瘢痕萎縮　29
汎播種性　7
非感染性先天性トキソプラズマ症　12, 26, 30–32, 36, 38, 41, 61, 121
脾腫　31, 43, 46, 48, 50, 53, 57, 59–61, 69, 73
皮疹　43, 89, 91
皮膚炎　8, 32, 33, 38, 70, 71, 106
皮膚筋炎　88–91
日和見感染　7, 13, 25, 69–71, 105, 106, 119, 121
貧血　19, 30, 48, 50, 53, 59, 60, 84, 93
ヘキソキナーゼ　→ HK 参照
ヘルペスウイルス　53, 56, 73, 75, 77
片麻痺　97, 98

索　引

胞子虫類　1, 69
ホジキン氏病　96
補助診断　8, 33, 34
ホスホフルクトキナーゼ　→ PFK 参照
発疹　31, 53, 69
補体欠損　106
哺乳力低下　43
ホルモン　10, 27, 46, 51, 57, 71

interferon-gamma（IFN-γ）　7, 17, 18, 30, 32, 70, 105–108, 111, 113, 114, 116–118
IgA 欠損　106
IgE 抗体　9, 108, 113
IgG avidity　8, 9, 35, 36, 38
IgG 抗体　8–10, 33, 35, 36, 38, 43–46, 58, 60, 62, 72, 73, 75, 77, 81, 120
IgG 抗体親和性　→ IgG avidity 参照
IgM 抗体　9, 10, 34–37, 39, 40, 43–48, 52, 55, 56, 58, 60–62, 72, 73, 77, 81, 82, 88
IL（interleukin）　30, 107, 108, 110, 111, 113, 116, 120
IL-2　107, 108, 110, 111
IL-4　107, 108, 111, 116
IL-6　30, 108, 111, 113
IL-10　107, 108, 110, 111, 113
IL-12　107, 111, 116, 120
immunodominance　9, 35, 36
in vitro 培養　8, 10, 14, 38
indirect hemagglutination assay（IHA）　48
IRAK4　108, 119
IRF1　108
isotype　8, 9, 12, 35, 36, 38, 113
IUGR　1, 8, 12, 26, 30, 32, 37, 38, 58, 61, 62, 121
易感染性　11, 14, 33–35, 106
医原病　4, 7, 106
胃酸　7, 12
意識障害　83, 97, 98
移植　1, 7, 25, 27, 70, 71, 74, 83, 84, 88, 119, 120
移植抗原　27
イソスポーラ　3
一次抗体産生　9
遺伝子診断　14, 34, 59
遺伝子同定　8, 38
遺伝的因子　1
遺伝的統御　108, 109
医療経済　8, 25, 34, 39, 121
インターフェロンガンマ　→ IFN-γ 参照
インターフェロンガンマ欠損マウス（GKO マウス）　7, 18

院内感染　i
インフォームドコンセント　25, 40

JAK2　108
Job 症候群　106
自家感染　7
自己—非自己認識　27
自己抗体　1, 8, 11, 12, 26, 30, 33, 36, 38, 106, 111, 118–121
自己免疫応答　120
自己免疫疾患　8, 12, 26, 30, 31, 33, 36, 38, 91, 120, 121
自発性低下　92
ジヒドロ葉酸（H₂葉酸）　18, 19, 40
ジヒドロ葉酸還元酵素（DHFR）　→ DHFR 参照
弱毒性　1, 4, 13, 28, 116, 121
絨毛膜　27
絨毛性性腺刺激ホルモン（hCG）　27
重症筋無力症　30, 121
重症心身障害児　25
樹状細胞（DC）　→ DC 参照
循環抗原　14
情報伝達系　→ シグナル伝達系参照
腎炎　8, 33, 38, 119, 120
人獣共通感染症　69
人畜共通寄生虫　1
腎不全　49
蕁麻疹　69

Kernig 徴候　93
海外旅行　4, 69
解糖反応　16
確定診断　8, 10, 11, 14, 33–35, 42–45, 47, 48, 50, 52, 56, 59, 70–72, 77, 79, 81, 82, 91, 100
獲得免疫　107, 108, 114
仮死　43, 48, 53
火傷　106
カリオスポーラ　3
カルバモイルリン酸シンセターゼ II　→ CPSII 参照
肝炎　8, 38, 69, 73, 83, 96, 106
感覚脱失　92, 93, 96
肝癌　83
肝硬変　83, 106
喚語困難　92
感受性　1, 7, 10, 13, 14, 108, 113, 114, 120
感受性臓器　7, 13
感情鈍麻　92
間接赤血球凝集反応法（IHA 法）　→ IHA 参照
感染感受性　10, 13, 108, 113, 114, 120

感染経路　6, 7, 12, 88
感染源　6, 27, 88
感染実験　18, 26, 30, 70, 71, 121
感染食肉（感染肉）　5, 6
感染抵抗性　11, 105, 115
感染率　4, 5, 25, 35, 39, 40, 69, 78
緩増虫体（ブラディゾイド）　2, 4, 6, 7, 11–13, 17, 27, 33, 35, 40, 41, 54, 80, 121
冠動脈　30
肝脾腫　31, 43, 46, 50, 53, 57, 59–61, 69
気管支肺胞洗浄　84
奇形　19, 38, 43, 61
危険シグナル　13, 118
キサントクロミー　46, 60
寄生虫–宿主相互関係　114, 121
急性感染　9, 10, 35, 72, 95, 96
急増虫体（タキゾイト）　2–4, 7, 8, 10–14, 17, 27, 28, 33, 35, 40–42, 48–50, 60, 72, 76, 80, 118, 119, 121
休眠型　1, 12, 13, 106
胸水　8, 38, 85, 86, 88
共生　105
強毒型急増虫体（強毒性急増虫体）　4, 11, 13
強毒性（強毒型）　1, 4, 11, 13, 28, 118, 119, 121
拒絶反応　27, 74
筋炎　30, 32, 69–71, 73, 84, 88–91
筋緊張低下　48
クラススイッチ　9, 10
クリプトスポリジウム　3
クリンダマイシン　→ clindamycin 参照
クローン　9
経口感染　2, 4, 6, 7, 12, 13, 26, 27, 29, 42, 75, 96
蛍光眼底造影　76–78
経済先進国　4, 25, 69
痙性対麻痺　93, 95
形態学　3, 8, 10, 14, 18, 19, 33–35, 38, 44
継代接種（サブイノキュレーション法）　8, 10, 14, 33, 35, 37, 38
経胎盤感染　25, 32, 39
頸部リンパ節腫脹　81, 91, 92
痙攣　12, 31, 32, 38, 40, 42, 46, 47, 51, 52, 55, 58, 62, 70, 71
血液型不適合　30
血液脳関門　52
血液網膜関門　52
結核　71, 73, 85, 92
血行性　7, 12, 27, 29, 71
血小板減少　19, 48
血清診断　8–10, 32–35, 39, 43, 62
牽引性網膜剥離　70

顕性感染　1, 7, 10, 14, 37, 41, 69–72
高 IgE 血症　106
高応答性　→ high responder 参照
構音障害　83
抗 HSP70 自己抗体　8, 12, 30, 36, 38, 118, 120, 121
抗核抗体　12, 36, 83, 89
交換輸血　48
後弓反張　43
高血圧　30, 79, 92, 93
抗原決定基　9, 35, 36
抗原提示　3, 108–114, 116, 119, 120
抗原提示細胞　108–110, 113, 114, 119, 120
膠原病　91, 106
虹彩萎縮　51
虹彩炎　75, 77, 93
交叉反応　9, 72, 96
好酸球増多　48, 96, 99, 108, 113
構成失行　92
抗体産生　1, 9–11, 14, 30, 33–36, 39, 50, 62, 74, 105, 108, 109, 112–114, 118–121
抗体親和性　8, 9, 35, 36, 38
抗体測定法　8, 35, 38
抗体陽性率　4, 5
好中球減少症　106
高度先進医療　1, 4, 7, 26, 32, 39, 40, 62, 69, 121
紅斑　88, 89
項部硬直　93
国際感染症　4, 69
コクシディア　3
コレラ　4, 69
コンパニオンアニマル化　4

Leishmania　17, 112, 113
leucovorin　19, 20, 40, 60, 73, 84
LMP　110
low responder　10, 11, 109
LPS　115, 119, 121
ロイコボリン　→ leucovorin 参照

major histocompatibility complex（MHC）　13, 107–110, 112–114, 119
meropenem　84
MHC クラス I　109, 110, 112, 113
MHC クラス II　109, 113
Minocycline　80
μMT マウス　116, 117
MRI　12, 37, 45–47, 56, 58, 72, 97–99
MyD88　107, 108, 114, 115, 118–120
マイトゲン　118

索引　133

膜融合　3
マクロファージ　13, 27, 29, 106–111, 113, 114, 116, 119
マススクリーニング　34, 39
マスト細胞　27, 116
末梢血　8, 11, 14, 33–35, 37, 38, 48, 51, 59, 60, 62, 72, 89, 99, 109, 112, 119
マラリア　4, 69, 110, 112
マラリア原虫　→ *Plasmodium* 参照
慢性感染　9, 10, 39, 40, 74, 88, 105
ミエロパチー　92, 96
ミオクローヌス　83
無症候性　31, 69
娘病巣　29, 32, 45, 56, 71
無性生殖　105
無性分裂　12
メラノサイト　30, 113
メロゾイト　12
免疫応答遺伝子　108
免疫応答性　107–109
免疫寛容　9, 30, 121
免疫機能不全　31, 33, 71
免疫不応答　9, 30
免疫不全　1, 6–8, 18, 32, 34, 69–74, 88, 91, 105, 106
免疫抑制　1, 7, 11, 13, 27, 30, 57, 69–71, 74, 91, 106, 107, 118, 119
免疫抑制剤（免疫抑制治療）　7, 70, 71, 74, 91, 106
網内系　50
網膜血管炎　75
網膜静脈分枝閉塞症　77, 78
網膜前繊維増殖症　70
網膜電図（ERG）　→ ERG 参照
網膜動脈分枝閉塞症　70
網膜光凝固療法　57
網膜裂孔　57
網脈絡膜萎縮巣　75, 77
網脈絡膜炎　5, 20, 25, 29–32, 41–43, 45, 46, 54, 56–58, 60–62, 69–75, 83, 88, 120
網脈絡膜血管吻合　70

Neospora　3, 10, 33, 38, 44
nitric oxide（NO）　11, 13, 106, 107, 111, 114, 116, 118, 119
NK 細胞　27, 106, 107, 116
NST（non stress test）　45, 61
NZBWF1 マウス　120
内在性抗原（内在性抗原提示経路）　109, 110, 112
難治性トキソプラズマ症　20, 71, 74
肉芽腫　29, 95, 96

二次抗体産生　9
乳頭浮腫　43
尿毒症　106
尿閉　92, 93
尿崩症　46, 47, 59–61
妊娠　1, 4, 7, 12, 19, 20, 25–29, 31, 32, 35–37, 39–48, 50–53, 56–59, 61, 71, 106, 120
妊婦　1, 4, 5, 7, 12, 18–20, 25–27, 29–32, 34–37, 39–43, 45, 47, 50, 61, 69
妊婦感染症検診（TORCH）　→ TORCH 参照
妊婦検診　12, 25, 34–37, 39, 40, 42
ヌクレオチド　14–16, 18
ネオスポーラ　→ *Neospora* 参照
ネコ　1–7, 12, 25, 26, 42, 48, 51, 52, 59, 69, 73, 75, 79, 80, 84, 88, 93, 96, 105
ネコひっかき病　73
ネフローゼ症候群　38, 106
脳圧亢進　41, 74
嚢子　1, 2, 4, 6, 7, 10–13, 27, 29, 30, 33, 34, 54, 56, 69
脳室拡大　45, 51, 53, 56, 60
脳室上衣炎　29
脳室ドレナージ　46
脳腫瘍　73, 97–99
脳脊髄液　8, 11, 33, 72, 81
脳脊髄膜炎　11, 34, 35
脳内石灰化　5, 25, 31, 42, 43, 56, 61
囊胞状黄斑浮腫　70

oocyst　2, 3, 5–7, 12, 26, 27, 42, 75, 96, 105
黄疸　31, 42, 50, 55, 60, 93
嘔吐　43, 56
オーシスト　→ oocyst 参照
汚染水・汚染土　5, 12, 26, 42, 75
汚染肉　4, 69
オリゴペプチド　109, 110

para-aminobenzoic acid（PABA）　18, 19
parasitophorous vacuole（PV）　3, 15, 18, 111, 112
PCR　5, 8, 11, 14, 25, 32–35, 37, 38, 41, 43–52, 54–56, 58–62, 71, 72, 75–77, 79–85, 87, 88
phosphofructokinase（PFK）　17
Plasmodium　17, 110, 112
platelet activating factor（PAF）　118
prednisolone　41, 56, 60, 75, 90
pyrimethamine（PYR）　19, 20, 40–42, 44, 51, 55, 60, 73, 74, 84, 88, 92, 98
パイエル板　13
ピリミジン　14, 16, 17

ピリメサミン →pyrimethamine 参照
ピルビン酸キナーゼ pyrivate kinase（PK） 17
プリン 14–16, 18, 19
プレドニゾロン →prednisolone 参照
プロフェッショナル抗原提示細胞 →DC 参照
ペット 4, 25, 42, 43, 45, 48, 52, 58, 69, 75

quantitative competitive PCR（QC–PCR） 8, 11, 34, 38, 51, 52, 54, 56, 62, 75–77, 81

RAG 遺伝子 120
reactive nitrogen intermediates（NO2⁻, NO3⁻, NO） 111, 113
regulatory T 細胞 107
RH 株 49, 54, 60
rhoptry 18
roxithromycin 40, 73
ライソゾーム 109
落陽現象 51
ラテックス凝集反応 9, 89
リーシュマニア →Leishmania 参照
流産 1, 31–34, 61, 71, 72, 107, 116
流産因子（流産誘導因子） 32, 107, 116
緑内障 70, 75
リング状占拠性病変 72, 98
リンパ行性 7, 12, 27, 29
リンパ腫 73, 79, 81, 82, 106, 112
リンパ節炎 8, 38, 78–81, 88
リンパ節腫脹 8, 31, 38, 73, 79, 80
リンパ腺症 69, 73
レシピエント 7

Sabin-Feldman dye test 8, 35, 51, 95, 96
SAG1 4, 8, 11, 38, 43, 44, 48, 49, 52, 54, 58–62, 76, 80–83, 88
salvage 15–17
Sandwich 法 8, 12, 38
seroconversion 39, 74
severe combined immunodeficiency（SCID） 106
SLE 106, 120
somatic mutation 9
spiramycin 19, 20, 31, 40, 41, 45–47, 57, 59, 60, 62, 73–75, 77, 81, 86, 90, 92
Stevens-Johnson 症候群 40, 73, 74
ST 合剤 19, 79, 80, 83, 84, 98
sub-inoculation 10, 14, 33, 35, 37
sulfadiazine（sulphadiazine）（SDZ） 18–20, 40, 41, 74, 84
sulfamethoxazole（sulphamethoxazole）（SMZ） 18–20, 40, 79, 83, 98
sulfamonomethoxine 51, 81, 90, 95
sulfisoxazole（SSX） 18, 19, 40
sulfonamides（sulphonamides） 18–20, 40, 73, 74
sulphadoxine 19, 41, 42, 44, 60, 74, 88
Sylvius 水道 29
催奇形作用 19
細菌感染 112
再興感染症 4, 69
臍帯 8, 27, 33, 37, 38, 43, 61, 62
サイトカイン 71, 107, 108, 111, 113, 114, 116
サイトメガロウイルス 29, 38, 45, 53, 55, 56, 62, 73
再燃 18, 56, 69, 70, 72, 86, 119
細胞外寄生 109
細胞傷害性 T 細胞 10, 13, 112, 113, 116, 119
細胞性免疫（細胞性防御免疫） 83, 96, 106, 108, 110, 112, 114, 116, 119, 120
細胞内寄生 1, 11, 29, 33–35, 69, 72, 105, 106, 108–114, 116, 118, 119
細胞内生成抗原 3
殺虫作用 41, 73, 111, 116
サブイノキュレーション法 →sub-inoculation 参照
サルコイドーシス 73
サルファ剤 →sulfonamides 参照
サルベージ経路（回収反応） →salvage 参照
酸抵抗性 7
サンドウィッチ法 →Sandwich 法参照
弛緩性麻痺 93, 95
色素試験 →Sabin-Feldman dye test 参照
色素沈着 29, 45, 56, 70, 77, 78, 90
子宮内発育遅延（IUGR） →IUGR 参照
シグナル伝達系 114, 119
試験管内培養増殖法 33
死産 1, 31–33
視神経炎 70, 73, 77, 78
シスト 2, 6, 7, 10, 12–14, 17, 27, 29, 33, 34, 41, 54, 56, 73, 105, 110, 115
雌性生殖体 12
自然免疫 107, 108, 114, 120
失見当識 92
失語 92
紫斑 48
視野欠損 70
斜視 12, 31, 37, 39, 57
シャント術 41, 42, 44
終宿主 1, 3–6, 10, 12, 26, 105
終生感染 1
羞明 70

索引

宿主　1-4, 7, 11-18, 27, 29, 32, 33, 52, 69-71, 73, 88, 96, 105, 107-114, 116, 118, 119, 121
宿主免疫応答性　109
出血傾向　48
出生数　25, 26, 39
主要組織適合遺伝子（MHC）　→ major histocompatibility complex（MHC）参照
小眼球症　29, 31, 32, 38, 42, 43, 45, 51, 71
少子化　25
硝子体　8, 38, 48, 51, 70, 71, 75-77
小腸粘膜　6, 26
小頭症　12, 32, 37, 38, 61, 62, 71
小脳症　31, 32
初感染　25, 31, 34, 35, 39, 40, 45, 47, 69, 70, 74, 81, 83, 88
真菌　17, 73, 84
心筋炎　30, 32, 69-71, 73, 84
神経症状　32, 41, 71, 98
新興感染症　25
新興再興感染症　4, 69
滲出液　8, 10, 38, 86
新生児　1, 5, 8-10, 12, 18, 25, 26, 30-43, 45-48, 50, 52, 55, 56, 61, 62, 121
新生児仮死　48
新生児感染率　5, 25
新生児検診　25, 36, 39
新生児ループス　30
深部反射　93-95
心膜液（心嚢液）　8, 38, 84-88
心膜炎　30, 71, 84-86
親和性　7-10, 13, 17, 19, 27, 29, 35, 36, 38, 40, 120
水頭症　5, 8, 12, 25, 29, 31, 32, 34, 37, 38, 41-48, 51-53, 55, 56, 59, 61, 71
ステージ特異的分子　4
ステージ変換　7, 12, 13, 17, 27, 29, 121
ステロイド　57, 74, 75, 77, 78, 83, 88, 90, 91, 106
ストリートネコ　4
スピラマイシン　→ spiramycin 参照
スポロシスト　2, 3, 12
スポロゾイト　2, 3, 6, 12, 26, 27
スルファドキシン　→ sulfadoxine 参照
生活環（史）　6, 7, 12, 26, 105
生活習慣病　32
精神運動障害（精神・運動機能障害）　25, 31-33
精神発育不全　32, 71
生体防御反応　12, 69, 105, 106, 108, 114, 116, 120
成虫　105
セービンフェルドマン色素試験　→ Sabin-Feldman dye test 参照

脊髄腫瘍　96
赤痢アメーバ　109
石灰化　5, 25, 29-31, 38, 42-44, 46, 48, 51, 52, 54, 56-61, 95
接着分子　110
占拠病変（占拠性病変）　97-99
先進国型寄生虫症　25
先天異常　1
先天性感染　10, 25, 31, 34, 35, 40, 56, 70, 121
潜伏期　69
早期破水　48
巣状壊死性網膜病変　70
草食動物（草食性動物）　4-6, 26
粗面小胞体　109, 110

*T.g.*HSP30　4, 8, 11, 38, 80, 81
*T.g.*HSP70　4, 8, 11-13, 28, 36, 38, 80, 81, 105, 118-121
tachyzoite　3, 4, 11-14, 17, 33, 49
tacrolimus　83
TAP　109, 110
TGF-β　107
Th1　105, 107, 111, 113, 118
Th2　105, 108, 111, 113, 118
TNF-α　107, 108, 113
Toll-like receptor（TLR）　107, 108, 114, 115, 118-121
TORCH　25, 40, 51, 53, 54, 56
triclosan　73
Trypanosoma　17, 112
T 細胞エピトープ　112, 119
胎児　1, 7-10, 20, 25-35, 37-41, 43-46, 48, 53, 56, 59, 61, 62, 120, 121
胎児エコー　43, 44, 48, 53, 56
胎児仮死　43, 48
胎児感染　1, 20, 31, 32, 37, 41
胎児伝播率　31
胎動減少（胎動低下）　30, 45, 47
体内移行経路（体内移行ルート）　6, 7, 13, 27
胎内死亡　31, 32, 34
胎内発育遅延　1
胎盤　1, 7-11, 14, 20, 25-35, 37-42, 45-47, 52, 54-56, 61, 62, 72, 119-121
胎盤機能　1, 26, 30, 32
胎盤伝播　7
胎盤バリアー　27
胎盤防御機構　26, 27
胎盤膜　27
胎盤裂孔　9, 35

タキゾイト　→ tachyzoite 参照
多発性骨髄腫　106
蛋白漏出性腸炎　106
対麻痺　92, 93, 95, 96
帝王切開　41, 46–48, 53, 61
低応答性　→ low responder 参照
低ガンマグロブリン血症　106
抵抗性　1, 7, 10–12, 31, 59, 105, 106, 108, 113, 115, 116
抵抗性マウス　113
低体重児　32, 71
定量的競合的 PCR 法（QC-PCR 法）　→ QC-PCR 参照
テーラーメイドメディシン　121
テトラヒドロ葉酸（H$_4$ 葉酸）　18, 40
転移　73, 98, 99
てんかん　31, 32, 52, 56, 98
点状出血斑　48, 59
頭囲拡大　43, 44, 46, 51
糖尿病　30, 79, 94, 106
冬眠型（嚢子型）　4, 11–13, 27–29, 34, 121
トキソプラズマ SAG1 遺伝子　11, 43, 44, 48, 52, 54, 55, 58–62, 76, 82, 88
トキソプラズマ性脳炎（トキソプラズマ性脳脊髄膜炎）　11, 34, 35, 97–100, 119
トキソプラズマ特異遺伝子（トキソプラズマ特異的遺伝子）　8, 10, 11, 14, 33, 35, 47, 49, 50, 52, 54, 56, 58, 59, 80–82
トキソプラズマ特異抗体（トキソプラズマ特異的抗体）　8, 33, 34
トキソプラズマ特異蛋白（トキソプラズマ特異的蛋白）　10, 11
トキソプラズマ特異分子（トキソプラズマ特異的分子）　4, 8, 14, 80
トキソプラズマ虫体　10, 14, 33, 43, 44
トキソプラズマ由来ストレス蛋白 70　→ T.g.HSP70 参照
トキソプラズマ性網脈絡膜炎　45, 56–58, 70–73, 120
トリクロサン　→ triclosan 参照
トリパノソーマ　→ Trypanosoma 参照
トレランス　119

ウイルス感染　38, 62, 73, 96, 106
うっ血乳頭　51, 93
運動・神経・精神機能障害　5

vancomycin　84
Vitamine B　18
VP shunt　42, 44, 51, 55

Weber 症候群　96
Western blotting　11
Wiskott-Aldrich 症候群　106
ワクチン　17, 42, 75, 106, 112, 113, 119–121

X 線　12, 37, 73, 85, 95

薬剤耐性　57, 71
野兎病　73
融合体　12
有性生殖　6, 12, 26, 105
雄性生殖体　12
輸血　7, 48
葉酸　→ folinic acid 参照
葉酸欠乏性巨赤芽球性貧血　19
葉酸代謝阻害剤　18, 20, 40
羊水（羊水検査・羊水穿刺）　8, 27, 33–38, 61, 62
抑制性細胞　109
予防法　42, 121

雑食性　5, 6, 27, 42, 75
髄液（脊髄液）　2, 8, 10, 11, 14, 29, 33–35, 38, 42–56, 58–61, 72, 81–83, 93, 95, 96
髄膜刺激症状　96
髄膜脳炎　32, 34, 69–72, 74, 82
頭痛　69, 70, 79, 91, 92
蠕虫（蠕虫感染）　96, 105, 108, 111, 113
臓器移植　1, 7, 70, 71, 84, 119, 120
臓器親和性　7, 13, 27, 40
増殖破壊型（増殖破壊型急増虫体）　4, 11
続発性緑内障　75

〈著者略歴〉

矢野明彦（やの　あきひこ）
年	略歴
1972 年	千葉大学医学部卒
1972 年	千葉大学医学部産婦人科学講座研修医
1974 年	千葉大学大学院医学研究科免疫学講座
1975 年	米国国立衛生研究所 NIH（NIAID）留学
1980 年	信州大学医学部寄生虫学講座講師
1990 年	長崎大学医学部医動物学講座教授
1997 年	千葉大学医学部寄生虫学講座教授
2001 年	千葉大学大学院医学研究院感染生体防御学講座教授
2005 年	逝去

青才文江（あおさい　ふみえ）
年	略歴
1973 年	広島大学医学部卒
1973 年	東京女子医科大学小児科学講座研修医
1975 年	東京女子医科大学小児科学講座助手
1976 年	東京都立清瀬小児病院小児内科
1981 年	信州大学医学部寄生虫学講座助手
1988 年	米国医学生物学研究所（MBI）留学
1989 年	英国ロンドン大学（UCL）留学
1991 年	長崎大学医学部医動物学講座助手
1993 年	長崎大学医学部医動物学講座講師
1996 年	英国王立医学大学院（RPMS）留学
1997 年	千葉大学医学部寄生虫学講座講師
1999 年	千葉大学医学部寄生虫学講座助教授
2001 年	千葉大学大学院医学研究院感染生体防御学講座助教授
2007 年	千葉大学大学院医学研究院感染生体防御学講座准教授

野呂瀬一美（のろせ　かずみ）
年	略歴
1977 年	信州大学医学部卒　医師免許取得
1980–1982 年	山梨県立中央病院眼科研修医
1982–1991 年	信州大学医学部附属病院眼科助手
1991–1994 年	信州大学医学部附属病院眼科講師
1994–1999 年	信州大学医学部眼科学講座助教授
1996–1999 年	米国 Wistar 研究所客員研究員
1999–2001 年	千葉大学医学部寄生虫学講座助手
2001–2007 年	千葉大学大学院医学研究院感染生体防御学講座助手
2007 年–現在	千葉大学大学院医学研究院感染生体防御学講座助教

日本におけるトキソプラズマ症

2007 年 7 月 10 日　初版発行

編著者　矢　野　明　彦
発行者　谷　　隆　一　郎
発行所　㈶九州大学出版会
　　　　〒812-0053　福岡市東区箱崎 7-1-146
　　　　　　　　　　九州大学構内
　　　　電話　092-641-0515（直通）
　　　　振替　01710-6-3677
　　　　印刷・製本／研究社印刷株式会社

©2007 Printed in Japan　　ISBN 978-4-87378-941-5